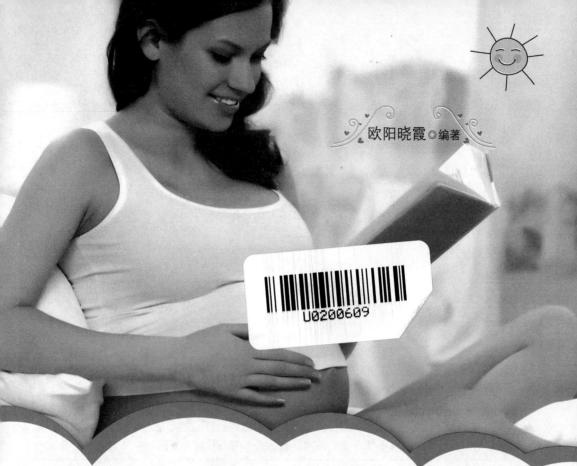

欧阳晓霞◎编著

健康伴你

40周

妈妈健康 宝宝聪明

科学技术文献出版社

SCIENTIFIC AND TECHNICAL DOCUMENTATION PRESS

·北京·

图书在版编目（CIP）数据

健康伴你40周：妈妈健康，宝宝聪明 / 欧阳晓霞编著. —北京：科学技术文献出版社，2014.7
ISBN 978-7-5023-9176-8

Ⅰ.①健… Ⅱ.①欧… Ⅲ.①妊娠期—妇幼保健—基本知识②胎教—基本知识 Ⅳ.① R715.3 ② G61

中国版本图书馆 CIP 数据核字（2014）第 148455 号

健康伴你40周：妈妈健康，宝宝聪明

策划编辑：刘冬燕　邬玉炜　责任编辑：杜新杰　责任校对：张燕育　责任出版：张志平		

出　版　者　科学技术文献出版社
地　　　址　北京市复兴路15号　邮编 100038
编　务　部　（010）58882938，58882087（传真）
发　行　部　（010）58882868，58882874（传真）
邮　购　部　（010）58882873
官方网址　www.stdp.com.cn
发　行　者　科学技术文献出版社发行　全国各地新华书店经销
印　刷　者　北京建泰印刷有限公司
版　　　次　2014 年 7 月第 1 版　2014 年 7 月第 1 次印刷
开　　　本　710×1000　1/16
字　　　数　319千
印　　　张　20
书　　　号　ISBN 978-7-5023-9176-8
定　　　价　28.80元

前　言

　　孕育和诞生，为"妈妈"这个词语做出了刻骨铭心的注脚。十月怀胎，这是一个漫长而又让准妈妈感到幸福与艰苦的旅程。在这段旅程中，伴随着幸福喜悦同时到来的，还有各种不安和焦虑的困扰。

　　当你怀胎十月直到分娩，直至把初生宝宝抱在怀里时，你是否会感动和欣喜呢？面对这一系列突如其来的变化，你是否还有一点不知所措呢？当你将自己健康而又聪明的宝宝抱在怀里时，你能够全面地了解他，知道怎么去细心地呵护他吗？

　　拥有一个健康、聪明、漂亮的小宝宝是每一对育龄夫妇的共同愿望。要实现这一美好的愿望，就必须掌握科学的优生、优育、优教原则，并在现实的生活中加以科学地运用。培育一个活泼可爱的健康宝宝是一项崇高而神圣的事业，在漫长的育婴过程中，年轻的父母每时每刻都可能遇到各种宜与忌，这就需要在日常生活中不断地加以留心注意，这样才能让自己未来的宝宝充分享受快乐童年的每一天。

　　准妈妈要知道：在自己的身体里孕育一个小生命，是多么令人兴奋的体验。这是天下女性共有的心愿。可是，想做准妈妈的您，在孕前拥有好的心态是很重要的。科学显示，出生在孕前精神状态佳的宝宝，智商指数高。

　　怎样才能孕育一个既聪明又健康漂亮的宝宝，怎样才能轻松、愉快、平安、顺利地度过这漫长的 10 个月？面对孕期种种的不适，准妈妈又该怎样应对？

　　从孕准备、健康怀孕、十月怀胎到分娩，所有准妈妈怀孕及产后所遇到的孕育方面的难题，我们都一一搜罗并给予了科学地指导和解答。详细地为准妈妈提供了实用的孕育指导方案，打消您在孕育过程中的全部顾虑，给予您无微不至的关怀，希望您孕育一个健康、聪明的小宝宝。

　　从孕前到产后，我们详细地讲述了准妈妈在饮食和生活保健方面的宜与忌，指导准妈妈如何去科学地养胎。并且，在解答的背后，我们都细心地为您附加了一些"好孕私房话"，给每一位阅读本书的准妈妈或者准爸爸以最贴心的指导。

　　养育一个健康聪明的孩子，是所有准爸妈的期望。本书将细心地给予准妈妈充分、全面、合理、科学地孕育建议，全面呵护准妈妈和宝宝在妊娠中的每一天。真诚地祝愿天下所有的准妈妈都健康、美丽，小宝宝聪明、活泼、健康的成长。

Contents
目 录

第一章 孕前要掌握优生知识

遗传不是简单的复制 …………… 2

宝宝的性别到底谁决定 ……… 16

为优生选择环境 ……………… 8

想要优生就要和谐 …………… 21

认识了解怀孕的真相 ………… 14

怀孕禁忌早知道 ……………… 25

第二章 孕前健康检查不能忽视

一定要做一个孕前检查 …… 38

有些疾病孕前一定要治愈 …… 52

这些夫妇，应找专家咨询 …… 49

适当运动，助你一路好"孕" … 70

第三章 孕期第一个月(0~4周)保健指导

宝宝和准妈妈的身体变化 …… 80

准妈妈职场保健常识 ………… 91

准妈妈饮食健康 ……………… 82

孕期疾病和妊娠反应 ………… 92

准妈妈日常保健 ……………… 85

孕期胎教知识 ………………… 94

第四章 孕期第二个月(5~8周)保健指导

宝宝和准妈妈的身体变化 …… 98

准妈妈职场保健常识 ……… 112

准妈妈饮食健康 ……………… 99

孕期疾病和妊娠反应 ……… 114

准妈妈日常保健 …………… 104

孕期胎教 …………………… 121

第五章 孕期第三个月(9~12周)保健指导

宝宝和准妈妈的身体变化 …… 124　准妈妈职场保健常识 ………… 134

准妈妈饮食健康 ……………… 125　孕期疾病和妊娠反应 ………… 136

准妈妈日常保健常识 ………… 129　孕期胎教 …………………… 141

第六章 孕期第四个月(13~16周)保健指导

宝宝和准妈妈的身体变化 …… 144　准妈妈职场保健常识 ………… 154

准妈妈饮食健康 ……………… 145　孕期疾病和妊娠反应 ………… 155

准妈妈日常保健常识 ………… 149　孕期胎教 …………………… 159

第七章 孕期第五个月(17~20周)保健指导

宝宝和准妈妈的身体变化 …… 164　准妈妈职场保健常识 ………… 172

准妈妈饮食常识 ……………… 165　孕期疾病和妊娠反应 ………… 175

准妈妈日常保健常识 ………… 168　孕期胎教 …………………… 179

第八章 孕期第六个月(21~24周)保健指导

宝宝和准妈妈的身体变化 …… 184　准妈妈职场保健常识 ………… 194

准妈妈饮食常识 ……………… 185　孕期疾病和妊娠反应 ………… 195

准妈妈日常保健常识 ………… 189　孕期胎教 …………………… 200

第九章 孕期第七个月(25~28周)保健指导

宝宝和准妈妈的身体变化 …… 204　准妈妈职场保健常识 ………… 215

准妈妈饮食健康常识 ………… 205　孕期疾病和妊娠反应 ………… 216

准妈妈日常保健常识 ………… 208　孕期胎教 …………………… 219

第十章 孕期第八个月(29~32周)保健指导

宝宝和准妈妈的身体变化 …… 222　准妈妈职场保健常识 ………… 229

准妈妈饮食常识 ……………… 223　孕期疾病和妊娠反应 ………… 231

准妈妈日常保健常识 ………… 226　孕期胎教 …………………… 233

第十一章　孕期第九个月(33~36周)保健指导

宝宝和准妈妈的身体变化 ······ 236

准妈妈饮食常识 ············ 237

准妈妈日常保健常识 ········· 240

孕期疾病和妊娠反应 ·········· 244

孕期胎教 ················ 251

第十二章　孕期第十个月(37~40周)保健指导

宝宝和准妈妈的身体变化 ······ 258

准妈妈饮食常识 ············ 259

准妈妈日常保健常识 ········· 261

孕期疾病和妊娠反应 ·········· 266

孕期胎教 ················ 270

第十三章　孕期生活起居保健

孕期生活起居的科学安排 ····· 272

衣着打扮 ················ 281

孕期性生活 ·············· 285

孕期接种疫苗的注意事项 ····· 288

戒除一些嗜好 ············· 289

第十四章　孕期运动和心理保健

运动保健的意义 ··········· 292

孕妇运动保健注意事项 ········ 295

适合孕妇的运动方式 ········ 297

孕妇常见的心理障碍及危害 ··· 305

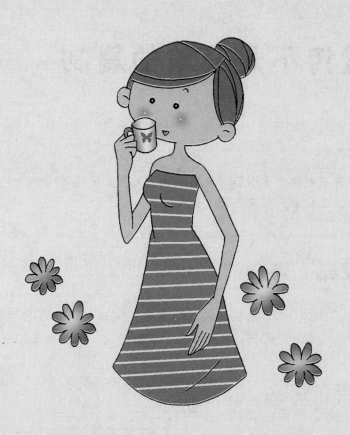

第一章

孕前要掌握优生知识

遗传不是简单的复制

父母主要通过遗传基因影响着下一代，父母如果遗传给子女优良的基因，生出来的宝宝一定是健康的。

要孩子优生是关键

优生，就是"生优"，即采取一系列措施保证生个聪明健康的孩子，防止有先天性畸形和遗传性疾病的孩子出生，要做到这一点，必须采取下列措施。

1. 禁止近亲结婚

近亲结婚可能会导致胎儿畸形，孩子智力下降，并可能患有先天性疾病，这是被科学家早就证明了的事实。

2. 有遗传疾病者不宜结婚

有遗传病家族史者一般不宜结婚，应进行遗传咨询，进行婚前检查。

3. 避免接触影响胎儿的因素

一旦准备怀孕，就要避免接触影响受孕和胎儿发育的因素（如放射线、噪声、微波辐射等），这些都直接对生殖细胞产生影响，引起遗传损伤。

4. 远离不良的生话习惯

优生应远离一些不良的生活习惯，如嗜酒、抽烟、情绪紧张、营养不足、乱用药物、熬夜等，这些都会影响到胎儿以后的智力发育。

5. 加强检查与营养

孕期女性要注意加强检查及营养保健；最好在孕前半年夫妻双方做一个全面的检查，必要时做一些特殊检查，以保证孕育一个最佳的"种子"。

宝宝容貌最像谁

我们都毫无例外地秉承父母的某些外貌特征来到人间，而这种遗传并不像"克隆"动物那么一模一样。

在已知的十大特征性遗传中，有些是"绝对"像，有些是像又不像，有些像得微不足道。

1. 接近百分之百的"绝对"遗传

◎肤色。遗传时不偏不倚，让人别无选择。它总是遵循"相乘后再平均"的自然法则，给你打着父母"中和"色的烙印。比如，父母皮肤较黑，有白嫩肌肤的子女较少；若一方白、一方黑，那么，在胚胎时"平均"后便给子女一个不白不黑的"中性"肤色。

◎下颌。这是不容"商量"的显性遗传，"像"得让你无可奈何。比如父母任何一方有突出的大下巴，子女们常毫无例外地长着酷似的下巴，"像"得有些离奇。

◎双眼皮。这也属"绝对"的显性遗传。有趣的是，父亲的双眼皮，几乎百分之百地留给子女们。甚至一些儿童出生时是单眼皮，成人后又"补"上像他父亲那样的双眼皮。

另外，大眼睛、大耳垂、高鼻梁、长睫毛，都是从父母那里最能得到的特征性遗传。

2. 有半数以上概率的遗传

◎身高。只有30%的主动权握在子女手里，因为决定身高的因素35%来自父亲，35%来自母亲。

◎肥胖。父母肥胖，使子女们有53名的概率会成为大胖子，若一方肥胖，概率便下降到40%。这说明，胖与不胖，大约有一半由人为因素决定。我们完全可以通过合理饮食、充分运动使自己体态匀称。

◎秃头。造物主似乎偏袒女性，让秃头只传给男子。比如，父亲有秃头，儿子有50名的概率，就连母亲的父亲，也会将自己秃头的25%的概率留给外孙们。

◎青春痘。这个让少男少女们耿耿于怀的容颜症，居然也与遗传有关。父母双方若长过青春痘，子女们长青春痘的概率将比无家族史者高出20倍。

3. 虽有遗传，概率不高

少白头属于概率较低的隐性遗传。因此，不必过分担心父母的少白头会在自己头顶上"如法炮制"。

 3

4. 先天遗传，后天可塑

◎声音。通常男孩的声音大小、高低像父亲，女孩则像母亲。但是，这种受父母生理解剖结构所影响的音质如果不美，多数可以通过后天的发音训练而改变。这使某些声音条件并不优越的人，可以通过科学、刻苦的练习而圆一个甜美嗓音的梦。

◎萝卜腿。酷似父母的那双脂肪堆积的腿，完全可以通过健美运动而塑造为修长健壮的腿。倒是双腿若因遗传而显得过长或太短时，就无法再塑，只有"听其自然了"。

 ## 血型的遗传能确定亲子关系

当父母血型都是 A 型时，子女的血型可能是 A 型或 O 型；父母血型如果都是 B 型时，子女的血型可能是 B 型或 O 型；父母的血型都是 AB 型时，子女的血型可能是 A 型、B 型或 AB 型；而当父母的血型都是 O 型时，则子女的血型只能是 O 型（表1）。

有关母婴血型不合的问题常常被人们所忽视，事实上母婴血型不合会造成流产、早产，引发新生儿溶血病、先天性贫血病、血小板过少症及白血病等。常见的母婴血型不合，有 ABO 型和 Rh 型两种。

表1　父母血型与子女血型的遗传关系

父母血型	子女可能有的血型	子女不可能有的血型
O　O	O	A、B、AB
O　A	O、A	B、AB
O　B	O、B	A、AB
O　AB	A、B	O、AB
A　A	O、A	B、AB
A　B	A、B、AB、O	–
A　AB	A、B、AB	O
B　B	O、B	A、AB
B　AB	A、B、AB	O
AB　AB	A、B、AB	O

每个人的血型都是由不同的基因控制着的，Karl Landstelner 博士于 1900 年发现了 ABO 血型系统，根据包在红细胞表面上的特殊蛋白质确定为 A、B、O、AB 血型。据资料显示，我国 26.2% 的血型不合发生在母亲为 O 型，胎儿为 A 型或 B 型的情况。即当母亲血型为 O 型、父亲血型为 A 型或 B 型时，胎儿血型有一半的机会是 A 型或 B 型；当父亲血型为 AB 型

时，胎儿则全部是 A 型血或 B 型血，这时就会出现 ABO 血型不合情况，即在 4 个 ABO 血型不合的婴儿中就会有一个患上新生儿溶血症等血液病。这是因为当母亲和胎儿的血型不合时，胎儿血液中的红细胞就会遭到破坏，引起贫血和严重的黄疸，或者胎死腹中，有的婴儿即使生了下来也会出现黄疸、贫血、脑部损害和智力低下等。在我国 ABO 血型不合的情况较为多见，目前的医疗水平已经完全可以救治这类患儿。

Rh 血型是在 1933 年发现的，因当时在实验室中用了猕猴血，于是就用猕猴一词的英文字头 Rh 命名了这种血型。有特异的 Rh 抗原的人属于 Rh 阳性，如84% 的高加索人（即白人）有此特征，我国汉族人中98.1% ~ 99.4% 也是 Rh 阳性血型，而没有 Rh 抗原的人称为 Rh 阴性，该抗原是红细胞膜上的一种蛋白质，对普通人的健康没有影响。当母亲的血型为 Rh 阴性、父亲的血型为 Rh 阳性时，因胎儿的 Rh 血型取决于父亲的 Rh 血型，所以胎儿的血型就可能是 Rh 阳性。在这种情况下，由于母婴血型不合，胎儿的 Rh 阳性抗原物质（红细胞）会通过妊娠、分娩进入母体，刺激母体产生抗 Rh 阳性红细胞的抗体，该抗体通过胎盘再次进入胎儿体内，攻击胎儿的红细胞，并裂解红细胞形成溶血病，导致严重后果。

如果夫妻双方的血型不合，也不要过于忧虑，由于现代医疗技术的进步，通过中西医结合治疗，如在孕期注射 Rh 免疫球蛋白进行预防，或用给新生儿换血去除体内抗体等方式进行治疗，溶血病是可以预防和治疗的。

 ## 智力的遗传多数来自母亲

科学家的大量研究认为，智力有一定的遗传性。据科学家评估，遗传对智力的影响占 50% ~ 60% 。

资料显示，双亲智力均正常，其子女73% 的可能性为智力正常；若双亲中一个智力低下、一个智力正常者，其子女64% 的可能性为智力正常；若双亲均智力低下时，其子女只有28% 的智力正常；双亲如果一个是智力低下、一个智力有缺陷时，子女只有10% 的智力正常；而两个智力都有缺陷的父母，其子女只有 4% 的智力正常。这说明智力与遗传有着密切的联系。

决定智商的基因，一般都是位于第 23 对染色体上，男性的性染色体是 XY，X 是来自母亲，Y 是来自父亲。女性的性染色体是 XX，第一个 X

来自母亲，第二个 X 来自父亲。由于男性是 XY，所以男性的智商全部都是来自母亲的遗传；女性是 XX，所以女性的智商是父亲和母亲各有一半影响。

当然，智力与良好的后天教育也有很大关系，因为产生智力的"温床"是大脑，而大脑的生长发育又受遗传和环境两方面因素的调节控制。但相比之下，就遗传而言，妈妈聪明则孩子大多聪明，如果是个男孩，就会更加聪明。原因在于人类与智力有关的基因主要集中在 X 染色体上，女性有两个 X 染色体，男性只有 1 个，所以，妈妈的智力在遗传中就占有更为重要的位置。

虽然智力和某些遗传基因有关，但也受着外界环境的影响。如果父母有意识在智力方面给予培养，加上本身主观努力，刻苦求学，亦能补救遗传缺陷。

 ## 性格的遗传完全可以复制

性格的形成有许多是先天的成分，例如父母一方是急性子，一方是慢性子，那么子女几乎有一半的可能性是急性子或慢性子。而如果母亲在孕期常生气、发脾气，则血液中激素水平会很快升高，体内的有害化学物质的浓度也会在短时间内增多，这些物质通过血液循环很快就会遍及全身，并且能通过胎盘屏障进入羊膜腔。奇怪的是，这些物质还会在胎儿身上直接发生作用。

因此专家认为："胎儿可以复制出母亲的心理状态"，孩子出生后在性格、情绪上会还原母亲的性格和情绪。

 ## 兔唇属于先天缺陷遗传

兔唇是一种先天性缺陷，医学上称为唇裂。这种缺陷不仅影响容貌，还影响发育、吞咽以及吮奶等。兔唇是一种多基因遗传病，与内外环境因素有密切关系。根据调查，人群中唇裂的发病率是 0.17%，父母一方是唇裂的，子女的发病率可高达 2.6% ~ 5.6%，比前者要高 12 ~ 32 倍。还有人报道，凡生过一个兔唇子女的妇女，下次妊娠再生兔唇儿的机会为 4%；若已生过 2 个兔唇子女，在下一次妊娠生兔唇儿的概率就上升到 9%；近亲结婚的子女中发病率更高，说明兔唇和遗传因素有密切关系。

生女孩要关注的遗传疾病

◎乳腺癌。乳腺癌是一个具有明显遗传特征的恶性疾病。有乳腺癌家庭病史的女性，患癌的概率普遍高于来自健康家庭的女性。

◎结肠癌。母亲患有结肠癌，其女儿会患上结肠癌的概率是 6%（而普通人一生中患上此病的概率为 1%）。如果母亲是在 45 岁前确诊患上结肠癌的，那么女儿一生中患上此病的概率则增大到 10%。

不仅如此，有卵巢癌和子宫癌家族病史的女性，患癌概率也普遍高于其他来自健康家庭的女性。

可能会遗传子女的 6 大疾病

◎肺癌。母亲或其直系亲属中若有人患有此病，遗传给子女的机会要比父亲同病遗传给子女的机会高 2 ~ 3 倍。

◎心脏病。母亲可能将特定的致病基因遗传给子女，如高脂血症、高血压、心脏病等。

◎肥胖。体重遗传的因素占 25% ~ 40%。若夫妻双方均为肥胖体形，则所生子女成为胖子的概率更大。

◎糖尿病。对糖尿病患者家族史的调查表明，糖尿病患者子女糖尿病患病率比非糖尿病家属高 4 ~ 10 倍。双亲之一为 2 型糖尿病患者，其子女发病风险率为 40%；双亲均为 2 型糖尿病患者，子女发病风险率可达 70%。多数 2 型糖尿病家系调查中见到家系传递中存在明显的母系效应。2 型糖尿病患者的双亲，母亲方患者较父亲方患者多见，一般是 2 倍左右。

◎骨质疏松症。如果母亲患有骨质疏松症，则女儿的发病率就会相当高。

◎抑郁症。抑郁症不是遗传性疾病，但母亲妊娠期如果患有抑郁症，子女中会有 10% 的可能性也患有此病，变得情绪不稳定。

为优生选择环境

　　环境卫生与人体健康有着密切的关系，环境污染可直接影响到优生。所以，要想孕育一个健康聪明的宝宝，夫妇双方应尽可能在良好的环境中工作和生活。

原生环境对优生的影响

1. 高氟区与先天性氟中毒

　　氟是地壳中分布比较广泛的一种元素，也是人体必需的一种微量元素。在低氟区，儿童易患龋齿病；而在高氟区，长期摄入过量的氟则易患氟中毒，如氟斑牙、氟骨症。

　　由于地质和地球的化学条件，常会形成一些高氟地区，即在土壤中、天然水源和作物中含氟量较高。在我国有 20 多个省属于高氟地区，受影响的人口多达 3 亿，受氟危害的人群也相当多，仅北京市就有 12 个区县是高氟区，水中氟浓度最高达到 10 毫克/升，受影响人口达 20 余万人。

2. 氟的危害

　　高氟会影响儿童的生长发育并使其智力受损，氟中毒所致氟斑牙严重时，患者可出现牙釉质碎裂脱落，氟骨症严重的患者可发生关节畸形或残疾、丧失劳动能力。

3. 怎样预防减少危害

　　◎降低环境中氟的含量，控制人体对氟的摄入量，这是预防氟中毒的根本措施。如改用低氟水源、采用低氟燃料以及饮用水除氟法，都会减少人体对氟的摄入量。

　　◎改善营养条件，增强自身抗氟能力，可以加服钙、维生素 D 和维生素 C，以便调节钙、磷代谢。因钙在胃肠道与氟离子结合后会形成难溶的氟化钙而由体内排出，这样就会减少机体对氟的吸收。

 ## 家庭装修中潜在的威胁

孕前夫妇应重视家庭环境对优生的影响，这里不仅有装修带来的污染，也有一些潜在的威胁。

1. 装修材料中的有害物质

家庭装修带来的污染对优生是一个很大的威胁。家庭装修有害物来源主要是装修材料和家具，致害物质主要有两大类：一类是由涂料、家具释放出来的甲醛、苯、氨气、氧气所致的化学污染；另一类是由装修材料中的石材、陶瓷与其他土壤制品的放射，电磁辐射等造成的物理因素的污染。

美国专家的最新一项研究表明，吸入污染程度较重空气的孕妇，其新生儿发生的持久性基因变异比正常水平约增加30%。

2. 室内苯污染的危害

医学统计表明，新装修家庭的夫妇不育不孕率高，婴儿致畸率高、儿童罹患白血病率高。各大医院的统计数据表明，近几年，儿童白血病、畸形儿和不育不孕症的发病率呈直线上升趋势，且城市高于农村，发达地区高于欠发达地区。而苯就是导致儿童白血病的元凶。苯主要来源于胶、漆、涂料中，是强烈的致癌物质。

3. 室内甲醛污染的危害

室内装修最大的污染源——甲醛。甲醛是一种无色、易溶、有刺激性的气体，长期吸入将危害人体健康。有新式家具或现代装潢的居室，其室内甲醛含量偏高，甚至超过标准 6～7 倍。孕妇及胎儿对其更为敏感，易使胎儿发育迟缓，新生儿体重下降。

甲醛的挥发周期一般持续 3～8 年，新装修或已装修的 3 年内为高挥发期。因此，凡是准备生育的夫妇，不要住进新装修的房子，更不能住进用劣质材料装修的房子。

另外，来源于混凝土、水泥、花岗岩等建筑材料中的放射性元素氡，也是无形的"杀手"。

家中的"隐形杀手"

前面介绍了装修带来的室内污染，这里谈谈日常生活中的一些"隐形杀手"对人体健康的影响。

1. 厨房油烟

厨房中的油烟，是家庭中的第一"杀手"。烟雾中有毒物质种类多，浓度高，毒性大。因而安装抽油烟机，经常开窗通风，尽量减少厨房劳动时间，是消除这种家庭污染的简单有效方法。

2. 燃气泄漏

不管使用哪种燃气，都存在泄漏的可能，一旦发现室内有燃气泄漏，如是夜间，千万不要开关电灯等电器，因为电器开关会产生火花，如果室内燃气、空气的混合比正好在临界值上，就会发生爆炸。

3. 不锈钢餐具

不要用碱性溶液洗不锈钢餐具，因为不锈钢里含有微量的有害金属，这些金属溶解后，会被人体吸收，对健康造成威胁。高压锅使用不当也会爆炸。因此，要经常检查高压锅排气是否通畅，隔3个月换一次易熔片。

4. 高温度热水浴

现在，人们都愿用燃气热水器烧些热水，洗个热水澡。可你也许忽视了，那热气腾腾的水却似无情的"杀手"，损害着人体健康，原来热水在汽化时生成一种叫氯仿的致癌物质。预防的办法是：洗澡、洗衣时应尽量不要用温度较高的热水。

5. 家具中的挥发气味

现代家庭种种时髦的家具为家庭增光添彩，而有些家具的油漆和其他有机物挥发的苯酚气体对人体有害。因而，应采用湿布拖地、湿布抹家具，减少家具对人体的危害。

缺碘环境对优生的影响

碘是地壳中含量较少、活泼的非金属元素。所有的碘化物都溶于水，碘在陆地的迁移性很强，海洋是地球上碘的存储库，沿海地区往往含碘量高，而离海越远，海拔越高，如半山区和深山区含碘量就越少。在第四纪冰川期时，由于冰川溶解，地面土壤有机质和含碘的成熟土壤被冲刷入海，陆地上便由母岩形成新的土壤，其含碘量相当低，仅为成熟土壤的1/4，这样就形成了缺碘地区。目前我国缺碘地区广阔，几乎遍及全国各地。

碘在自然界和生物界中靠不断循环维持着自己的生态平衡。植物从水中吸收碘，动物从摄食植物中取得碘。在海洋中，水生植物和浮游生物直接从海水和淤泥中吸取碘，鱼虾等从水生植物或动物中摄入碘。而人类处于海陆两个食物链的末端，既可以从海产品和植物中同时获取碘，还可自空气（空气中的碘主要来自海洋，部分来自矿物燃料燃烧）中直接吸取碘。不过，人体内的碘80%～90%来自于食物（如海带、紫菜等海产品）。

1. 缺碘的危害

碘缺乏对人类最大的危害是使脑发育落后，造成智力损伤。克汀病（俗称呆小症）的病因就是由于孕期母亲缺碘导致的甲状腺发育不全，因而不能合成甲状腺素，造成甲状腺功能低下，影响了胎儿的大脑发育，出现呆小症。母亲缺碘还容易导致自然流产、早产和死产的发生。

2. 补碘方法

◎食盐加碘。这是预防缺碘性疾病最行之有效的措施。但要注意，碘化物在阳光、高温、高湿条件下易于分解析出碘而挥发。正确的使用方法是使用有盖容器盛放碘盐，避免阳光照射、炉火烘烤，农村尤应注意不要把碘盐放在炉台上或水缸边，避免食盐中的碘挥发流失。特别注意不要食用私盐。

◎多吃含碘食物。如海带、紫菜等海产品。

铅中毒可影响生殖能力

铅可自呼吸、饮水、食物、皮肤接触等多种途径进入人体，它虽不是人体必需的元素，但却是人体经常存在的成分之一。铅对孩子健康影响较大。

1. 铅污染对妊娠的影响

铅对人类生殖功能的影响与剂量有关，血铅250～400克/升可导致男性精子异常、精子数目减少、精子畸形率增高、精子活动力下降等；女性铅中毒会导致不孕、胚胎生长发育受影响，如流产、胎儿或婴儿死亡及婴儿发育迟缓，即使能够存活也会出现智力低下等。

我国出生监测研究指出，在妊娠前3个月前后接触铅，与中枢神经系统畸形有关，可导致胎儿中枢神经系统损伤，并且这种由铅中毒造成的神经病变将会是永久性、不可逆、终身性的损伤。

2. 铅污染的来源

大气铅污染主要来自金属冶炼厂、化工厂等排放的含铅废气；汽油燃烧过程中，随汽车废气排放的铅。

饮水中的铅来源于受铅污染的水源和含铅的自来水管。

食品罐头和含铅容器、受铅污染的水产品和农作物是食物中铅的来源。

3. 预防措施

孕期应尽量避免进入市中心汽车频繁出入的环境。

准妈妈的居室避免用油漆装饰墙壁。

不食或少食含铅食品，如酒、松花蛋、酸性罐头食品等。

不使用锡合金水壶、酒壶，不用着色的陶瓷锅具、面盆、碗碟等，不使用这类锅具煮或存放酸性食物，不用塑料袋的着色面接触食品。

化学农药对优生的影响

除生产及使用过程中接触农药外，食品中农药残留对机体也会产生影响，目前已发现 30 余种农药对实验动物有胚胎毒性作用。有机磷农药，如敌百虫、敌敌畏等，其毒性作用主要为抑制胆碱活性而引起神经功能紊乱。有报告表明，在乳汁中检出 DDT 的妇女，其胎儿窒息发生率为对照组的 3 倍，早产、低体重儿及出生缺陷儿发生率也会升高。

动物实验证实，有机磷制剂可影响精子生成，并引起妊娠功能障碍。有机磷制剂对胚胎的毒性可通过胎盘直接作用于胎儿或抑制胎盘中脂酶活性，并进而影响胎儿营养。

鉴于多种农药均有致畸和致突变倾向，妇女在妊娠期及哺乳期应避免接触农药。

电离辐射，对优生的影响不"浅"

放射线包括 X 线，α、β、γ 射线以及电子、中子等粒子的放射线，当这些射线具有足够能量引起物质电离作用时，称电辐射。长期小剂量电辐射可引起基因突变，大剂量可引起染色体畸变。小剂量放射线照射，妇女会出现月经周期延长，若 3000 伦以上剂量照射可造成不能恢复的损伤，导致不孕。

放射线可影响妊娠，引起胚胎死亡或出生缺陷。通过对日本广岛原子弹爆炸时受照射孕妇妊娠结局及子代发育情况调查，人们发现其子代多患小头症伴有精神发育迟缓，特别是母亲受到高剂量照射时，胎龄未满 18 周者伴智力迟钝的小头症尤多。胎儿及 6 岁以下受到爆炸辐射的儿童末梢血淋巴细胞染色体异常，身高及体重增长减缓。

治疗剂量的放射照射是否对胚胎发育造成影响主要取决于受照射的剂量、受照射时胎龄及个体对辐射的敏感性。受照射剂量在 250～300 伦，妊娠 4～11 周接受照射，子代均出现严重畸形，中枢神经系统最易受损，最常见的异常为小头症和脑积水。

勿让噪声成为优生的"绊脚石"

要想让母子平安，除了吃好、睡好以外，一个脱离噪声、相对安静的环境，也是不可或缺的。

外界环境中，物体的冲撞、机器的转动、高压气流的运动，都可产生噪声。噪声越大，频率越高，对人体的危害就越大。噪声对中枢神经系统有强烈的刺激，可致女性内分泌腺功能紊乱，使子宫强烈收缩，影响胎儿正常发育。噪声的刺激，可引起母体激素和神经细胞改变，继而影响胎儿神经系统的正常发育。噪声还可以直接作用于胎儿，引起突变致畸。有专家认为，长期受噪声困扰，造成妇女精神紧张，内分泌失调，可能是影响胎儿发育的原因。

妊娠期理想的声音环境是不低于 10 分贝，不高于 35 分贝。妊娠期妇女每天接触 50～80 分贝的噪声 2～4 小时，便会精神烦躁紧张，呼吸和心率增快，心肺负担加重；神经系统的功能也会出现紊乱，头痛、失眠随之而生；内分泌系统功能降低，尤其是雌激素和甲状腺素分泌不足；消化功能受损，孕妇不能获得足够的营养；免疫功能下降，孕妇容易患病毒或细菌感染等疾病，这些都是导致胎儿发育不良、新生儿体重不足、智力低下或畸形的重要原因。在噪声环境中孕育娩出的婴儿，0～3 岁期间的患病次数，比其他婴儿每年平均多 2～4 次。

妊娠妇女一定要有"噪声会影响优生"的意识，在生活和工作中，尽可能创造条件，把接触噪声的机会降到最低。有条件者可临时调换居住地点、改换工种、脱离噪声环境、减少去闹市区的次数等。

认识了解怀孕的真相

生命的孕育是一件十分神奇的事情，无论是精子与卵子结合的几率之小，还是受精卵着床要经历的重重险阻，都会为生命的神奇感到惊叹不已。一旦受精卵在子宫内安营扎寨，神奇的生命之旅就开始了。

 男子射精

当夫妻双方性交后，男子射出的精液量有 2~5 毫升，其中有 1 亿~3 亿个精子，这支庞大的"队伍"就在女性生殖道内，像长跑运动员一样"争先恐后"地游动，精子靠尾巴的摆动能快速前进，它每分钟能游动 2~3 毫米。精子要同卵子"相会"，至少要闯过 4 关：通过阴道、穿过子宫颈、在子宫腔内运行，最后才能进入输卵管，同卵子"相会"。

男性射精时，大部分精液射到阴道上端和子宫颈口，数分钟后进入子宫颈管。这支数量庞大的精子"部队"，由于路途遥远，绝大多数在路途中"牺牲"，经过"前仆后继"，只有 1%~5% 可以到达子宫腔，仅有数千个精子能到达输卵管，所以淘汰率很高。

精子在女性生殖道内的寿命，一般不超过 3 天，在阴道内逗留不超过 8 个小时。

 女子排卵

在排卵期，女性体内雌激素水平增高，子宫颈黏液变得稀薄，清澈透明如蛋清样，量也增多，其中含有糖、维生素、盐等营养物质，能提供精子所需的能量，维持精子的活动，有利于精子继续前进上行，所以在排卵期时精子最容易通过子宫颈。而在其他时期，子宫颈黏液变得少而黏稠，所含的营养物质也少，并有大量的白细胞"狙击"，精子就很难穿透这种黏稠的黏液。

精卵结合

卵子同精子结合，这就是受精。在输卵管内，当精子和卵子接近时，有许多精子包围一个卵子，卵细胞外面有一层由蛋白质构成的透明带，它的外面还有放射状排列的冠状细胞。精子的顶体会释放两种酶——神经胺酶和透明质酸酶，它们能消化卵子外围的透明带，冲破围绕卵子的细胞并溶解这些细胞间的酸质，为一个精子开辟道路，最优秀的精子进入卵子与卵细胞结合，这个全过程就叫做受精，受了精的卵子称为受精卵。

受精卵着床

精子与卵子结合成受精卵后开始进行细胞分裂，并由输卵管向子宫腔移动，受精后4~5天就到达子宫腔。受精卵到达子宫腔后，能分泌一种分解蛋白质的酶，侵蚀子宫内膜并埋入功能层中，子宫内膜缺口迅速被修复，这个过程称为受精卵的植入或着床。

受精卵着床后，一个新的生命历程开始了。受精卵埋在子宫内膜里，得到子宫的滋养，就好像种子种在肥沃、潮湿、疏松的土壤里，得到它生长发育所需要的养分一样，受精卵不断地生长、发育，成为胎儿。

宝宝的性别到底谁决定

在科学发达的今天，我们已经知道，生男生女是由和卵子结合的男性精子决定的。而有些因素会影响男性精子进而影响到胎儿的性别。

 ## 生男生女，由男性的精子决定

古往今来，围绕这个问题曾经出现了许许多多的猜测。

我们的祖先认为，性别与环境有关，"山气多男，泽气多女"。古希腊人则认为，从母亲右侧卵巢里排出的卵子与准爸爸右侧睾丸里排出的精子结合就会生女孩；而从母亲左侧卵巢里排出的卵子与准爸爸左侧睾丸排出的精子结合就会生男孩。

到了科学发达的今天，人们已经知道，在正常人的 23 对染色体中，有 22 对是男女都一样的，被称为常染色体，剩下的一对染色体就是性染色体。在女性排出的卵子中，性染色体只有一种，为 X。而精子中的性染色体则有两种可能，有的在细胞分裂时得到了 X 性染色体，称 X 精子；有的则得到 Y 性染色体，称 Y 精子。在卵子受精的瞬间，如果卵子 X 遇到的是 X 精子，这个受精卵的性染色体就成为 XX 配对，而 X 染色体上没有睾丸决定基因，于是胚胎将发育为女婴；反之，如果卵子 X 遇到的是 Y 精子，受精卵的性染色体成为 XY 配对，由于 Y 染色体上载有睾丸决定基因，于是将孕育为男婴。

由此可见，生男生女的全部奥秘取决于和卵子结合的精子是哪一种类型。

饮食对胎儿性别有影响

使用特殊形态的饮食，可达到生男育女的胎儿性别选择吗？这是许多盼有子嗣者一直想揭开的谜底。

以饮食控制法来做性别选择，最盛行的地区是法国。法国医学界所采取的饮食控制性别选择法的理论，我们称之为"离子学说"。

这一套饮食控制法的要点在于人体内4种会影响X精子及Y精子活动力的离子上。这4种离子分别是钠、钾、钙及镁离子。不同浓度及组合的离子有利于X精子或Y精子与卵子会合受精。

希望生男孩的妇女，食谱中应增加钠和钾离子的含量，也就是尽量多吃盐类。希望生女孩的妇女，则饮食应包含较多量的镁及钙，也就是多饮用牛奶会有帮助。对于这一套饮食法则，营养学家则提出他们的质疑。

食用太多盐分会导致某些妊娠危险，例如高血压。

怀孕前严格限制饮食，很容易造成不均衡的营养；即使如愿怀孕，对未来的胎儿健康也是一大挑战。

然而，按照饮食控制法离子学说提倡者的解释，在饮食中适量的增加一点盐分，与增加牛奶的饮用量一样，并不会造成明显的不良反应。因此，法兰克西医师在所著《男孩或女孩——由饮食作胎儿性别选择》一书中，仍然强调改变体内离子环境对生男育女的性别选择的重要性。

从医学生理角度来看，使用饮食控制法来改变体内离子环境，应持较中庸的态度。对于曾经有过高血压、肾脏病、子痫前症、妊娠毒血症的当事者，不要轻易尝试"高盐法"；相反的，有过泌尿系统结石治疗病历或家族史者，不要使用"高钙饮食"。

 酸碱体质对胎儿性别有影响

生男育女性别选择的"酸碱学说"，首先由日本的富泽博士系统地提出，这就是所谓的"富泽理论"。

富泽理论的重心在于："先生体质为酸性，太太体质为碱性易生男孩；反之则易生女孩。而体质的改变可从饮食的设计规划做起。"

研究发现：X（决定生女）精子量少但能抵抗较恶劣的环境（包括酸性），Y（决定生男）精子数量多，但抵抗力较差。

丈夫体质的酸碱性决定精子制造的多少；而且 X 精子与 Y 精子制造的比例是一致的，也就是不管多少，Y 精子数目永远占优势。在酸性体质之下，X 精子及 Y 精子数目都减少，但是，Y 精子仍足够达成受孕所需的数量，X 精子数目则较难有受孕机会。

妻子体质的酸碱度则会直接反映在阴道黏液上，而影响精子的生存。酸性体质不利于 Y 精子生存，但对 X 精子较无影响。碱性体质则对 Y 精子的生存无影响。

理论上，夫妻的体质有 4 种不同的组合，其中较适合性别选择的组合则有 2 种。

丈夫是酸性体质，妻子是碱性体质，生男的机会较大。因为 X 精子在制造过程中，被压抑下来了；剩下的 Y 精子则可顺利地通过阴道进入子宫受精，孕育成男胎儿。

丈夫是碱性体质，妻子是酸性体质，则生女机会较大。因为在这种情况下，丈夫可制造足量的 X 精子及 Y 精子，但是妻子的酸性体质则抑制 Y 精子的存活，而 X 精子能抵抗阴道恶劣的环境进入子宫受精，孕育成女胎儿。

温度对生男生女的影响

科学研究发现，受精卵结合前一个月的环境温度，也就是丈夫与妻子在性行为发生前的一个月所处环境的温度，是影响宝宝性别的重要因素。高温环境容易创造男宝宝，低温环境容易创造女宝宝。如果你想生女孩，性生活前，应该让你的丈夫保持睾丸凉爽；如果你想要男孩，就让你的丈夫保持睾丸温暖。

温度之所以会影响宝宝性别，研究人员的假设是：高温会影响精子的 X 染色体，让女宝宝不容易受孕；低温会影响精子的 Y 染色体，让男宝宝不容易受孕。

另一个假设则是：温度越高、做爱的欲望越强。高温的环境会刺激男女性行为频率的增加，也使得女性更容易受孕。

其他的研究则认为，带有 Y 染色体的精子，游得比较快；但是带有 X 染色体的精子，比较强壮。所以在性行为频繁的状况下，带有 Y 染色体的精子比较容易与卵子结合，生出男宝宝。但是在性行为减少的状况下，带有 X 染色体的精子比较容易等到与卵子结合的机会，更容易生出女宝宝。

时间因素对胎儿性别有影响

性交时间的选择是否真能影响生男生女的机会？假如能够，为何并非人人皆能如意地达成性别选择的目的呢？

目前，这个问题仍在学术与医学界的争议之中，而且已有超过2000份相关文献发表。答案是：性交时间的确会造成生儿育女机会的改变，不过其真正的机制及运作情形，仍有待进一步的研究。

据推测，主要是源于X精子及Y精子各有其特性。Y精子有小小的头和较长的尾巴，活动的速度远较X精子快。X精子的尾巴较短，速度较慢且数量较少。但是Y精子生存的时间却比X精子短暂。若是子宫颈部的物理化学环境不佳，或卵子不能及时把握受精机会的话，Y精子就会死亡；但是，速度慢而生存时间长的X精子会乘虚而入，掳走卵子。此外，性激素也会影响X精子及Y精子的移动。

 ## 对胎儿性别影响的其他因素

还有一些因素也会影响胎儿性别的出生比例，以下这些发现，也许你可用来作为决定受孕的参考。

高龄丈夫、高龄产妇易生女孩。有理论说，年纪越大，生女儿的概率越高。这是因为男性精液中带Y染色体的精子数会随着年龄的增加而减少，生女孩的概率高，而女性年龄越大，由于老化作用影响，子宫内碱性分泌物逐渐减少，生女孩的概率也大幅提高。

丈夫工作压力越大，生女孩的概率也越大。这是因为睾丸受到气压、温度或水压的强烈变化影响，或是吸入过多有毒的麻醉气体，又或者在工作压力下，生命力较脆弱的Y染色体会先行死掉，造成生女孩的机会特别多。因此，麻醉医师、护理工作人员及空中小姐较易生女孩。

男性基因异常，宝宝要选择性别

当今社会男女平等，正常情况生男生女都是一样的，但由于有的男性患有伴性遗传疾病，所以妻子怀孕前需对胎儿的性别加以选择，以利于优生。

目前人类共有 190 多种伴性遗传隐性疾病，如色盲、肾源性尿崩症等；有 10 多种伴性遗传显性疾病，如遗传性慢性肾炎等。隐性遗传多数是母传子，显性遗传全为父传女。因此，要根据男性所患遗传病的种类来决定胎儿的性别。

例如血友病是伴性遗传隐性疾病，如果患病男性与正常女性结婚，则所生男孩正常，所生女孩为致病基因携带者，这样的夫妇应生男孩。患有遗传显性疾病的男性与正常的女性结婚，所生女孩有病，男孩正常，夫妇也要生男孩，不要生女孩。

所以说，伴性遗传病的遗传是有科学规律的。为了避免遗传病儿出生给家庭带来不幸，患有伴性遗传病的男性婚后想要生育，应进行遗传咨询，在医师指导下慎重选择胎儿的性别，以避免新的遗传病儿出生。

 ## 女性基因异常，宝宝要选择性别

为了保护人种质量，阻断某些对人口素质影响较大的遗传病，控制性别是一项有效的措施。因为有些遗传病与性别有很大关系，称为伴性遗传病，比如血友病。调查发现，患者多是男性。如女性带有致病的基因，可以把致病基因传给她的子女，生儿子则为血友病患者，生女儿则为又一代血友病的携带者。鉴于以上情况，如果胎儿是男性，最好做流产手术，是女性则可保留。女儿长大结婚后，也只能生女孩。因为女性只是致病基因的携带者，不会发病，而男性则发病。

想要优生就要和谐

性生活是人最基本的生理需要。夫妻间只有使性生活达到美满和谐的程度，才能实现优生。

和谐的性生活是优生的关键

和谐美满的性生活心理标准是什么呢？心理学家把性生活划分为3种性行为过程：一是边缘性性行为，可概括为甜言蜜语的"悄悄话"；二是过程性性行为，即试探性的爱抚动作，包括抚摸与接吻；三是实际性性行为，即性交过程。只有边缘性性行为、过程性性行为双方都得到了满足，才可能进行实际性性行为。

夫妇性生活获得满足，不但能加深夫妻间的情感，使生活更加和谐，而且对优生也是十分有利的。

要想获得性满足，得到性高潮，夫妻双方必须付出相当努力。夫妻双方都得到起码的性满足，方可称为完全的性行为，只有一方得到满足就不叫完全。必须双方都获得性满足，使身心都获得满足，才可能对优生有很大的帮助。

和谐的性生活是每对已婚夫妇的共同愿望，更是优生的前提条件。因此，夫妻要相亲相爱，争取性和谐，争取做到优生。

"性福"生活要把握分寸

在进行性生活时，从双方性兴奋开始到射精结束，一般情况下，持续时间以5~15分钟为宜。当然，同一对夫妻每次过性生活的具体情况和环境条件不一样，性生活的持续时间就不一样。到底多长时间才合适呢？

性生活时，不仅男女双方性器官处于高度充血状态，而且从性兴奋期到高潮期，人体的许多组织器官都参与了这一特殊的生理过程，例如，全身肌肉紧张度明显地增强、心跳加快、心肌收缩加强、血压升高、呼吸加深加快、全身皮肤血管扩张、排汗增加，因而机体的能量消耗明显增加，代谢增强。如果性生活的时间拖得很长，男女双方出现精神倦怠、肌肉酸痛、腰背发酸、全身乏力等不适，这样势必影响第二天的工作和劳动。

从这些不利因素来看，性生活的时间持续过长，对男方及对女方的身体健康都会造成影响，轻则使人身体不适，重则使人罹患疾病。所以性生活时必须掌握好适度的分寸。

当然，女性的性反应过程比男性迟缓，如果从性兴奋到性交结束的时间过短，夫妻间相互调动性欲的阶段太急促，性生活持续不到一两分钟就射精，女方尚未达到高潮期，男方就已射精结束。这样短促的性生活，通常会引起女方的不满足感，进而影响夫妻间的性和谐。因此，性生活持续时间也不能太短。

总之，为了夫妻双方的身体健康和性生活和谐，每次性生活的持续时间，应以双方感到已获得性快感为止，不可过长，也不可过短。把握好适度的性生活，对于优生也是很重要的。

性器官卫生"不容忽视"

每次做爱前，男性除擦洗阴茎和阴囊表面外，同时要把阴茎包皮翻起使阴茎头完全暴露，再用水冲洗，因为包皮和龟头之间有一些腺体分泌物和尿混合的污垢，如长期不清除这些污垢，会造成细菌繁殖引起发炎、局部痒痛影响性交。性交后第二天晨起也应清洗外阴。

女性的外生殖器皱襞较多，附近除汗腺、皮脂腺外，还有尿道、肛门，距离都很近，而宫颈和阴道分泌物均经过阴道口流出，局部污垢较多，易产生臭味，因此女性性器官的清洁更为重要。性交前仅冲洗外阴，阴道内不必冲洗；性交后第二天早晨也要冲洗外阴。平时可每天或隔日用温水清洗外阴1次，特别是经期更要注意保持局部清洁。

经期性生活，为"不孕"埋下祸根

生活中一些女性张扬着"经期不快乐，枉度好时光"，将经期性生活的古老禁忌一股脑儿打个粉碎，还声称："只要本人感觉好，经期性生活没什么不可以的。"专家表示，经期性生活不仅会影响女性的身体健康，也会影响女性的生育能力。

经期性生活很难避免3种危险：一是经期子宫内膜脱落，会在子宫颈表面形成很多小伤口。这时候性交，细菌会从平日紧闭而此时微张的子宫颈口进入这些小伤口里，引起子宫内膜炎；二是可能会造成月经血流出受阻，使子宫内膜碎片随经血的倒流进入腹腔或输卵管，形成子宫内膜异位症；三是使精子和子宫内膜破损处溢出的血细胞相遇，使其中的免疫细胞致敏，产生抗精子抗体。这些情况都是摧残生育能力的"杀手"，很难甚至再也怀不上宝宝，尤其是产生的抗精子免疫抗体，常可持续几年甚至几十年，引起顽固性不孕。因此，一定要等到月经结束，仅有少量咖啡样分泌物时，性爱才安全，而且必须使用安全套来预防感染。

 性生活前后杜绝洗热水澡

在日常夫妻生活中，不少夫妻在性生活前，习惯洗热水澡以去污解乏，舒筋活络，再欢度人生之乐。殊不知，浴后立即同房，对健康危害很大。这是因为，热水浴能促进血液循环，引起皮肤血管广泛扩张，使血液大量积存在扩张的皮肤血管内，造成内脏器官血流量减少。这种情况在浴后仍然要持续一段时间，若此时性交，性活动促使性器官急骤充血，机体必须紧急动员分布在皮肤等扩张血管里的血液来补充，这样，机体血液循环就容易发生平衡失调。

再说，热水浴后全身出汗、神经活动也变得平静下来，人体肌肉放松，进入一种非常舒适轻松的"休息状态"。此时若有性交，由于性冲动的激发，性交活动的进行，必然让暂时处于相对静止状态下的肌肉、神经进入紧急动员、加速工作的状态，势必消耗比平时更多的能量，尤其是对身体较弱的人来说影响极大。

性生活前不宜洗热水浴，那么性生活以后是否可以洗热水浴呢？同样是不宜的。原因就在于性交活动是一种较为剧烈的体力消耗性运动，人在运动时，流向肌肉的血液明显增多，心率加快。当运动停止后，这种血液的流动和加快的心率虽有所缓解，但仍然持续一段时间，如果此时立即去洗热水浴，必然会向皮肤及肌肉内增加血液的供应流量，而引起其他重要器官供血量的骤然减少。假如减少了心脏和大脑的供血量，影响其正常生理功能，导致出现浴时或浴后头昏眼花、全身无力、大汗淋漓、心慌气短以至"虚脱"等情况。

 ## 不必刻意地追求性高潮

很多夫妻在享受性爱的时候，男方总是很在意自己是否能让女方"满足"。然而，科学研究早已表明，并不是每个女性都有性高潮，即使有，也并不是每一次性生活都能达到。

不必苛求对方每次都有高潮

每一对夫妻都不应过于看重每次性生活都达到高潮，只要在性生活中夫妻双方感到满意和愉悦即可。

对男性而言，应该理解女性在性方面的需求和反应，在性生活中应注意方式的选择、氛围的营造和双方情感的沟通。如果对方确实感觉舒服，不必为了证明自己的性能力和性技巧而苛求对方每次都一定要有性高潮。

至于那些结婚多年从未体验过性高潮的快乐者，或者对性生活没有丝毫激情的，属于女性性功能障碍，有必要到医院请专科大夫诊治。

对女性而言，也应该了解男性的心理，要关心自己的伴侣，不要让他有失落感，并注意对对方进行适当的夸奖。更重要的是，要跟对方进行坦诚的交流，比如觉得对方哪一次的方式或时间处理让自己感觉很好，应该及时地让对方知道。因为有句话叫"一般的性可以无师自通，而完善的性是需要教育的"。

怀孕禁忌早知道

孕前是一个非常特殊的时期。如果做出一些不恰当的事情，将会有损于日后胎儿的健康。所以，为了优生，准父母们必须要懂得一些怀孕的禁忌。

 忌盲目听信于偏方

无论是受孕还是怀孕的过程，都要遵照医生的意见。不能盲从各种治疗和所谓的预防方式，更不能乱吃药，但这并不意味着在这个过程中讳疾忌医。总之，始终要保持科学和客观，才是正确的态度。

1. 盲目听取偏方不可取

很多年轻夫妻急于怀孕，会听信各种没依据的偏方验方，或误解一些正确说法，对一些正常现象反应过度，心理负担过重，反而不能进入理想的受孕状态。保持平常的心态，身体健康、心情舒畅、顺其自然才是理想的状态。

另外，很多人会先在网上自己找相关的资料，网上的资料丰富详细，也很容易查阅，但是和其他内容一样，信息的真实性却难以得到保证，不可全盘照抄。从别人那里听来的更不一定对。

2. 孕前准备要科学

首先，在计划阶段，应调试夫妻间的感情，做到性生活美满和谐，情绪稳定、放松。其次，还要养成良好的生活习惯。饮食均衡，不要熬夜，戒烟，避免酗酒，适当锻炼，呼吸新鲜空气，增强体质等都是优质精子和卵子生成的有利条件。

再者，从孕前就要开始预防出生缺陷。无脑儿、脊柱裂等胎儿畸形和孕期叶酸缺乏有明确的关系。女方应从孕前 3 个月开始每日补充叶酸 0.4 毫克。

好孕自然来，忌把孕育当压力

准妈妈们都希望得到一个既健康又聪明的宝宝，但是很多女性从决定要一个孩子开始，心里就存在着紧张、焦虑甚至恐惧心理，不是担心这个，就是担心那个。其实，这样对怀孕极其不利。那么，到底准妈妈在害怕些什么？

1. 害怕怀不上

有些人通过查资料或看书得知，有很多不良习惯或自身健康问题会影响受孕，而自己和老公刚好又一直处于这种状态，所以总担心自己会受到那些因素的影响而怀不上孩子。

其实，只要准爸爸准妈妈身体健康，备孕阶段改掉一些不良习惯，注意补充营养，将体重尽量调节到正常范围，并保持轻松愉快的心情，是完全不用担心自己怀不上的。准妈妈要绝对相信自己，不要一看到不孕的症状就往自己身上套，这样徒然增加心理负担，反而对受孕不利。而且现在医学发达了，即使真的不孕也能够通过医院找出原因并对症治疗，不用太担心。记住，心态好对受孕很有帮助。如果准妈妈实在担心，可以去医院做个检查，以排除不孕的可能。

2. 害怕怀孕会丢了"饭碗"

很多职业女性从孕前到怀孕就一直忧心忡忡，担心怀孕、哺乳而失去工作。有的女性怕生孩子了没有时间照顾孩子，或怀孕后会给自己的职业发展带来不利，于是将生育时间一拖再拖，使得自己的生育能力因为高龄而下降后更加地忧虑，而这些不良情绪又会直接或间接地影响到胎儿的健康，如此恶性循环，想想都恐怖吧！

其实怀孕与工作并不矛盾。要知道怀孕是一个很自然的过程，并没有大家所想的那么曲折，准妈妈只要做好孕前准备，怀孕后定期孕检，饮食上合理搭配，适当补充铁剂、钙剂，就可以顺利地分娩。健康的孕妇，是可以一直工作到分娩前 1～2 周的，当然这取决于孕妇个人的感受和适应力。

3. 害怕生孩子痛

生产痛是不可避免的，但通过一些方法是可以减轻疼痛的。反正迟早要生，拖得越晚，生起来越痛，还不如勇敢面对。其实多了解一些应对分娩的技巧，并学习一些呼吸放松法、音乐放松法、想象放松法、按摩放松法等，都可以减轻分娩的疼痛。而且现在很多医院都推广"无痛分娩"，这样可使孕妇对分娩时的恐惧降到最低。实施"无痛分娩"的整个产程中，产妇可以比较舒适、清晰地感受新生命到来的喜悦。

4. 害怕怀孕后变丑

虽然怀孕确实会让女性的身材受到影响，如骨盆变宽，阴道变松弛、乳房下垂等，还有些人怀孕后发现自己的容貌发生了变化，不仅面部出现了黑褐色的斑点或斑块，而且腹部、乳房、大腿等部位也相继出现色素沉着和妊娠纹。但是，这并不是绝对的，也有很多女性生孩子后身材反而变好了。而且分娩后骨盆、阴道基本可以恢复到以前的状态，唯一不能恢复的是乳房，但是生孩子却可以使乳腺增生不治自愈。

 忌用药物促进排卵

每月按时排卵是怀孕的首要条件，许多不孕症患者因为不能排卵而不得不借助促排卵药物。专家介绍，促排卵药本身是很好的药品，可以帮助那些因为月经不调无法排卵导致无法怀孕的女性怀孕生子。但是，正规医院对这类药物的使用有严格限制，在没有内分泌专业知识的医生指导下绝不能私自乱用。

1. 促进排卵的药物

◎氯米芬（克罗米芬）。是临床最常使用的促排卵药物，有利于卵泡发育及排卵，适用于轻症下丘脑－垂体－卵巢轴功能失调，可单独或联合使用。

◎三苯氧胺（他莫昔芬）。既有抗雌激素作用，又能产生雌激素样效应，具有雌激素激动剂的分子结构。对部分不孕患者可成功诱发排卵。

◎促性腺激素释放激素激动剂。临床应用较多的有达菲林、达必佳等。

2. 促排卵药不良反应大

以氯米芬为代表的促排卵药物属于激素类药物，人为地使用促排卵药物，促使卵巢多排卵。其结果最终会引发卵巢过度刺激综合征，如头晕、恶心、造成肝肾功能损害等。另外，使用促排卵药物的不良反应十分明显，卵巢在药物的刺激下不断排卵，容易造成女性月经不调、卵巢早衰，出现卵巢过度刺激综合征，少数人则会罹患卵巢肿瘤。

3. 用排卵药生双胞胎风险大

在临床上医生并不提倡患者随意使用促排卵药物，即使产妇通过药物形成双胞胎或多胞胎，母亲在孕期将承担巨大的风险，容易造成产科各种的并发症，胎儿也容易出现营养不良、体重偏低、生存能力差等问题。

 ## 忌准备精细过头

现实生活中，也会有这样一些人，为了孕育一个健康聪明的宝宝，早早地辞职待在家里，连门都不出，一心为怀孕做着准备。其实，孕前准备，大可不必如此，只要做好应做的准备工作，调整好精神心理状态，调养好身体就可以。精细过头，反而会弄巧成拙。

1. 过度紧张影响精卵质量

怀孕前应做的准备根本没有必要如此谨慎。长期处于高度紧张状态可能会造成忧虑、郁闷、神经质等不良情绪，反而会影响到精子和卵子的质量。整天生活在"山雨欲来"的气氛中，情绪肯定好不到哪儿去。因此而影响到性生活的和谐，才真的是亏大了。

2. 孕前盲目进补，孕后更易胖

孕前确实需要补充营养，但也要因人而异，盲目进补是万万不可取的。身体瘦弱、贫血的女性可以多补充营养，以便增强体质。但是如果原本就比较胖，这个时候就应该注意避免体重增加过快、营养过剩了。

孕妇在整个怀孕期间体重增加正常在 12 千克左右，体重一旦超标对自身和胎儿都不利，容易造成巨大儿。如果孕前体重就一发不可收拾，孕后就更不容易控制了。

3. 不要四体不勤

孕前必须预防感冒的发生，应尽量避免出入人流量较多的公共场所。但因此整日待在家里，一动不动，就会"捡了芝麻、丢了西瓜"。医学研究表明，孕前缺乏适量的体育锻炼不利于女性体内激素的合理调配，而且由于缺乏锻炼导致肥胖的女性，极易出现孕期糖尿病。而丈夫如果没有适当锻炼，将会影响到精子的质量。

芳香、洗涤剂是孕卵的"隐形杀手"

科技给我们的生活带来了便利的同时，也给我们的健康带来隐患。准备怀孕的女性要特别注意，别让一些化学日用品伤害了你的生殖健康。比较常见会损害女性健康或伤害到胎儿的日用品主要包括空气清新剂、洗涤剂。

1. 室内忌用芳香剂

有些家庭习惯使用空气清新剂等来以"香"清除"臭"味。其实，这是加剧了室内空气的污染。大多数芳香剂对人体的神经系统有害，少数还导致造血液系统损害，对皮肤黏膜也有刺激作用。偶尔使用芳香剂不至于造成危害，但对准备怀孕的女性来说，要尽量避免使用过多的化学制剂。

2. 洗涤剂是孕卵的隐形杀手

洗涤剂包括各种洗衣粉、洗洁净、洗洁灵等。孕妇经常接触这类化学洗涤剂，会产生不良影响。洗涤剂中的一些化学物质能使受精卵变性坏死。受孕早期的准妈妈如果过多地接触各种洗涤剂，可通过透皮吸收，使洗涤剂中微量的化学物质在体内逐渐积蓄，极有可能造成流产。

日本学者曾经对孕卵发育障碍与环境因素的影响进行动物试验：用含有2%酒精的硫酸（AS）或直链烷基磺酸盐（LAS）涂抹在已孕的小白鼠背部，每日2次，连涂3天，在妊娠第三天取出孕卵检查，发现多数孕卵在输卵管内已极度变形或死亡。而未涂过 AS 或 LAS 剂的孕鼠，其孕卵已全部进入子宫且发育正常。

由此揭示，含有 AS 或 LAS 之类的化学物质，可通过哺乳动物的皮肤吸收到达输卵管。当孕妇体内此成分达到一定浓度时，可使刚刚受精的卵细胞变形，最后导致孕卵死亡。

 安眠药是优生的"拦路虎"

有的青年人结婚后，由于操劳和生活不习惯等原因，常常出现失眠、乏力、头晕、目眩等症状，甚至出现精神上的疾病而影响正常的婚后生活；也有的男青年患有早泄，性生活不理想。于是有的新婚夫妇就采用安眠药调节各种症状。这种做法对怀孕是十分不利的。

安眠药对男女双方的生理功能和生殖功能均有损害。如安定、利眠宁、丙米嗪等，都可作用于脑，影响垂体促性腺激素的分泌。男性服用安眠药可使睾酮生成减少，导致阳痿、遗精及性欲减退等，从而影响生育能力。女性服用安眠药则可影响下丘脑功能，引起性激素浓度的改变，表现为月经期间无排卵高峰出现，造成月经紊乱或闭经，并引起功能障碍，从而影响受孕能力，造成暂时性不孕。

为了避免影响双方的生育能力，新婚夫妇或准备怀孕的夫妇千万不要服用安眠药。一旦发生失眠现象，最好采取适当休息、加强锻炼、增加营养、调节生活规律等方法解决。从根本上增强体质，不可依赖安眠药维持。

X线检查，孕前4周必须禁止

妇女在怀孕前一段时间内最好不要接受X线照射。如果在怀孕前4周内接受X线照射很可能会发生问题。医用X线的照射虽然辐射量很低，但脆弱的生殖细胞却可能因此而受伤。

调查表明，在1000个儿童中，发现有三色色盲的不少，他们的母亲腹部都曾接受过X线照射。因此，妇女平时应尽量减少X线的照射机会，怀孕前4周内必须禁止照射X线。

不要过度使用电热毯

在寒冷的冬季，使用方便、易于控制的电热毯成了不少人的取暖用具。但电热毯并非对任何人都适宜。特别提醒育龄夫妇，过度使用电热毯可影响精子的发生与成熟生育。

精子对高温环境特别敏感。在正常生理条件和一般环境下，阴囊温度应低于体温3℃以上，也就是在34℃左右。位于阴囊中的睾丸和附睾的温度也明显低于体温，这是保证精子发生和成熟的重要条件之一。而一切提高阴囊、睾丸和附睾温度的因素，都可能对精子的发生和成熟形成障碍。

如果长期处于高温环境中，如过度使用电热毯、蒸桑拿、穿牛仔紧身裤等，均可使阴囊、睾丸和附睾温度升高，而影响精子的生成与成熟。所以准备生育、想优生优育的男子，不宜长期使用电热毯。

◎通电时间不宜过长，一般是睡前通电加热，上床入睡时要关掉电源，千万不能通宵使用。

◎有过敏反应的人不要用电热毯。

◎经常使用电热毯者要多喝水。

◎电热毯不要与人体直接接触，应在上面铺一层毛毯或被单。

不要频繁逛街

很多妇女都喜欢逛街逛商场，一是为了了解行情和挑选喜爱之物，二是纯属于精神喜好和享受，并没有什么实质性的意义。但是，准备怀孕的妇女却忌频繁逛街。

1. 人多拥挤易致病

逛街的妇女，无论步行，还是乘公交车，或者在大商场都会经常遇到人多拥挤的局面，尤其是节假日人流量大时更拥挤，这对人体健康会有一定的负面影响。一方面会使人精神紧张，并有可能导致心理上的拥挤恐慌症。另一方面会引起机体的不适，如头昏脑胀、心跳加快、血压升高、恶心呕吐、疲劳困倦等不适，并可诱发疾病。

2. 空气污染严重

有些商场或专卖店曾进行装修，室内装饰材料及用品器具以及一些正在出售的商品，其所含有毒物质会造成室内空气污染，比如油漆、胶合板、刨花板、泡沫填料、塑料贴面等材料中，含挥发性有机化合物300多种。这些化学污染物产生的刺激性气体会刺激眼、鼻、咽喉及皮肤，引起流泪、咳嗽、喷嚏、发痒等反应，产生周身不适，如头痛、眩晕、恶心、咳嗽等。

3. 缺氧细菌多、噪声大

据卫生、环保部门对大型商场环境进行的监测，大型商场的空气不仅含菌量大，而且悬浮颗粒物浓度超过规定限度，多者超过10倍以上；二氧化碳浓度高于室外3倍。按国家公共卫生标准，商场每平方米空气含菌量应少于600个，实际测定，大型商场普遍超过规定标准几倍至几十倍，有的每平方米空气含菌量高达10万个，大大超过了标准。此外，人流带来的噪声大多也超过国家规定的应控制在60分贝以下的要求，有的已达80分贝以上。

养宠物是健康孕育的"羁绊"

猫、狗等宠物身上隐藏着一种肉眼看不见的小原虫——弓形虫，这种小原虫可以通过动物的唾液、痰等传染给人类，所以，准妈妈从孕前 6 个月开始就要远离宠物。

1. 宠物会对胎儿产生危害

若准妈妈在孕前感染了弓形虫，不仅自己无法知晓，还会在怀孕后直接传染给胎儿，使胚胎或胎儿感染，引起很多不良结果（如流产、早产、胎儿畸形等）。

2. 如果不想离开宠物，有方法避免感染吗？

如果准妈妈实在不想将宠物送走，那么也是有办法避免感染的。首先，在孕前 7~10 个月需要带宠物去医院做个体检，并检测一下弓形虫病抗体，如呈阳性，依旧可以把它留在家里。只是需要注意，从此以后准妈妈将必须每月至少带宠物去医院检查 1 次，以确保百分百的安全。其次，要注意怀孕后不要与宠物亲密接触，不要抱宠物，不要让它舔你的手、面部、饭碗、菜碟等。总之，就是尽量不要直接接触宠物。

3. 孕前养过宠物怎么办

如果准妈妈直至怀孕前一直都接触宠物，则需在怀孕前去医院做弓形虫病毒检查。特别是此前有过不良孕产史、免疫功能低下者更应该做此检查。检查结果可能有以下 3 种可能。

如果检查显示准妈妈已经感染过弓形虫，并已产生了抗体，那么就不需要担心宠物问题了。

如果检验显示准妈妈从未感染过弓形虫，则表明体内还没有免疫力，那么，准妈妈最好从此时开始离开宠物，或遵循上文所说的避免方法。

如果化验结果显示准妈妈正在感染期间，那么，暂时不能怀孕，应在治愈之后再怀孕。

 ## 孕期使用空调应防室内污染

夏季，有很多人认为，躲在有空调的房间舒服极了，在闷热天气里，人们大多天天使用空调，生活在极度凉爽的小环境里，心情十分舒畅。

　　然而，机器制造的凉爽其实并不干净，据一环保科研机构的检查表明，室内空气污染平均比室外高 20 倍以上，而长时间使用空调的房间，其污染程度更大。

　　那么，这种室内污染究竟出自何种原因呢？有关专家解释说，这主要与人们对室内环境污染认识不足有关，以致出现室内吸烟的污染，装潢装饰材料、电炊具使用过程中形成的辐射——放射性污染等，所有这些，是由于室内建筑的极度考究，过于密闭，再加之通风设施差，室内外空气的交换能力减弱所致。因此，使这些本来对人体健康影响不大的污染因素，变得过于集中。还有那些吸附在地毯、窗帘等物品上的螨虫、真菌之类的微生物也形成了新的污染源，被牢牢封闭在室内。

　　有研究表明，目前大多数空调器不具有空气交换及负离子发生设备。因此，一般在运转过程中的空调所提供的是再循环空气，同室外空气相比，缺少人体不可少的负氧离子。这样，人体在室内呼吸到的空气很不新鲜，降低了人体抵抗力。又由于室内外温差悬殊，如果人们频繁进出，忽冷忽热，也极易得病。

　　如何预防来自室内的环境污染？专家提出，首先必须做到尽量减少封闭阳台、紧闭门窗等封闭建筑的做法，尤其是用过空调以后，要打开门窗，通风换气，保持室内空气流通。另外，厨房、卫生间与居室之间设门以便隔离，厨房里安装抽排油烟机，卫生间也要有排气扇，以减少生活燃料产生的二氧化硫、氮氧化合物、一氧化碳、悬浮颗粒等有害物质的污染，并对室内的家电、家具和装潢材料进行无害化处理，切实保持好室内环境。

妈妈美甲胎儿遭殃

　　指甲油含有多种对人体有害的物质，含有大量的化学溶剂（通常占70%），如甲苯、乙酸乙酯（俗称香蕉水）、酒精、邻苯二甲酸酯、甲醛等，对健康产生诸多危害，其中邻苯二甲酸酯会妨碍正常的激素平衡，会导致严重的生殖损害和其他健康问题；而苯和甲醛均是致癌物质。

1. 指甲油中含有致流产物质

　　指甲油除了会损害人体健康外，其中所含的一种名叫酞酸酯的物质，还容易引起孕妇流产或生出畸形儿。

如果准妈妈怀上的是男孩，这种有害物质还会危害宝宝腰部以下的器官，引起生殖器畸形。所以准妈妈不管是在孕前、孕期还是哺乳期，都应避免使用标有"酞酸脂"字样的指甲油或化妆品，以防酞酸脂引起流产或婴儿畸形。

此外，相比指甲油本身对人的影响，指甲油的气味对人的损害更大。一些化学成分挥发时，会变成气体进入人体，危害准妈妈和胎儿的健康。因此，准妈妈不仅要禁止涂指甲油，甚至连美甲的各种小店都要避免光顾。

2. 孕前多次涂指甲油也不要慌

在 1 年内至少涂过多次指甲油，对于胎儿来说，可能会造成影响，但不是绝对的。因此准妈妈不要盲目决定终止妊娠，可咨询医生后再做决定。

若打算要这个孩子，建议准妈妈按时定期做好各个时期孕检，在孕 19 ~ 28 周可以做个四维彩超，可以清晰地看清宝宝是否有畸形，以便尽早发现异常尽早处理。

孕前过度减肥后果严重

对于计划怀孕的女性来说，如果节食减肥，不吃或少吃脂肪，使体内营养失衡，就会造成胎儿发育所需的某些营养素缺乏，对优生不利。

1. 过度减肥会影响正常受孕

现代人讲求以瘦为美，有些人更是把"骨感美"看作是最时尚的，但达到蜂腰细腿的代价，却有可能与生育宝宝无缘。因为适当的脂肪是怀孕的条件之一，每一位成年女性每月都会有一次月经，而每次月经都需要消耗身体中一定的脂肪量。只有把月经周期维持在一个正常水平，女性才可能具备生育能力。成年女性的脂肪过度减少，会造成排卵停止或症状明显的闭经。脂肪含量还可能影响雌性激素水平，关系到雌性激素是否呈现出活力。

2. 减肥会导致营养缺乏

胎儿在母亲体内是非常需要营养的，而任何减肥方法都可能致使营养丧失，特别是药物减肥。使用药物减肥，一方面是对大脑的饮食中枢造成一定抑制作用，另一方面是通过一些缓泻剂使多余的水分和脂肪排出体外，从而达到减肥的效果，而这两种途径都可能造成营养不足。如果饮食中枢过于抑制，则容易导致厌食的发生，严重影响准妈妈对营养的吸收，从而导致胎儿的营养危机。

3. 减肥药物可能导致胎儿畸形

一般减肥药物，都不会针对准妈妈配制，也不会考虑到对胎儿是否有影响，使用后，一旦对胎儿有不良反应，后果难以预测，很有可能导致早产儿、畸形儿或有先天性疾病的胎儿发生。

孕前别养鸟

早在100多年前，人们就发现，孕前女性养鸟或频繁接触鸟类，会患一种叫"鹦鹉热"的怪病。研究证实引起此病的病原体是"鹦鹉热衣原体"，它是微生物群中衣原体属中的一种。

1. 鹦鹉热的传播方式及表现

鸟主要是通过粪便向外排泄病原体，所以悬浮在尘埃中的感染性鸟粪微粒对行人和无意中接触者来说，就是感染的来源。如果饲养的玩赏鸟带有鹦鹉热衣原体，它所处的小环境中的空气里就有大量衣原体存在，当你玩赏鸟或清扫鸟粪时就会被感染。偶尔也有被鸟抓伤皮肤或与鸟亲吻后发病的；经过眼结膜或口腔膜也可感染此病。

感染衣原体后 1~2 周发病。少数人可出现轻度流感样症状，多数人有发冷、高热（39~40℃）、相对缓脉、头痛、乏力、食欲缺乏、全身肌肉痛和喉痛，并可有鼻出血、斑疹，1 周左右会出现咳嗽、咳痰或血痰。

2. 鸟携带有侵害脑组织的病菌

研究人员发现，鸽子的喙、爪子及粪便中携带新型隐球菌，麻雀、金丝鸟也携带这种病菌。这些病菌可通过呼吸道、消化道、皮肤侵入人体。隐球菌主要是侵害人的肺部和神经系统，对一部分人可继续侵害脑组织，导致一种新型隐球菌脑膜炎。表现为发热、头痛、呕吐等，乃至死亡。

3. 长期养鸟对肺损害大

荷兰莱顿大学选择65岁以下的49例气管炎、支气管炎和原发性肺癌患者作研究对象，结果表明：养鸟者的肺癌发病率比未养鸟者高 6~7 倍。专家认为，鸟类呼吸道分泌物、唾液、粪便和羽毛中含有过敏原，人体吸收后，肺泡细胞严重受损，易罹患肺癌。

 ## 自然美更健康

女性所热衷的化妆、美甲、染发、烫发等和美丽息息相关的这些活动，在准备怀孕前期都应有所控制或者是完全杜绝。因为，各种化妆和染发用品都是十分复杂的化学制剂，尤其是烫发药水，还可能经皮肤吸收后进入血液循环，对卵子产生不良影响，影响正常的怀孕。所以一般在孕前3个月直至分娩，都不要去做烫发、染发等不利于胎儿的事。

丈夫不做孕育准备，是优生"大忌"

现代科学认识到，婴儿出生质量不仅仅与妇女的孕期状况有关，与男性也有着同等重要的关系。男性孕前保健的重点就是要保证精子的质量，值得准备做父亲的男性高度重视。

已知的对精子有害作用的物质包括。

①某些化学制剂，如苯、甲苯、甲醛、油漆涂料、二硫化碳、一氧化碳、杀虫剂、除草剂等。

②某些重金属如铅、汞、镉等。

③某些麻醉药品、化疗药物。

④放射线。

⑤成瘾性毒品，包括大麻、高浓度烟草、烈酒等。

这些有毒物质可作用于男性生殖系统，直接毒害生殖细胞。它们或杀死尚未成熟的精子或使精子畸形，破坏其遗传基因。当受到毒害的精子或畸形的精子与卵子勉强结合之后，胎儿发育就会出现障碍，从而导致流产。

因此，男性育前保健关键有两点：第一，培养良好的生活习惯；第二，避免接触有毒物质。吸毒者应戒毒，吸烟者应戒烟，嗜酒者应戒酒。工作环境存在有毒物质时，应积极采取保护措施。

而所有以上准备工作均应在其妻子准备怀孕前5个月左右开始进行，因为精子的成熟需要2个多月的时间，而不是今天想要孩子，今天或昨天戒烟戒酒就能解决问题。

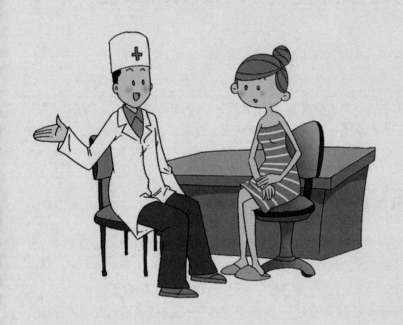

第二章

孕前健康检查不能忽视

一定要做一个孕前检查

计划怀孕的妇女应提前3~6个月做一次全面的检查，以了解自身的健康状况是否适合怀孕，如发现有生育隐患应及时予以消除。

 先做检查后"造人"

婚前检查是保障夫妻生活幸福、孩子健康的第一道关口，是幸福婚姻不应缺少的重要一环。但许多人忽视了婚前检查。如果由于种种原因，你们错过了婚前检查，那么请一定注意，不要再错过孕前检查了。

因为往往有许多疾病是自己不能认识和察觉的，必须通过孕前检查才能发现，因此，孕前检查就显得更为重要了。

1. 孕前检查很重要

很多人都有这样的想法：自己在单位每年都进行体检，身体也很正常，还用得着再重复地做孕前检查吗？

专家认为，一般的体检并不能代替孕前检查。一般体检主要包括肝功能、肾功能、血常规、尿常规、心电图等，以最基本的身体检查为主，但孕前检查主要检测的是生殖器官以及与之相关的免疫系统、遗传病史等。特别是在取消婚检（不是必需检）的今天，孕前检查能帮助你孕育一个健康的宝宝。孕前检查对于每个准妈妈来说，尤为重要。

还有人认为，孕前检查的目的，就是看看父母有没有疾病。其实，这种认识是很狭隘的。因为孕前检查，从表现形式上来看是检查父母双方的身体健康情况，判断"可以要"或"不能要"。实际上，孕前检查更重要的意义是在于给年轻父母在孕育方面给予指导，让他们懂得如何调整到最佳状态，把最好的基因带给下一代，孕育出优秀的宝宝。在这个充满压力、充满竞争、自然环境污染越来越严重的社会，可以说，孕前检查是优生的基石。

为了帮助所有想做妈妈的人生一个健康聪明的宝宝，年轻的夫妻们在准备怀孕前，应进行全面的身体检查，这不仅是对自己负责，对家庭负责，对社会负责，也是对宝宝的未来负责。

2. 孕前检查，掌握"最佳时间"

孕前夫妻双方进行健康检查是保证宝宝聪明健康的必要条件之一。通过孕前检查和专家的优生指导，可以使年轻的夫妇孕前了解自身的健康状况，排除妊娠高危因素，并对影响优生优育的因素进行干预，为优孕提供完备的条件，减少流产、畸胎及妊娠并发症的发生，从而实现优生。

一般来说，孕前检查的最佳时间是在准备怀孕前的 3~5 个月进行。孕前 3 个月左右，可以考虑检查风疹病毒、巨细胞病毒、微小病毒、弓形虫、乙肝病毒等妊娠后会严重影响胎儿的感染源。不仅要检查病毒的 IgM 抗体，还要检查 IgG 抗体，两个的意义不同。前者表明正在感染，后者表明已经感染。

孕前检查，要"慎重"选择医院

不论是孕前体检、优生咨询还是孕期的体检、保健以及最后分娩，医院都是不可缺少的重要环节。一家设备先进、服务良好的医院，一位业务精湛、医德高尚的妇产科医生，以及医院护士、医院地点等，都是需要考虑到的。怎样才能选一家最称心如意的医院呢？

1. 医院是否正规，医生是否专业

所谓的安全性，就是从技术上讲要过硬。一定要去正规大医院或正规专科医院，还要注意了解比较医院妇产科的医疗和服务水平，是否提供人性化的孕期和围生期医疗保健服务。这可以咨询已经生育过的朋友或通过网络查询，甚至也可以直接到备选医院直接咨询专科的医生，根据自身对怀孕分娩过程中的疑问，看看医生的回答是否能让你感到信任。

2. 医院环境是否舒适，医生是否热情

环境的舒适程度很直接就能判断，可以先考查一下备选医院的环境，做检查和就诊的区域之间的距离是否很近，就诊区域的环境是否拥挤，是否舒适等。另外，由于准妈妈孕期容易焦虑不安，所以要考查一下医生、护士的态度是否热情。如果医生或护士态度冷淡，甚至是不耐烦，就会影响到准妈妈的心情，沟通起来也会不顺畅。

3. 交通是否方便

交通的便利性也是不可缺少的，每次孕检产检时路上是否堵车严重，到医院后停车车位是否便利等问题都应考虑。若是经常堵车，容易耽误检查时间和项目，还会影响准妈妈的休息和心情等。

 ## 受孕前需查清的问题

1. 是否患有长期的疾病

假如你患有一种病，例如糖尿病或癫痫，在你打算怀孕之前就应告诉医生，医生可能要更换给你治疗所用的药物。因为这些药物可能对胎儿有影响，或者会使你较难受孕。

2. 是否正在或曾经服用避孕药

若你想要受孕，此前就要完全停止服用避孕丸。使身体恢复到正常的月经周期。最好等到有 3 次月经周期后才怀孕，在此期间可用避孕套或子宫帽。如果在规律的周期尚未重新建立前就受孕的话，比较难算出婴儿的预产期。

3. 夫妻俩有无遗传性疾病的家族史

有些疾病是遗传的，例如血友病及囊性纤维变性。如果你丈夫的近亲中，有患遗传性疾病的人，就有可能传给你的婴儿。在你打算怀孕前先去看医生，必要时医生会介绍你去咨询遗传学专家，他能估计出你妊娠的危险性有多少。

4. 在工作中是否接触到化学品、铅、麻醉剂或 X 光

这些都会影响你受孕的机会，或者给胎儿带来危害，所以要告知医生。在你怀孕前调换一个较为安全的工作是合乎情理的，或者至少要尽量避免这些危害。你一旦怀孕了就应有进一步保护自己的措施。如果你的职业包含抬举重物，医生会建议你调动工作。现在认为电视、电脑对胎儿无确定损害。

5. 是否有足够的运动

为了保持身体健壮，你应有目的地进行某些运动，例如，每周至少有 1~2 次慢跑或游泳。

6. 饮食是否有益健康

如果你吃的是由丰富的新鲜食物合理搭配而成的饮食，将会增加你受孕的机会，并且也会孕育一个健康的婴儿。

清除隐患，做全面的孕前体检

准爸妈在确定要宝宝之后都应去医院做一次全面的孕前体检，并根据体检结果调整自身的健康状态，以清除健康隐患，怀上一个最棒的宝宝。

1. 准妈妈孕前体检项目

检查项目	检查方法	检查目的	参考价格
脱畸全套	静脉抽血	检查风疹、弓形虫、巨细胞病毒。因为怀孕后有60%～70%的概率感染上风疹病毒，一旦感染，特别是妊娠头3个月，会引起流产和胎儿畸形	全套240元左右，医院一般每周安排1次检测
肝功能	静脉抽血	如果母亲是肝炎患者，怀孕后会造成胎儿早产等后果，肝炎病毒还可直接传播给宝宝，所以要提前确诊	价格一般在70元左右
尿常规检查	检查准妈妈的肾脏功能	有助于肾脏疾患的早期诊断	10元左右
口腔	看牙医	检查牙齿是否健康，健康的话只需洗牙就可以了，不健康要及早治好，该修补的修补，该拔掉的拔掉	100～1000元，主要是由准妈妈牙齿的健康状态来定
内分泌检查	静脉抽血	诊断月经不调等卵巢疾病。为受孕和孕期做好健康准备	300元全套，第3天拿结果。不同医院价格有所浮动
ABO溶血	静脉抽血	女性血型为O型，丈夫为A型、B型，或者有不明原因的流产史的夫妇，应该做血型和ABO溶血滴度检查，以避免宝宝发生溶血症	25元左右，医院一般每周安排1次检测
染色体	静脉抽血	检查遗传性疾病，特别是有遗传病家族史的夫妇必须做这项检查，避免遗传性疾病遗传给下一代	110元左右，医院一般每星期安排1次检测，两个星期拿结果

2. 准爸爸孕前体检的项目

准爸爸的健康决定了宝宝的一半健康，所以准爸爸最好也能在孕前5～6个月陪同准妈妈一起做个体检。不过，跟准妈妈的孕前体检不一样的是，准爸爸孕前检查的重点是精液检查。

◎方法：精液可以通过手淫或戴避孕套的方法获取，在获取精液时需要注意以下事项。

在采取精液的前 3 ~ 7 天应暂停性生活。

采集瓶应洁净、干燥。

采集的精液必须是全部精液，不可丢失一部分，并于采集后 2 小时内送检。转运途中应维持于体温状态。

◎目的：通过精液检查得知准爸爸精子的数量、活动能力、形态、存活率等，以判断性功效的强弱。同时，可辅助诊断男性生殖系统疾病。

◎参考价格：每个医院的价格有所不同，每次 80 ~ 150 元。另外，由于男性精液检查结果的波动范围较大，加上化验方面的差异，因此，一般精液检查至少要进行 3 次以上，每隔 1 ~ 2 周进行 1 次。

生殖系统检查不可小视

准妈妈一旦将怀孕计划提上日程，首先必须检查生殖系统，以便清除一切可能影响胎儿生长发育的不利因素。

1. 生殖系统检查的内容

◇外阴部检查

方法：直观。正常外阴，阴毛呈尖端向下，三角形分布，大阴唇色素沉着，小阴唇微红，会阴部位无溃疡、皮炎、赘生物及色素减退。已婚女性处女膜有陈旧性裂痕，已产妇处女膜及会阴处均有陈旧性裂痕或会阴部可有倒切伤痕。

◇白带常规检查

方法：取阴道内白带。正常阴道分泌物（即白带）呈蛋清样或白色糊状，无腥臭味，量少，但于排卵期及妊娠期增多。如有异常，白带会增多，呈豆渣或脓状，色黄，有腥臭味，并伴有局部瘙痒、烧灼感等。这时医生会根据患者的描述情况做详细的记录，并做白带常规化验，以确诊是否患有阴道炎、宫颈炎等妇科疾病。

◇宫颈检查

方法：阴道镜或阴道 B 超。正常的女性宫颈在 B 超下查看是一种平坦的、粉红色的，其外观类似口腔内膜。如检查时发现异常，医生会根据检查结果详细描述宫颈糜烂的程度（轻、中、重），以及赘生物的大小、位置等。

◇子宫及附件检查

方法：妇科 B 超。通过妇科 B 超可以及时检查出子宫肿瘤、盆腔炎等。

2. 生殖系统检查的注意事项

检查的前一天晚上不要行房，因为男方的精液和安全套上的杀精剂都可能出现在第二天的化验样本中，干扰医生的判断力。

 预防妊娠牙龈炎

准妈妈孕前最好去医院做一次牙齿检查，如牙齿有问题，应治愈后再怀孕，因为怀孕会使准妈妈的口腔疾病增多，而孕期接受 X 射线的检查、麻醉药和止痛药等都会对胎儿不利，所以准妈妈应在孕前做个口腔检查，以确保牙齿健康，避免后患。

1. 引发妊娠牙龈炎的原因

孕期牙龈炎主要是由于准妈妈体内的孕激素增多，使牙龈毛细血管扩张、弯曲，弹性减弱，血液淤滞等原因而引起的。口腔卫生差，有牙垢，牙齿排列不整齐和喜欢张口呼吸等因素也容易导致准妈妈发生妊娠期牙龈炎。

2. 妊娠牙龈炎的症状

孕妇牙龈炎症可发生于个别牙或全口牙，以牙间乳头处最明显，前牙区重于后牙区。以牙龈色鲜红或暗红，极度松软光亮，轻触容易出血，有时甚至自动出血为特征。一般无疼痛症状，但重症者龈缘可有溃疡和假膜形成，有轻度叩痛。牙齿可出现松动，龈沟加深。

3. 孕前看牙医主要解决的问题

拔除不正常的智齿，以防智齿冠周炎及其并发症的发生。
清除牙石，减少孕期（黄体酮增多期）牙龈炎、牙周炎的发生发展。
治疗龋病、楔状缺损、死髓牙、牙髓炎、根尖炎，以防牙槽脓肿的发生。

如果经检查牙齿没有问题，则只需洗牙就可以了。

4. 孕前怎样进行口腔保健

每次进餐后都需要漱口，有条件的还可以刷牙。

牙刷只能清除牙齿表面 70% 的细菌，使用牙线可彻底去除齿缝间牙菌斑和食物残渣，有条件的准妈妈可以养成使用牙线清洁牙面的好习惯。

选用含氟牙膏或氟化物漱口液、氟化物涂膜等预防龋病。可多喝矿泉水，它是氟的天然来源。

患有龋齿的准妈妈应选用抑制细菌的牙膏，或服用适量的维生素 D，维生素 D 具有抗菌及限制釉质的无机盐排出。

注意均衡的饮食，多吃富含维生素 C 的水果和蔬菜，多喝牛奶。

使用不含蔗糖的口香糖清洁牙齿，如木糖醇口香糖，在餐后和睡觉前咀嚼一片，每次咀嚼至少 5 分钟，对于牙齿和牙龈健康是很有帮助的。

检测孕激素水平很重要

孕激素是卵巢分泌的具有生物活性的主要激素，特别是在怀孕过程中，它扮演着非常重要的角色。可以说，如果孕激素出现问题，会比较难以受孕，即使怀孕，也会发生流产、早产。所以，准妈妈孕前完全有必要检测一下孕激素水平。

1. 如何检测孕激素水平

检测孕激素最直接的方法就是去医院抽血，医生会通过检查血清来判断准妈妈孕激素是不是正常。当然，准妈妈也可通过测量基础体温来判断孕激素水平，主要是测量排卵后的基础体温。排卵后体温上升应维持在 14 天左右，上升幅度应大于 0.5℃，否则应视为孕激素水平低下。

2. 如何治疗孕激素不足

孕激素低的时候，可以进行药物治疗，比较常用的中药是女性宝胶囊，西药是黄体酮注射液以及绒毛膜促性腺激素等。不过，不管是中药还是西药都必须在医生指导下服用或注射。千万不能擅自用药，用药不当或超过一定用量，反而使子宫内膜变薄甚至萎缩。

除了使用药物治疗孕激素不足外，在日常生活中也可通过饮食调养来起到辅助的治疗作用。日常生活中保持规律的作息以及和谐的性生活有利于平衡内分泌，刺激孕激素的分泌。同时在饮食方面应该注意多选择那些植物性雌激素较为丰富的食品，如大豆、小麦、黑米、扁豆、葵花子、茴香、洋葱等，不仅易得而且安全，可适量多吃。

 ## 5 种女人要查查卵子

如今，大多数医院开展了对卵子进行检测的项目。卵子质量优还是劣，生育的"土壤"是"肥沃"还是"贫瘠"，只需要 3 分钟，就能轻松得出结果。特别是以下 5 种女人，在孕前一定要对卵子进行检查。

1. 吸烟、喝酒、失眠、饮食无规律者

香烟的毒性可以直接作用于卵子，使你提早进入绝经期，长期吸烟更会伤害身体的整个激素系统，影响卵巢的功能。喝酒、失眠、饮食无规律会给女性生殖健康带来严重的负面影响，导致卵子质量和受孕能力双双下降。

2. 年龄超过 35 岁者

对于男性来说，精子每一个月就会更新一次，而对女人，从一出生开始，卵子就与女人随身相伴，生活方式、环境、年龄都会影响卵子的质量。从女人的生理规律来说，生育能力最强在 25 岁左右，30 岁后缓慢下降，35 岁以后迅速下降。

3. 经期性生活者

经期性生活可刺激机体产生抗精子抗体，引发盆腔感染、子宫内膜异位等，降低卵子活力。

4. 人工流产者

人工流产后妊娠突然中断，体内激素遽然下降，从而影响卵子生存的内环境，影响卵子的质量和活力。

5. 有性传播疾病者

性传播疾病患者大多有盆腔炎，破坏女性输卵管功能，使卵子活力大为降低。

做 TORCH 筛选，预防胎儿畸形

1. 什么是 TORCH 筛选

TORCH 是指一组病原体：TO 指弓形虫，R 指风疹病毒，C 指巨细胞病毒，H 指单纯疱疹病毒。它们是孕期中病毒感染的主要病原微生物。当准妈妈被其中任何一种病毒感染后，自身症状轻微，甚至无症状，但可垂

直传播给胎儿，造成宫内感染，导致胚胎停止发育、流产、死胎、早产、先天畸形等，甚至影响到出生后婴幼儿智力发育，造成终身后遗症。

孕前 TORCH 的检测就是要了解准妈妈在怀孕前对这几种病毒的免疫状况，同时根据检测结果来估算怀孕后胎儿可能发生宫内感染乃至畸形、发育异常的风险，从而指导孕前妇女怀孕的时间及注意事项，最大限度地保障生育一个健康的宝宝。

2. 教你看懂 TORCH 血清学检测报告单

TORCH 筛选包括 IgM 与 IgG 两种抗体，IgM 表示近 1~2 月感染 TORCH 的情况，IgG 表示既往感染 TORCH 的情况，看现在是否还存在一定的免疫力。

◎IgM 阴性，IgG 阴性：IgM 阴性表示准妈妈没有感染此病毒，可以怀孕；IgG 阴性则表示准妈妈以前也没感染过此病毒，所以身体内没有抗体，属易感人群，妊娠期最好重复 IgG 检查，观察是否阳转。

◎IgM 阴性，IgG 阳性：IgH 阴性表示准妈妈没有感染此病毒，可以怀孕；IgG 阳性表示准妈妈曾经感染过这种病毒，或接种过疫苗，并且已产生免疫力，胎儿感染的可能性很小。

◎IgM 阳性，IgG 阴性：表示准妈妈近期感染过，或为急性感染；也可能是其他干扰因素造成的 IgM 假阳性。建议 2 周后复查，如 IgG 阳转，为急性感染，否则判断为假阳性。

◎IgM 阳性，IgG 阳性：表示准妈妈可能为原发性感染或再感染。可借 IgG 亲和试验加以鉴别，以确定是否适宜怀孕。

做血铅含量检查

血铅是指血液中铅元素的含量，超过了血液铅含量的正常值，如果过高，就提示发生了铅中毒。铅中毒会引起机体的神经系统、血液系统、消化系统的一系列异常表现。

1. 准妈妈血液中铅含量高影响胎儿健康

未来的宝宝健康都和准妈妈血液中的铅含量密切相关，准妈妈一旦进入孕期，其体内的血铅就能很容易地通过胎盘进入胎儿血液中，导致胎儿的先天性铅中毒。胎儿先天性铅中毒会对其神经系统的发育产生极大的危害，特别是对新生儿听觉、视觉的功能损害更大。另外，先天性铅中毒的胎儿在出生后其身高、体重、智力发育与正常儿童相比，都非常落后。而且，对于成年人来说，如果血铅偏高，会出现头痛、烦躁、失眠、眩晕、腹痛、恶心、呕吐等症状；也有报道认为，相当一部分女性不明原因的不孕可能是铅超标所致，血铅超标还会增加流产、早产、胎膜早破、死胎的可能性。

2. 铅从哪里来

铅通过 3 种途径进入人体：消化道、呼吸道、皮肤。那么铅主要来自哪里呢？

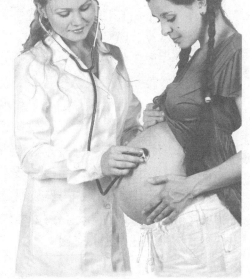

◎汽车尾气。这是铅污染的最大的元凶，尾气排出的铅广泛分布在大气和土壤中。

◎家庭装修。粉刷墙面和家具的颜料、油漆含铅量很大。铸铁的自来水管、PVC 水管等物品中，都含有不同程度的铅。

◎饮食。松花蛋、爆米花（不包括微波炉制作的）等都含有铅，某些铁皮罐头由于焊接的原因会有部分铅渗入食物。

◎化妆品。因为含铅的化合物能使颜色更持久，被广泛应用于口红、指甲油、眼影、粉饼、染发剂中，通过皮肤进入人体。

◎生活环境。居住地在闹市区、靠近化工厂炼油厂等地区，会造成一定程度的血铅升高；经常接触油墨印刷品的人，血铅有可能升高；在美容、冶金、蓄电池、陶瓷、油漆、石油等行业工作的女性，也是血铅容易超标的人群。

3. 准爸妈孕前要血铅含量检查

铅对人体的危害是不可估量的。不仅孕妇体内含铅超标会影响胎儿，父亲体内含铅也会影响胎儿，因为铅对精子和卵子有致畸作用。因此，建议年轻夫妇准备要孩子时，一定要做血铅测定。特别是从事石油、冶金行业、蓄电池行业、装潢行业的人员及汽车售票员等铅中毒的高危人群，则更应做血铅测定。

只有血铅浓度正常（＜100 微克/升）时，才可怀孕。如果血铅含量高就要先排铅，再测定，直到血铅浓度正常了，才可以准备受孕。这样才能孕育出一个聪明、健康的宝宝。

4. 如何降低铅中毒的概率

◎居住。购买远离交通要道的楼盘，尽量不要住在路边，应远离车辆较多的地方。

◎装修。尽量少用油漆涂料，必需的话，尽量选用高品质产品。

◎生活。不用彩釉餐具，勤洗手，尽量减少染发。尤其要注意的是，铸铁的自来水管、PVC水管等物品中，都含有不同程度的铅，清晨使用自来水时，要先放3~5分钟，冲去水管中的铅。

◎饮食。蔬菜水果尽量多冲洗，能削皮就削皮；多吃酸性食物，鱼、肉、蛋、禽及富含维生素C的蔬菜和水果，如油菜、卷心菜、苦瓜、猕猴桃、枣等可促进排铅。不吃或少吃高铅的食品，如松花蛋、老式爆米花，少喝易拉罐饮料。多吃奶制品等富含钙的食物，多吃瘦肉、黑芝麻等富含铁的食物，多吃肉类、海产品、坚果、粗粮等富含锌的食物。

另外，海带中的碘质和海藻酸能促进铅的排出；大蒜和洋葱头中的硫化物能化解铅的毒性作用，它们都堪称驱铅食品。绿茶中含有茶多酚，可以促进有毒物质包括铅的排出。

这些夫妇，应找专家咨询

通过遗传咨询可以了解：双亲中一方有遗传病或先天畸形，后代发病的机会有多大；已生育过一个遗传病患儿，下一代的再发概率有多大；对原发性闭经、先天性智力低下的夫妇所生后代的预测，专家表示，以下这些夫妇，应找专家咨询。

35 岁以上的高龄初产妇

资料表明，染色体偶然错误的概率在接近生殖年龄后期时明显增高。因为自女性一出生，卵巢里就储存了她一生所有的卵子细胞，当其年龄越大时，卵子就相对老化，发生染色体错误的机会也随之增加。因此，生育染色体异常患儿的可能性也就相应增加。

双亲之一为平衡易位染色体携带者

如果通过染色体检查，查出夫妇一方是平衡易位染色体携带者时，可以考虑不生育或在妊娠后进行产前遗传学诊断，以防止患病儿的出生。

有习惯性流产史的夫妇

据统计资料表明，有习惯性流产史的孕妇体内染色体异常的概率比一般人高出几倍。如果妇女有连续自然流产史，其丈夫往往也有相似的遗传性缺陷。这样胎儿就从亲代那里继承了缺陷基因，其患遗传病的可能性是正常胎儿的 2 倍。据此，医学家们认为，母体内的生物化学敏感性也许可以辨别出胎儿的遗传缺陷，这样胎儿就从亲代那里继承了这种缺陷基因，因而这种神奇的自然法则力量，可以自然流掉不合格的胎儿。所以，有习惯性流产史的夫妇，再次妊娠前应先认真做好体格检查及遗传咨询。

已生育过"先天愚型"儿的母亲

已生育过先天愚型患儿的母亲，其第二个孩子为先天愚型患儿的概率为2%～3%。已生过一个常染色体隐性代谢病患儿（如白化病、先天性聋哑、侏儒等）的孕妇，下一胎的风险率可能为25%。

经常接触放射线或化学药剂的工作人员

放射线和化学药剂对优生影响较大，从事这一行业的夫妇应向专家具体咨询。

遗传咨询包括夫妻双方

人们通常把关心的焦点集中在母亲身上，但父亲的健康也很重要，只有父亲健康，精子才能健康。如果精子或卵子有严重缺陷，精卵将不能结合形成胚胎。如果只是轻微缺陷，则可能会形成一个不健康的胎儿。因此，遗传咨询的对象应当包括夫妇双方。在许多情况下，染色体检查可以给我们一些帮助，通过检查结果能够预测出胎儿发生畸形的危险程度。别担心，这是一个简单无痛苦的检查方法。只要从口腔中刮取一些细胞，然后在显微镜下进行检查就可以了。

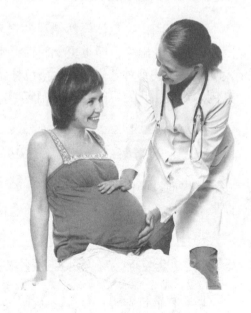

哪些人可以结婚但不能生育

按照优生学原则，患有下列遗传病的患者，所生子女发病危险大于 10%，在医学遗传学上属高发危险率，故不宜生育。

◎X 连锁显性遗传病。由于患者的显性致病基因在 X 染色体上，所以患者中女性多于男性。女性患者的后代，不论儿子还是女儿，均有 50% 的发病危险成为相同病患者，故不宜生育。而男性患者的后代，女儿 100% 患病，儿子则正常，因而可生育男孩，限制女胎。

◎多基因遗传病。精神分裂症、躁狂抑郁性精神病、重症先天性心脏病和原发性癫痫等多基因遗传病，发病机制复杂，遗传度较高，危害严重，患者不论男女，后代的发病危险大大超过 10 名，均不宜生育。

◎染色体病。先天愚型等染色体病患者，所生子女发病危险率超过 50%，同源染色体易位携带者和复杂性染色体易位患者，其所生后代均为染色体病患者，故都不宜生育。

◎X 连锁隐性遗传病。这类遗传病常见的有血友病 A、血友病 B 和进行性肌营养不良等。由于隐性致病基因位于 X 染色体上，故患者多为男性。男性患者与正常女性结婚，所生男孩全部正常，但女儿均为致病基因携带者。若女性携带者与正常男性结婚，所生子女中，儿子有 50% 的危险发病成为患者，女儿全部正常。

由于遗传病种类繁多、遗传方式多样、对后代的影响也各不相同，因此遗传病患者在考虑生育时，应该进行遗传咨询，在咨询医生指导和帮助下，做出明智的选择。

有些疾病孕前一定要治愈

　　有些疾病会遗传给下一代，需要想办法控制或治疗；有些疾病，虽未必会遗传，却可能给准妈妈和胎儿带来危险。所以，为了生育健康宝宝，准妈妈在孕前就要调养好身体，将疾病治愈后再怀孕。

 让好"孕"来得更安心

　　受孕应该在男女双方都处于精力旺盛、体格强壮、身心放松的条件下进行为好。这样能保证为宝宝的健康发育创造良好的环境。而在患病时期，应该避免受孕。

　　怀孕如同孕妇用自己的身体为夫妇双方的胎儿提供一片成长的沃土，女性身体状况对受精卵的着床与胎芽的健康成长产生直接影响。如女性在怀孕前患有贫血或营养不良，怀孕后会直接阻碍胎儿在孕妇体内健康生长与发育，生活中常见到孩子出生时体重过低、贫血与营养不良、脑发育不全等大多是上述原因造成的。因此，妊娠前应彻底治好以下疾病：阴道炎、结核病、心脏病、肾脏疾病、高血压、肝脏疾病、膀胱炎、肾盂肾炎等，待身体完全康复后，在专科医生的指导下怀孕。

　　同样的道理，男方如患有肝炎、肾炎、前列腺炎、结核、精子质量异常等疾病时，也应暂时避孕，待疾病完全治愈，恢复健康后再考虑怀孕，未来胎儿的健康才有保证。

　　对于生殖器官存在异常而尚未经过矫治，患有性病未经过诊治或尚未治愈，都会对生育及后代健康构成威胁，比如淋病，夫妇间可相互传染，双方生殖器感染对胎儿都有影响，对女性影响更大。所以，应等疾病治愈后再受孕。否则不仅不利于优生，而且对自身健康有影响。

孕前贫血要彻底治愈后再怀孕

贫血是孕期常见的并发症之一。孕期贫血最常见的是缺铁性贫血，巨幼红细胞贫血较少见，再生障碍性贫血则极罕见。妇女怀孕后，血浆增加，较红细胞增加相对要多。因此，血液被稀释，孕妇贫血的诊断标准也相对降低。当血红蛋白在每升 100 克以下，红细胞数在每升 350 万以下时，即可诊断为贫血。原有贫血的妇女妊娠后会加重贫血。

1. 贫血对怀孕的影响

贫血对准妈妈及胎儿都有很大危险。一般血红蛋白降至 8 克时为轻度贫血，如果降至每升 60 克以下则为重度贫血。孕妇贫血容易并发妊娠高血压综合征，而且情况也较严重。重度贫血时，会出现心慌、气短、呼吸困难、贫血性心脏病，甚至发生心力衰竭。

分娩时由于贫血常常发生宫缩乏力，导致产程延长而需手术助产，产后易发生出血性休克。由于贫血，红细胞输送氧气的能力下降，胎儿宫内缺氧，生长发育迟缓，容易发生流产、早产、低体重儿或死胎。

2. 预防和治疗

怀孕后要定期做产前检查。如发现贫血，尽快请医生查明贫血的原因和类型，以便有效地进行治疗。

孕妇饮食中应多吃些含铁质食品，但要注意到，仅从食物中补充是不够的，很难达到妊娠期所需要的量。一般主张从怀孕 4 个月开始，应每日补充铁剂，常用的有硫酸亚铁等。对已患有缺铁性贫血的孕妇，如不能耐受口服铁剂，可改用针剂注射，同时配合使用维生素 C 或稀盐酸等以利于铁的吸收。

血红蛋白低于每升 60 克时，可少量多次输血或输红细胞。对巨幼红细胞性贫血，除了补充新鲜蔬菜和动物肝类食品外，需要给予叶酸和维生素 B_{12} 治疗。

对于再生障碍性贫血患者，如果医生认为可以继续怀孕，则需要反复少量输血，并注意保持口腔、皮肤的清洁卫生，以防感染。

孕前带下病要防治

狭义的带下，是指女子阴道的分泌物而言，古有"十女九带"之说。它有生理性带下与病理性带下之分。生理性带下正如专家所言："女子生而即有，津津常润，本非病也。"病理性带下，指阴道内分泌物异常增多，或色、质、味发生改变，或伴有某些症状，即所谓带下病。

中医学认为"带下俱是湿症"。因带下病的特征是带下量多，带下为阴湿之物，故带下病多属湿邪为患，脾肾内虚和冲任二脉失于固约是主要病机。脾主运化水湿，脾虚运化失职，水湿内停，下注任带，可发为带下病；而肾为水脏，主五液，开窍于二阴，主封藏，又与任脉相系，任主诸阴，其脉起于脉中，如肾阳不足，命门火衰，寒湿内聚，伤及任脉，发为带下之疾；或肾阳虚，关窍不固，精液下滑，也可造成带下病；若肾阴亏耗，阴虚火动，封藏失职，津液下夺，伤及任脉，也能成为带下病。

1. 注意调理饮食

饮食不节可造成脾虚而致带下，如过食辛辣（姜、椒之类）、刺激性较强的食物，或饮烈性酒类，脾经湿热蕴结，损伤任、带二脉，以致黄色秽浊之液下注；相反，若过食生冷，损伤脾胃，不能化湿，水湿之气也陷而为带。

2. 节欲益肾

房事不节，纵欲无度，是产生肾虚带下的主要原因，故本病的预防首先应节制性生活。一般以每周1~2次为度。

3. 调摄情志

赤带的产生与肝郁火旺关系密切，而导致肝郁的最主要因素是情志不畅，女子的特点与男子相比，心胸较窄，多好计较小事，邻里的语言、公婆的表情、丈夫的态度等，都可引起女子的情绪变化。明白了情志不畅可以致病的道理后，应胸怀宽阔，识大局，顾大体，以理智控制自己的感情，这样肝郁而导致火旺的因素即可以消除。

4. 夫妇同治

有的带下病是因滴虫、真菌性阴道炎所致，丈夫的生殖器及尿道中存留的滴虫及真菌，可以通过性交而进入女子阴道，从而引起滴虫、真菌性带下病，故除夫妇的内衣均应常换洗外，每次性交前，双方应先将生殖器官用肥皂水洗净后，方可行事。一旦女方发现病理性白带，就应夫妻俩一同去医院诊治。

孕前阴道炎，防治是关键

真菌性阴道炎病原体为白色念珠菌，一般认为主要由肛门部传来，与手足癣疾病无关。据统计约10%非孕妇及30%孕妇阴道中有此菌寄生，无明显症状。当阴道内糖原增多，酸度增高时，最适合念珠菌繁殖引起炎症，故多见于孕妇、糖尿病患者及接受大量雌激素治疗者。长期应用抗生素，改变了阴道内微生物之间的相互制约关系，也易使念珠菌得以繁殖而引起感染。

其临床表现为外阴瘙痒、灼热痛：症状严重时坐卧不宁，痛苦异常；典型白带呈白色稠厚豆渣样。检查时可见小阴唇内侧及阴道黏膜上附着白色膜状物，擦除后露出红肿黏膜面。急性期还可能见到白色膜状物覆盖，并有受损的糜烂面及表浅的溃疡。医生检查分泌物中找到白色念珠菌，即可确诊。

真菌性阴道炎的患病妇女，若孕前治疗不及时或治疗不彻底，妊娠后可对胎儿造成损伤。在怀孕早期，真菌毒素可直接进入宫腔，影响胚胎分化和发育，导致胎儿发生畸形。怀孕晚期感染，常引起胎儿发育迟缓，大脑发育不全或新生儿黄疸。但以新生儿鹅口疮多见。

患白色念珠菌阴道炎的孕妇，为避免感染新生儿，应进行局部治疗。孕期念珠菌阴道炎易反复发作，须反复治疗，有时治疗需持续至怀孕8个月。

孕期为了保护母体健康及胎儿安全，必须注意生殖道卫生，注意外阴清洁，不可用热水烫洗，不可用高锰酸钾液坐浴，洗澡应选择淋浴，避免孕期感染。

孕前盆腔炎，防治是关键

盆腔炎是育龄女性的常见病和多发病，表现为子宫内膜炎、输卵管炎、输卵管积脓、卵巢炎等多种疾病。如果子宫内膜存在炎症，怀孕后很容易发生流产。

如果孕前存在慢性盆腔炎，长期不愈容易造成输卵管粘连，形成输卵管狭小甚至闭塞等变形，这样就不能使精子或受精卵顺利到达子宫腔着床。卵巢功能受到损害后，容易发生月经失调，这些都是导致不孕的重要因素，因此孕前要注意防治。

孕前最好先去做一下妇科检查，观察盆腔有无慢性炎症。如果存在慢性炎症，孕前积极进行治疗。

注意加强营养和锻炼身体，提高身体的免疫力，同时配合医生进行药物和物理治疗，一般来说病情会得到很大改善。

生活中注意卫生，避免生殖器官发生感染。月经期禁止性交，以免意外怀孕而不得不人工流产或药物流产，为生殖器官感染增添隐患。

孕前宫颈糜烂，防治是关键

宫颈糜烂容易造成经久不孕。炎症细胞的侵蚀会使宫颈黏液发生明显改变，变得黏稠并含有较多炎性细胞，导致精子活力降低。在通过宫颈时，精子容易被吞噬细胞吞噬或被细菌毒素所破坏，导致生育能力下降。

那么，孕前患有宫颈糜烂后，该如何进行防治与护理呢？

在准备怀孕前积极治疗疾病，中、重度宫颈糜烂的女性最好在宫颈病变好转后再怀孕，这样不仅利于受孕，而且也有利于分娩。

如果是轻度宫颈糜烂，可以采取局部用药治疗。除了月经期外，每晚睡前将栓剂从阴道口送入阴道顶部，连用10天为1个疗程，需要治疗3～4个疗程才可见到效果。

膀胱炎、肾盂肾炎，孕前早防治

1. 膀胱炎

女性尿道较短，尿道口距阴道口、肛门较近，细菌容易进入膀胱，引起膀胱炎，也有的波及肾盂引起肾盂肾炎。

膀胱炎容易复发，特别是在孕期，阴道分泌物增多，就更容易复发了。患过膀胱炎的人，孕前一定要到医院检查，确定治愈后方可怀孕。

膀胱炎的症状主要有尿频、尿急、尿痛、残尿感等，怀疑患有膀胱炎的女性，应及时到医院检查、治疗，以免引起肾盂肾炎。平时应注意勤换内裤，以保持外阴清洁，大便后由前向后擦，可预防膀胱炎发生。

2. 肾盂肾炎

急性肾盂肾炎是妇女常见的泌尿系统疾病之一。孕期发病率高，如果治疗不彻底，往往形成慢性肾盂肾炎，甚至发展为肾衰竭。本病多在怀孕5个月以后发病，多见双侧或右侧。该病对母婴影响较为严重，应引起高度警惕。

首先，孕期雌、孕激素的分泌量增加，特别是孕激素，抑制输尿管及肾盂的平滑肌，使其扩张，蠕动减弱；其次，膨大的子宫压迫盆腔段输尿管，使尿流不畅。因子宫常向右侧旋转，故右侧输尿管扩张及扭曲更为明显。此外，孕中期后，盆腔淤血明显，增大的子宫将膀胱向上推移，容易产生排尿不畅，而且孕妇尿中含有较多的葡萄糖、氨基酸等营养物质，有利于细菌生长。

由于尿液引流不通畅，又因女性尿道短，尿道口与肛门靠近，所以很容易感染，细菌沿尿路上行，或经血循环及淋巴管引起感染。也有细菌由邻近肾脏的组织直接蔓延引起。孕期或产后导尿，也是重要的诱发因素。致病菌以大肠杆菌最为多见。

◇肾盂肾炎对怀孕的影响

怀孕会使全身的血容量逐渐增加。因此，孕前患有肾病，孕后肾脏的负担就会比正常孕妇更为加重，容易导致病情恶化，甚至发生肾衰竭。怀孕中晚期比正常孕妇更容易诱发妊娠高血压综合征，使肾脏损害加重。

由此，影响胎盘功能，造成胎儿发育迟缓，还易使胎儿在子宫里缺氧而难以成活，出现流产或死胎。

该病对孕妇及胎儿均有较大危害，高热可引起流产或早产。如果在怀孕早期发病，高热可使胎儿神经管发育障碍而致畸形，无脑儿的发生率远远高于正常孕妇。孕妇则可因高热而衰竭，约有3%可能发生中毒性休克而危及生命。

所以，最好是在肾病治愈之后再怀孕。这样，对自己的身体和胎儿都有利。

◇预防和治疗

如果曾经患肾炎，经过治疗已经基本痊愈，孕前尿化验蛋白仅微量或偶尔出现"＋"，并肾功能已经恢复正常，血压稳定，可以与医生商议妊娠。

一旦怀孕必须加强监护，特别注意保健，如注意休息并增加卧床时间，饮食上应摄取丰富的蛋白质和维生素。整个孕期都要有医生监护，以便及早发现妊娠高血压综合征，及时采取控制措施。

如果患有慢性肾炎并伴有高血压，或蛋白尿"＋＋"以上，不仅怀孕后容易造成胎儿死亡，而且会更加重肾脏功能的损害，一旦怀孕会很危险。因此，病情未得到一定程度的控制时不适宜怀孕。

怀孕后应注意外阴部清洁，每天清洗，大便后应由前向后擦。平时多饮水可起到冲洗尿路作用。多进食营养丰富和含有多种维生素的食物。定时产前检查，一旦发现问题，及时正确地进行治疗。

卧床休息时，可左右轮流侧卧，以减少子宫对输尿管的压迫。

孕前糖尿病要防治

糖尿病是一种常见的内分泌代谢缺陷性疾病，其发病与遗传因素有密切的关系，通常认为是遗传和环境因素相互作用而诱发的。医学资料分析表明，夫妻双方均患糖尿病时，其子女患病率为 5% ～10%。但实际上，夫妻双方均患糖尿病的概率是很少的。因此，一般患糖尿病的妇女是可以怀孕的，但是，怀孕对糖尿病以及糖尿病对怀孕的影响是比较复杂的，究竟能否怀孕或怀孕后有什么后果应该及时请教医生。

1. 怀孕对糖尿病的影响

◎心血管系统。糖尿病晚期对心血管系统及肾脏都有严重影响。因此，怀孕后常使病情加重，并且容易并发妊娠高血压综合征（比正常孕妇高 4 倍）、脑血管意外和胎盘早期剥离。

◎胎儿和羊水。患有糖尿病的孕妇，其胎儿有先天畸形的概率比正常孕妇多 10 倍，所以应在血糖控制到理想水平后再怀孕为好。此外，糖尿病孕妇的胎儿比正常孕妇分娩的胎儿要大，往往超过 4000 克，称为"巨大儿"。这样就容易发生难产。

◎加重病情。患有糖尿病孕妇的新陈代谢复杂，故对糖尿病的控制也较困难，发生酸中毒的概率比非妊娠期增加 2～3 倍，直接危害母子安危。

◎免疫能力下降。糖尿病患者，白细胞的多种功能有缺陷，所以，其吞噬、杀菌作用明显下降，抗感染能力差，孕期、产时生殖泌尿系统极容易感染，严重者会发展为败血症。

◎产时并发症多。糖尿病孕妇由于不能充分地利用糖，能量不足。因此，分娩时子宫收缩乏力，使产程进展缓慢，导致滞产，且容易发生产后大出血。

2. 孕前控制糖尿病

如果糖尿病没有得到控制就妊娠，怀孕后，孕妇及胎儿都有危险。该病引起的问题大部分发生在妊娠期的前3个月，或者是妊娠前13周。妊娠时机体内胰岛素的需要增加，对糖尿病有影响，测一下血糖就能发现这一点。多听医生建议，至少在糖尿病得到良好控制2~3个月之后，才能妊娠。这样可使流产等危险降至最小。

最好在孕前使肾脏和血压方面的问题得到控制。这就可能需要一天查好几次血糖。以往的记录表明，患糖尿病的孕妇在得到良好控制后，妊娠通常都很顺利。

3. 糖尿病孕妇的注意事项

◎适当控制饮食。孕妇除了满足自身营养外，还要提供胎儿发育所需营养，故不应过分限制热量。全天食物可分成4~6次进食，晚上睡前要有一次，以保证血糖稳定。原则上轻者可适当控制糖类的低盐饮食，保持尿糖阴性或阳性，血糖6.1~7.7毫摩尔/升，能从事日常活动而无饥饿感，并给予维生素、钙及铁剂。重症者尚需药物治疗。

◎孕期不宜口服降糖药。由于目前常用的碘脲类降糖药如甲碘丁脲等可通过胎盘进入胎儿体内，刺激胎儿胰岛增生，分泌过多胰岛素，致使胎儿出生后发生低血糖，有时还会危及生命。此外，这类药物还可引起肢体和骨骼畸形和唇裂、腭裂。

◎正确使用胰岛素。怀孕期间饮食控制血糖不够理想者，可在医生指导下，使用胰岛素治疗。怀孕前半期，胰岛素用量应减少30%左右；后半期，胰岛素用量应较孕前增加约2/3；但在临产或产后，对胰岛素的需要量又显著下降。所以，要根据妊娠不同时期的特点，在医生指导下调整用量，以便控制病情。

◎加强产前检查。每1~2周做一次产前检查。其内容包括眼底、肾功能、心血管系统以及B型超声波、胎盘功能、胎儿生长情况等项目检查。

◎提前住院待产。一般在预产期前4周左右住院，以便更好控制病情，防止胎死宫内及胎儿过大导致的难产，可以从容选择分娩方式。

孕前高血压要防治

高血压患者怀孕后易患妊娠高血压综合征，而且症状严重，多见于年龄较大的产妇。孕前血压控制不理想者，最好不要怀孕，该病对母婴影响较严重，应引起警惕。为了在孕前保持正常血压，应按医生的指导和处理，采取利尿、降压方式进行治疗。如果对自己的血压不清楚，怀孕前一定要找医生测量。

1. 高血压对怀孕的影响

怀孕前有高血压史或在怀孕20周以前检查发现血压高，血压超过 17.3/12.0 千帕（130/90 毫米汞柱）持续 24 小时以上，病情较重者，眼底有不同程度的小动脉痉挛、动静脉压迫、视网膜渗血或出血，怀孕后常并发妊娠高血压综合征，血压增高，出现蛋白尿及明显水肿，常出现一些合并症，如心力衰竭、肾衰竭；因胎盘供血不足及血管病变，怀孕常不能顺利到达足月，会出现流产、早产、胎儿宫内生长迟缓及胎死宫内。

如果血压只是轻度升高，在医生的建议下适当注意休息，低盐饮食，进行药物调整，还是可以怀孕的。如果高血压已经持续一段时间，并且产生了一些并发症，就要暂缓怀孕，密切监测身体状况，待血压及并发症控制后再考虑怀孕。

2. 怀孕合并高血压孕妇的注意事项

◎注意休息、营养、低盐饮食，避免过度疲劳、睡眠不足、精神压抑。每周测血压 1～2 次。

◎并发妊娠高血压综合征者应住院积极治疗。

◎预产期前 2 周住院待产。

◎病情严重者，应终止怀孕。一般在怀孕 34 周后出现并发妊娠高血压综合征症状者，可采用保守治疗到 36 周后终止怀孕；如患者血压高压达 26.7 千帕（200 毫米汞柱），应终止怀孕，以防发生颅内出血。并发妊娠高血压综合征出现越早，病情越重，预后越差。

 ## 孕前肝脏病，防治是关键

肝脏病主要见于急性病毒性肝炎，是严重危害人类健康的传染病，包括甲型、乙型、丙型、丁型及戊型 5 种类型。

1. 怀孕对肝炎的影响

怀孕后肝脏负担加重，非常容易感染病毒性肝炎，如原有肝病可使病情恶化，加之孕期需要营养物质增加，怀孕和分娩的负担加重，故孕期患肝炎后很容易转变为慢性。

2. 肝炎对怀孕的影响

◎对母体的影响。怀孕早期妊娠反应加重，怀孕晚期并发妊娠高血压综合征者可达30%，妊娠高血压综合征引起的子宫胎盘严重缺血或肝炎病毒形成的免疫复合物均可激活凝血系统，导致弥散性血管内凝血（DIC）。肝炎使凝血因子合成功能减退，分娩时容易发生产后出血，甚至出血不止而死亡。

◎对胎儿的影响。怀孕早期可使胎儿畸形率增加2倍，怀孕晚期早产及围生儿死亡率均明显升高。黄疸型肝炎的早产率高达40%～90%。

◎母婴传播。乙型肝炎病毒母婴传播为重要途径，可通过子宫内经胎盘传播，分娩时经软产道接触母血或羊水传播，产后接触母亲唾液或汗液，以及母乳喂养时通过乳汁等传播，故怀孕晚期患急性肝炎的孕妇，约70%的婴儿发生感染；怀孕中期婴儿感染率为25%；怀孕早期婴儿无感染。围生期感染的婴儿85%～90%将转为慢性病毒携带者。

3. 肝炎患者如何对待怀孕

急性病毒性肝炎的育龄妇女必须避孕，待肝炎痊愈后至少半年，最好2年后怀孕。若已怀孕，孕早期以做人工流产为宜。怀孕中晚期一般不主张终止妊娠，因为手术、麻醉均可增加肝脏负担，应立即到条件好的医院进行保肝治疗，由产科和传染科医生共同监护。但在各种治疗无效、病情继续进展时，也应考虑终止妊娠。

4. 肝炎患者的预防措施

预防乙型肝炎病毒在围生期的传播，对控制肝炎流行有重要意义。

◎提高保健意识。肝炎流行地区的孕妇应注意加强营养，按孕期营养标准进食，增强体质，降低及杜绝对肝炎病毒的易患性。

◎加强围生期保健。重视孕期监护，怀孕早、中及晚期反复检查肝炎病毒抗原抗体系统，提高肝炎病毒的检出率，早发现、早治疗。

◎乙肝免疫预防。目前世界各国对乙型肝炎表面抗原（HBSAg）或核心抗原（HBeAg）阳性孕妇所分娩的新生儿，多采用被动免疫和主动免疫相结合的方法，以切断乙型肝炎的母婴传播。

◎主动免疫法。HBsAg 阳性母亲所生婴儿，于出生后 24 小时内或 7 天内、1 个月、6 个月各接种 1 次疫苗，每次 30 微克。

◎被动免疫法。新生儿出生后立刻肌注或 24 小时内肌注高效价免疫球蛋白 1.5 毫升，出生后 1 个月、3 个月再备注射 0.16 毫升，用于乙肝急性期或恢复期（不论 e 抗原 + 或 -）孕妇所生婴儿。

◎联合注射。高效乙肝免疫球蛋白（HBIG）0.5 毫升，于出生后 24 小时内肌内注射；乙肝疫苗 0.5 毫升（10 微克）与 HBIG 同时或出生后 7 天内另侧肌注。此后 1 个月、6 个月各注射 1 次。其保护率 85% ~93%，是目前推荐使用的方法。

5. 治疗中应注意的问题

◎积极进行护肝治疗。注意休息，保证营养，补充蛋白质、葡萄糖及 B 族维生素、维生素 C、维生素 K_1，遵医嘱选用护肝药物。孕期密切监护，警惕病情恶化。

◎用药要谨慎。避免应用可能损害肝脏的药物，如四环素、镇静药及麻醉药。

◎预防感染。产时严格消毒，并用广谱抗生素，因感染可诱发肝性脑病甚至直接致死。

孕前便秘，防治是关键

因女性具有特殊的生理特点，怀孕后特别容易得便秘，孕期便秘不仅会给准妈妈带来生理上的痛苦，还容易造成毒素堆积，毒素被吸收到血液里会影响胎儿发育，更严重时还会诱发慢性病。因此准妈妈在孕前就要全面改善肠道环境，防治便秘。

1. 防治便秘的有效措施

◇养成良好的饮食习惯

饮食一定要均衡，不能偏食，五谷杂粮以及各种水果蔬菜都应该均衡摄入，多吃芹菜、韭菜、莲藕、紫菜、芝麻、海带、黄豆、大豆、圆白菜、瓜果等含粗纤维量高的食物，以刺激肠道蠕动，增大肠道内容物体积而使便量增加，促进排便。

女性大多有吃零食的习惯，可经常吃一些改善便秘症状的零食，如核桃、酸奶、烤紫菜、青梅干、香蕉和咖啡等，都具有增加肠道蠕动的作用。提醒一点，咖啡和香蕉少量食用时可促进排便，但过量食用反而会引起便秘。另外，不要食用辛辣燥热食物，这些食物会加重便秘的症状。

◇一定要记得喝水

有很多人只要不渴就不喝水，其实当你感觉到渴时，身体已经缺水很长时间了。缺水也会引起便秘，所以，准妈妈一定要改正忙起来就顾不上正常喝水的不良习惯。可有的人喝了水并没有改善便秘，因为，喝水需要技巧，即应每天在固定的时间大口大口地喝水，使水来不及在肠道吸收便到达结肠，这样才有利于粪便松软，易于排出。如果水喝得很慢，就容易被胃吸收到血液中，成为尿排出体外。最佳的补水方法是，每天早晨空腹饮水 1000 毫升（两大杯），胃不好的人可喝温水，长期坚持会形成早晨排便的好习惯。

◇平时多运动

运动可使肠道产生刺激波，促进肠肌蠕动。因此，每天不要久坐不动，可每隔 1 ~ 2 小时起来活动一下身体；每周要抽出一定时间，坚持做两三次健身运动。

◇养成定时排便的习惯

准妈妈一定要养成定时排便的习惯，一旦有便意不要忍，要及时蹲厕所。只要连续几次在某个时间点如厕，慢慢就会形成习惯，以至于每天到这个时候就会产生便意，肠胃自然畅通了。另外，要注意不要养成如厕时看报或看书的习惯，一蹲就是小半天。如厕看书报不但会使排便意识受到抑制，失去了直肠对粪便刺激的敏感性，久而久之会引起便秘。

2. 防治便秘的小窍门

将蜂蜜和白醋用 1:4 的比例调和，每天早饭前 20 分钟喝，每天午饭、晚饭后马上喝。注意，蜂蜜一定要是纯的蜂蜜，没有添加任何其他成分；白醋也是，米酿的才行。如果觉得比较难喝，可以用水将其冲淡（胃不好不要喝）。

每天早餐后 1 杯酸奶，可缓解便秘。另外，苹果和香蕉也有治疗便秘的作用，可每天吃 1~2 个（根），不宜吃太多，否则会起反效果。

每天晚上围绕肚脐顺时针按摩 100~200 次，3 个月后便秘即可消失。

孕前痔疮，治愈后再怀孕

痔疮是最常见的影响人类健康的疾病之一，人们常说"十人九痔"，痔疮易于发病是由解剖生理方面的基础决定的。

由于直肠的静脉无防止血液回流的瓣膜——静脉瓣，血液易于淤积而使静脉扩张，并且直肠静脉的壁薄、位浅，末端的直肠黏膜下组织又松弛，均易导致静脉扩张。此外，由于习惯性便秘、妊娠、前列腺肥大及盆腔内有巨大肿瘤等，都使直肠静脉血液回流发生障碍，从而形成痔疮。女性由于妊娠，机体分泌的激素易使血管壁的平滑肌松弛，增大的子宫压迫腹腔的血管，这样会使孕妇原有的痔疮加重或出现新的痔疮。因此在怀孕前应积极治疗痔疮。

孕前无痔重在预防，要做到生活规律，养成良好的饮食习惯和排便习惯。

防止便秘，保持大便通畅。饮食方面应多吃粗粮、豆类、蔬菜、水果等富含纤维素的食品。纤维素能增加肠蠕动、通便、排除肠道有害物质和致癌物质，对习惯性便秘者更为适宜。早起床和吃好早饭能促进排便，所以最好养成每天早上定时排便的习惯。一般认为早上起床后喝一杯凉开水能刺激胃肠运动，防止便秘。各种体育运动，如做体操、跑步、打太极拳、做深呼吸运动等，都有益于防止便秘。有排便感时不要忍着不去大便，因为这样最容易引起习惯性便秘。排便时不要看书报，久蹲不起，或过分用力。

及时治疗肠道炎症和肛门周围炎症。不要大量饮酒以及吃辣椒、芥末等刺激食品。便后用柔软的纸擦净肛门。便后或临睡前用温水坐浴片刻，洗净肛门，对预防各种肛门病都非常有益。肛门不适时，也可用1:10 000浓度的高锰酸钾温开水坐浴。

避免久坐、久站，及时治疗心、肺、肝脏等全身性疾病。

每日早晚做两次提肛运动，每次做 30 回，对防治痔疮颇有益。

孕前精索静脉曲张，防治是关键

精索静脉是由来自睾丸和附睾的静脉丛汇合而成的。由于解剖特点的差异，精索静脉曲张大多见于左侧阴囊内。

临床医生认为，精索静脉曲张是引起男性不育的一个重要原因，男性不育中有30%～40%是由于精索静脉曲张引起。精索静脉曲张后，由于精索静脉内血流瘀滞，可使阴囊内温度升高，影响精子生成；睾丸、附睾的血液循环受到影响，其所需要的营养和氧气供应缺乏，影响了精子发生；由于阴囊内局部温度升高、睾丸的供血和供氧不足，影响睾丸曲细精管内间质细胞的内分泌功能，干扰精子发生；精索内静脉反流血中存在有损睾丸功能的物质，如来自肾脏和肾上腺的激素类物质，如皮质醇、儿茶酚胺以及毒性代谢产物，可抑制睾丸生精功能。

由于精索静脉曲张会对受孕有一定的影响，故孕前应该加强预防和治疗。

1. 控制性冲动过于频繁

由于精索静脉曲张的发生与性冲动旺盛及性器官经常过度充血有关，因此，控制性冲动过于频繁对于预防本病非常重要。

2. 避免尿道生殖道发生感染

生活中注意外阴卫生和性生活卫生，勤换内裤，避免发生尿道、生殖道感染。

3. 定期找专科医生复查

在屏气后才可摸到静脉团者，建议每年复查1次；在睾丸上看不到但却能在睾丸上摸得着静脉团者，建议每半年复查1次，以防病情发展。

4. 必要时采取手术治疗

如果精索静脉曲张已引起睾丸萎缩，特别是婚后不育，精液质量明显下降者，最好听从专科医生的意见，必要时采取手术。临床表明，经过治疗后，50%～80%的患者精液质量得到改善，30%～50%的患者使妻子怀上了孕。

孕前用药应谨慎

孕前因病或其他原因服药时，也要特别注意。因为一些药在体内停留和发生作用的时间比较长，有时会对胎儿产生影响。还有一些妇女怀孕之后身体没有明显变化，也不出现妊娠反应，自认为没有怀孕，于是完全不考虑所服的药品是否会对胎儿产生影响，结果无意之中伤害了脆弱的胎儿，留下了终身遗憾。为了防止上述情况的出现，在计划怀孕前3个月就应当慎重地服药。

如果经过慎重考虑，认为需要在某月怀孕，那在怀孕月的前6个月首先应当停服避孕药品，因为避孕药中含有影响精子和卵子质量的激素，为了保证高质量的精子和卵子结合，必须排除各种不利的干扰因素。

抗组胺药、起解热镇痛作用的阿司匹林等药物，不宜长期服用。

为治疗贫血而服用铁剂时，在准备怀孕前，要同医生商量，了解是否会对胎儿产生影响。

由于药物而导致胎儿畸形，有相当一部分是在还未发现妊娠的时期，所以，在准备怀孕前的一段时间内，用药就要格外谨慎。用药前要了解某些药物在体内停留的时间以及是否会对数月后的怀孕、胎儿的形成及发育带来影响，最好能够认真地请教医生或有关专家。

孕前用哪些药物会影响优生

大家一般不注意妊娠前母亲用药对胎儿的危险性，以连续的关系看，有些药物在孕前使用对胎儿也有一定的影响，如胎龄第一周死亡或胚胎细胞数减少等可造成流产、畸胎、死胎及智力障碍。

1. 比较明确有害的药物

◎四环素类药物：可导致胎儿骨骼发育障碍、牙齿变黄。

◎链霉素和卡那霉素：可导致先天性耳聋、肾脏损害。

◎氯霉素：可抑制骨髓功能，导致新生儿肺出血。

◎磺胺类：可导致新生儿胆红素脑病。

◎阿司匹林或非那西汀：可导致骨骼畸形、神经系统或肾脏畸形。

◎巴比妥类：可导致胎儿的手指或脚趾短小，鼻孔通连，精神萎靡。

口服苯巴比妥（片）、司可巴比妥（胶囊）、戊巴比妥钠（片）、异戊巴比妥（片），注射的苯巴比妥钠都属于此类。

◎各种激素：孕妇持续大量或小量服用肾上腺糖皮质激素可引起死胎、早产、腭裂以及无脑儿等畸形。因此，怀孕期间绝对不能服用此类药物。最好是先请医生检查，如果可以停药，也应至少停药3个月以后再怀孕，以免使妊娠受到影响。

2. 用药可能会出现的后果

药物引起染色性损害，如奋乃静、氯丙嗪和致幻药等。

细胞毒性作用，如硫唑嘌呤、环磷酰胺。

麻醉性气体可能使早产、自发性流产及先天性畸形增多。

诱发排卵的药可能带来多胎妊娠。

经动物实验表明，父亲若在受精时错误用药，可能导致胎儿体重减轻，新生儿死亡率增加。可能是药物存在于精液内，引起受精卵发育改变或直接影响遗传物质。

使用外用药物不可太大意

准妈妈孕前和孕期不仅要慎用内服的药物，外用的药物也不可粗心大意，因为一些外用药能透过皮肤被吸收进血液，引起胎儿或乳儿中毒，造成胎儿或婴幼儿神经系统器官的损害。一般需慎用的外用药如下。

1. 杀癣净

主要成分是克霉唑，多用于皮肤黏膜真菌感染，如体癣、股癣、手足癣等，动物实验发现它有致胚胎毒性作用，虽然临床上未见明显不良反应和畸变报道，但为了健康生育，此药应该慎用。

2. 达克宁霜

含硝酸咪康唑。一般均有局部刺激，如果皮肤局部较为敏感，易发生接触性皮炎，或者因局部刺激发生烧灼感、红斑、脱皮起疱等。用药时如出现上述反应，应及时停用，以免皮损加重或发生感染。

3. 百多邦软膏

是一种抗生素外用软膏，在皮肤感染方面应用较广泛。但有不少专家认为，妊娠期最好不要使用该药。因为此膏中的聚乙二醇会被全身吸收且蓄积，可能引起一系列不良反应。

4. 阿昔洛韦软膏

属抗病毒外用药，对人体细胞 DNA 聚合酶也有抑制作用。

5. 氢化可的松类药

准妈妈若大面积使用或长时期外用时，可造成婴儿肾上腺皮质功能减退，并能通过透皮吸收，小剂量分布到乳汁中。

此外，这类药还可造成女性闭经、月经紊乱，所以想生育的女性最好不用。

建好防感染"隔离墙"

每个准备做妈妈的人都希望在孕育宝宝的 10 个月里平平安安，不受疾病的打扰。虽然说加强锻炼、增强机体抵抗力是根本的解决之道，但针对某些传染性疾病，最直接、最有效的办法就是注射疫苗。

目前，我国还没有专为准备怀孕阶段的女性设计的免疫计划。但是专家建议有两种疫苗孕前最好能注射：一是风疹疫苗；另一个是乙肝疫苗。准妈妈一旦感染上这两种疾病，病毒会垂直传播给胎儿，造成严重的后果。

1. 风疹疫苗

许多先天性畸形都是由于风疹病毒感染所致。如果想在孕期避免感染风疹病毒，目前最可靠的方法就是接种风疹疫苗。但切不可在怀孕之后才进行接种。

风疹病毒可以通过呼吸道传播。有25%的早孕期风疹感染的女性会出现先兆流产、流产、胎死宫内等严重后果，也可能会造成婴儿先天性畸形、先天性耳聋等不幸。因此，如果在妊娠初期感染上风疹病毒，医生很可能会建议做人工流产。

最好的预防办法就是在怀孕前注射风疹疫苗。

注射时间：至少应在受孕前 3 个月注射。因为注射后大约需要 3 个月的时间，人体内才会产生抗体。

效果：疫苗注射有效率在98%左右，可以达到终身免疫。

2. 乙肝疫苗

我国是乙型肝炎高发地区，被乙肝病毒感染的人群高达10%左右。母婴垂直传播是乙型肝炎的主要传播途径之一。一旦传染给孩子，他们中85%～90%的人会发展成慢性乙肝病毒携带者，其中5%在成年后会转化成肝硬化或肝癌。因此还是及早预防为好。

注射时间：按照"0、1、6"的程序注射。即从第1针算起，此后1个月时注射第2针，在6个月的时候注射第3针。加上注射后产生抗体需要的时间，至少应在受孕前9个月进行注射。

效果：免疫率可达95%以上。免疫有效期在7年以上，如果有必要，可在注射疫苗五六年后加强注射1次。

3. 其他疫苗

还有一些疫苗可根据自身的需要，向医生咨询，然后做出选择：

◎甲肝疫苗：甲肝病毒可以通过水源、饮食传播。而妊娠期因为内分泌的改变和营养需求量的增加，肝脏负担加重，抵抗病毒的能力减弱，极易感染。因此专家建议高危人群（经常出差或经常在外面吃饭者）应该在孕前注射疫苗防病、抗病。

注射时间：至少应在受孕前3个月注射。

效果：免疫时效可达20～30年。

◎水痘疫苗：早孕期感染水痘可导致胎儿先天性水痘或新生儿水痘；如果怀孕晚期感染水痘可能导致孕妇患严重肺炎甚至致命。

注射时间：至少应在受孕前3个月注射。

◎狂犬疫苗：属于事后注射疫苗，也就是在被动物咬伤后再注射。在早孕期尽量避免注射狂犬疫苗。只有在被动物咬伤极为严重的情况下，在征求妇产科医生的意见后，才能考虑注射。

注射时间：被动物咬伤后立即注射第1针，而后3天、7天、14天、30天各注射1针。

适当运动，助你一路好"孕"

对于准妈妈来说，运动有助于提高免疫力，保持良好的身体状态；对于准爸爸来说，运动不仅可以保持健康的体魄，还是有效的减压方式，更是怀上健康宝宝的先决条件。

 ## 孕前做运动的 5 大理由

准妈妈和准爸爸都锻炼好了身体，让健康保持在最佳状态，才能提供最优良的精子和卵子，孕育出最棒的宝宝。

运动可增加人的性欲以及对性的敏感性，使夫妻能从性生活中得到更多的乐趣，有益于怀孕。

适当的运动能促进准妈妈全身及腰背部、盆底部肌肉协调均匀地发展，维持子宫的正常位置，有益于受孕和分娩。

运动可以增强准妈妈的心脏功能，提高血液输送氧气和养分的能力，对于孕育及分娩都有好处，可避免孕期胎儿在宫内缺氧，还有利于避免分娩时出现意外。

运动可以提高呼吸系统功能，使呼吸强度加大，呼吸频率减慢，使人体能承受更大强度的运动和劳动负荷；也能使肌肉更加丰满有力，关节更加牢固、灵活，骨骼更加坚硬，韧性更强。通过锻炼可以加强女性骨盆部的肌肉，有助于以后的分娩。

此外，运动还可以增加机体的耐受力，这也有利于机体对不良环境的适应，同时也有利于女性的分娩。

 ## 制订一个孕前健身计划

准备怀孕的准妈妈和准爸爸，可以在计划怀孕时制订健身计划，加强运动，让身体更强壮。

现在开始订制一套健身计划，你将收获一份最适合孕育胎儿的健康体质。根据美国运动医学会研究，一套健康的运动程序包括3个方面。

一周3~5天，每天20~60分钟的有氧运动，如步行或骑车。

一周2~3天的肌肉加强训练，如力量器材训练，可去健身房由健康教练指导训练。

一周2~3天的柔韧性练习，如日常的伸展、瑜伽运动等。而且即使怀孕，这些运动对准妈妈来说同样没什么问题，甚至还被推荐继续进行。

健康计划表

时间	运动项目	运动时间
周一	步行或快走	20~60分钟
周二	打球	20~60分钟
周三	力量器材训练	由健康教练根据准妈妈的体能决定
周四	游泳	20~60分钟
周五	瑜珈或打太极拳	由教练根据准妈妈的体能决定
周六	爬山和骑车（不适合准爸爸）	自觉有点累即可

选择适合准爸妈的运动方式

1. 适合备孕准妈妈的运动

女性身体特点是柔韧性和灵活性较强，耐力和力量较差，快走、慢跑、健美操、游泳、瑜伽，包括户外旅游，是最好的选择。这些锻炼是对女性身体内部器官的按摩过程，有助于提高准妈妈免疫力，不但能缓解将来孕期的不适，也有效助力于自然分娩。

提示：

◎女性孕前锻炼的时间每天应不少于30分钟，一般最好在空气新鲜的清晨进行。

◎在运动时结合音乐，这样容易提高趣味性，将锻炼坚持下去。如让健美操与动感的音乐结合起来，使单调、乏味的肢体运动更生动活泼，运动者不易失去兴趣。

2. 适合备孕准爸爸的运动

对男性来说，要培养有活力、有质量的精子，运动是十分重要的。较之女性，男性的力量感和速度感更强，适合的运动也更多，如跑步、篮球、壁球、游泳、俯卧撑、哑铃、单双杠运动等。也可以做一些锻炼耐心和柔韧度的运动，如体操、太极拳。这些运动对锻炼男性肌肉、臂力、腰、背部都有好处，也能提高男性"性趣"，为怀孕创造了重要条件。

提示：

压力大的男人可考虑每天运动30~45分钟，以不引起疲劳为佳。

锻炼时应穿宽松的衣服，有利于散热。

剧烈的跑步运动或长距离的骑车不适合备孕的准爸爸，它会使睾丸的温度升高，破坏精子成长所需的凉爽环境，降低精子活力。

孕前要养成散步的习惯

散步是中国传统的健身方法之一，已有几千年的历史。散步，不但可以健身，而且能够防病治病，是一种简便易行、行之有效的运动养生方法。特别是其不受年龄、性别、体质及场地的条件限制，随时随地皆可行之。

1. 散步的要领

散步之前，应该使全身放松，适当地活动肢体，调匀呼吸，平静而和缓，然后再从容展步。全身放松是增强散步锻炼效果的重要步骤。身体拘束而紧张，筋骨则不得松弛，动作必然僵滞而不协调，肌肉关节也不会得到轻松的运动，当然也就达不到锻炼的目的。

散步时宜从容和缓，不宜匆忙，更不宜使琐事充满头脑。"须得一种闲暇自如之态"，百事不思。这样可以使大脑解除疲劳，益智养神。悠闲的情绪，愉快的心情，不仅可以提高散步的兴致，也是散步养生的一个重要条件。

散步要根据体力，循序渐进，量力而行。做到形劳而不倦，勿令气乏喘吁。即使健壮之人，也不可过劳过累而耗气伤形，这样不仅达不到锻炼的目的，反而于身体有害。

2. 散步的形式

散步锻炼，形式可不拘，并非一味只是踱步。单纯走走，未免枯燥无味，可与其他内容结合起来，一则提高兴致，二则达到锻炼目的。春暖花开之时，则可漫步赏花，游览名胜，观百花争艳之姿，览万物萌动之能；风和日丽之际，则可结伴漫游，访贤问友，或参观展览，或登山涉水。乘其雅兴，长步当车，既可活动身体，亦可饱眼福而广见闻。乐在其中，寓健身于娱乐之中，是散步养生的一大特点。可据个人的情趣爱好，随意选择为之。

3. 散步应从容和缓

◎缓步：指步履缓慢，行走稳健，每分钟行60~70步。可稳定情绪，解除疲劳，也有健脾胃、助消化的作用。

◎快步：指步履速度稍快地行走，每分钟行 120 步左右。由于这种散步比较轻快，久而久之，可振奋精神，兴奋大脑，使下肢矫健有力。但是快步不等于急行，只是比缓步稍稍轻快而已，速度太快也不相宜。

◎逍遥步：指散步时且走且停，且快且慢。行走一段距离后，停下来稍事休息，继而再走；或快步走一段，再缓步行一程。这种走走停停，快慢相间的散步，适用于病后复原或体弱之人。因其自由随便，故称之为逍遥步。

4. 散步的时间

◎清晨散步：早晨太阳升起后是散步的好时间。或在庭院之中，或在林荫大道上，最好在树木较多的地方。若置身于青松翠柏之间，效果更佳，空气清新，可调气而爽精神。清晨散步，要注意天气变化，适当增减衣服。同时，不要在车辆、行人拥挤的交通要道上散步，因为杂乱的噪声及机动车排出的废气对健康不利，也影响散步的情绪。空气新鲜，四周宁静，才是散步锻炼的好环境。

◎饭后散步：饭后散步可健脾消食。而行走中以手摩腹，则可增加其效果。饭后散步还可防治消渴病（即糖尿病）。这种方法可以提高机体的代谢率，改善糖的代谢，已为现代医学证实是防治糖尿病的有效方法。

◎睡前散步：睡前散步，环境宜安静，以使心神宁静，产生怡悦舒适的感觉。入睡困难者，可以快步行走 15 分钟；而对情绪尚在兴奋之中的人，则以慢步为佳。久而久之，可起到较好的安神效果。

◎春季散步：春天是百花争艳之季节，人也应随春生之势而动。春季之清晨进行散步是适应时令的最好养生法。衣着要宽松保暖，步履要和缓有序，情绪要畅达，如此为之，可以养肝。

孕前最好的锻炼项目

有氧运动一直被认为是最好的健康减肥方法之一。孕前建议做以下几项运动。

1. 仰卧抬腿

这组运动可使膝盖变小，提臀，腰变结实，下腹和赘肉消失。

仰卧躺在床上，两脚并拢慢慢抬起，抬到与身体成 90° 时慢慢放下（膝盖不可弯曲，肩膀和手臂不可用力)。

在离床面 30 厘米处停下来，静候 1 分钟，做 10 次。

2. 仰卧起坐

这组运动可修饰腰部、消除腹部赘肉，达到减肥健美的效果。

身体平躺于床，双膝微弯，双手抱头（吸气）。

双手抱头，将身体慢慢抬离床面，收腹吐气，到最高点时停约 10 秒。

慢慢将身体放平，继续做此动作 20 次。

3. 呼吸运动

动作要领：深呼吸，双臂上下运动要随呼吸的节奏进行，在静止盘坐时，不要想事情，进入一个忘我的状态。

双腿盘起，后腰挺直，双手放在膝盖上。

吸气时双臂自腰后从两侧向上运动，双臂要举过头顶，同时头部随双臂仰起。

呼气时双臂落下，置于腰后。

静止，放松，闭上眼睛，后背挺直，双手放在膝盖上。匀速呼吸，端坐 30 秒。

4. 盘坐抱腿

动作要领：抬腿时尽量将腿向身体靠近。

双腿盘坐于垫上，双手抱起左脚缓缓抬起左腿至最高点，然后回

落到右腿上，右腿重复。

双腿盘坐，双手中指相对，双臂向外弯曲，身体缓缓向前弯曲，用下颚尽量去贴近双手，然后起身坐直身体。

5. 腰部运动

动作要领：身体上部与头部向左侧后下方转动时，前胸要尽量贴近腿部。

坐于垫上，双腿向前伸直，双臂平行支撑于臀部后侧，抖动双腿放松，左腿弯曲跨在右腿之上，左臂抬起放在左腿膝盖上，同时身体向后转，目视前方。收回动作后，右侧重复 1 次。

双腿盘坐垫上，左臂前侧、右臂后侧展开，同时左臂自左侧盘于腰后，右臂抱住左膝。收回动作后，右侧重复 1 次。

6. 颈部动作

动作要领：左臂用力将头缓缓拉向左侧时，头部不要用力，要放松，主要用左臂的力量拉动头部来伸展颈部。

盘腿坐于垫上，肩部下沉，双臂向两侧展开，左臂跨过头顶，左手掌心贴于右耳附近，收回动作后，右侧重复 1 次。

头部左右各晃动 1 周，双臂抬起，双手放在脑后，手指交叉抱住头部，向前用力，让下颚贴向胸口。

可提高女性性功能的运动

性爱本身也是一种运动，它能让人心情舒畅、身体放松。然而它并不能像其他运动一样提升人的身体素质，从而良性循环地提升性爱满意指数。那么，究竟什么样的运动，可以最大限度地提升人们的性能力？

1. 准妈妈可常做下列运动，有助提高性功能

◇游泳

蛙式及蝶式必须运用到大腿及骨盆腔的肌肉，经常用这两种姿势，长期锻炼下来，使腹部肌肉更加结实，还可以提升女性性功能，在做爱时，感觉会更为美好。

◇骑自行车

这是一项最易于坚持的运动方式，它可以锻炼准妈妈的腿部关节和大腿肌肉，并且对脚关节和踝关节的锻炼也很有效果。同时，它还有助于准妈妈的血液循环系统。

◇慢跑、散步

慢跑和散步对心脏和血液循环系统都有很大的好处，每天保持锻炼30分钟以上，会有利于减肥，而且还能增强女性的性欲望。

◇排球

打排球能有效地锻炼女性臀部肌肉和腹部肌肉，同时，对准妈妈的灵敏性的提高也很有帮助，让准妈妈的协调能力更强，享受更多运动的乐趣。

 ## 凯格尔运动让女性受益终生

凯格尔运动也叫骨盆底收缩运动，是一套可以用来增强骨盆底肌肉力量的练习。这套运动可以增强准妈妈骨盆底的肌肉力量，从而减轻压力性尿失禁——70%的女性在怀孕期间或生产后都会被这个问题所困扰。

1. 凯格尔运动的步骤

在开始锻炼之前，要排空膀胱。运动的全程，照常呼吸，保持身体其他部分的放松（在整个运动中，只有骨盆底肌肉是在用力的）。可以用手

触摸腹部，如果腹部有紧缩的现象，则运动的肌肉为错误。

◎平躺，双膝弯曲。练习时，把手放在肚子上，可以帮助确认自己的腹部保持放松状态。

◎收缩臀部的肌肉向上提肛。

◎紧闭尿道、阴道及肛门。准妈妈可以将一个干净的手指放入阴道，如果在练习的过程中，手指能感觉到受挤压的话，就表明锻炼的方法正确。

◎保持骨盆底肌肉收缩5秒钟，然后慢慢放松，5～10秒后，重复收缩。

2. 每天练习多少次

刚开始时，准妈妈不需要刻意去在意每天练习多少次，先熟练一下，熟练之后不管在什么时候做骨盆底肌肉练习都没问题。怀孕后，随着骨盆底肌肉的不断增强，准妈妈可以逐渐增加每天练习的次数，并延长每次收紧骨盆底肌肉的时间。准妈妈可以每天做3次，每次练习3～4组，每组10次。

 ## 可提高男性性功能的运动

生命在于运动，不少男人在运动中尝到了酣畅淋漓的快感，更有不少男人通过运动锻炼改善了自己的性功能。可见，对于男人来说，运动是不可缺少的。

1. 常做这3项运动可提高性功能

仰卧起坐、俯卧撑、提肛运动是大家再熟悉不过的运动，这3项运动，可以让男性下体周围肌肉张力、收缩功能增强，并增强局部血液循环扩张、充血，促进男性下体血液充盈，从而增强男性的性功能。

这3项运动是很容易做到的。如每天回到家中，躺在床上休息之前，可以在床上做仰卧起坐和俯卧撑，每项至少做20次。而平时，随时随地都可做提肛运动，它的感觉就像小便时突然停顿一样。

2. 锻炼腰、背、脖、手臂，提高灵活度

其实，男人在进行性行为时，腰、背、脖及手臂都扮演着非常重要的角色，因为在男女交合动作中，这些肢体部位是主要力点。因此，只要对

这 4 个部位进行锻炼，就能达到一举两得的效果。

◇俯卧舒展

面部向地面并将身体尽量伸直躺下，双臂向前伸直，头部轻微抬起，双臂尽量向前伸展及双脚尽量向后伸展，每次伸展动作维持 10～15 秒，然后慢慢放松。

◇猫姿伸展

首先，双臂向前伸展，手掌触地，然后将膝盖以上身体向后拉坐至臀部接触脚，双脚做跪状，双膝贴地，臀部贴脚，尽量舒展手臂、胳膊和背部。舒展动作维持 10～15 秒，然后慢慢放松，再重复整个动作。

◇曲背掌上压

姿势近似普通掌上压，不同的是膝盖贴地。双臂稍比肩宽支撑地面，然后双臂做弯曲、伸直的掌上压动作。注意维持腰部成微弯，每次动作维持 10 秒，然后重复再做 1 次，但切记要量力而为。

职场妈妈运动的黄金法则

对于整天坐办公室的准妈妈来说，每天不可能专门抽出时间去做运动，而运动对于准妈妈妊娠及日后分娩都很重要。其实，只要自己安排得好，这两者都可兼得。

1. 午餐后适当散步

在办公室工作了一个上午，准妈妈可以利用午饭后的时间出去走走，不但能达到运动的目的，同时也能借此机会放松工作带来的压力。尤其是在阳光下散步，不仅可以借助紫外线杀菌，还能使皮下的脱氢胆固醇转变为维生素 D，能够促进肠道对钙、磷的吸收，更会使你的心情舒畅，告别郁闷情绪。

2. 借助楼梯进行运动

准妈妈可以走楼梯上去，不要两三层楼也去乘电梯。不过，在走楼梯的时候要量力而行，如果感到腰酸腿疼就不要走楼梯了。

3. 做体操

有条件的话，可以在办公室做体操，帮助准妈妈有目的、有计划地进行锻炼。每次锻炼所持续的时间，应该以不感到吃力为限。如果原来有颈椎病，做某些动作感到恶心、眩晕，就要立即停止，并马上找地方坐下来休息，防止晕倒。

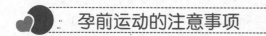

孕前运动的注意事项

准爸妈运动时，不可盲目进行。有必要时，可向医生咨询一下，过去或现在准妈妈所患的某些疾病是否会影响孕前进行体育锻炼。

1. 运动前做好充分准备

选择合身的运动服，包括支撑性的乳罩和舒适的运动鞋。

在剧烈运动开始之前，应该先做 5 分钟的准备活动，如伸展运动，简单地说就是让全身的各个关节放松，扭扭腰，抬抬脚，转转脖子都行。

2. 注意运动中的感觉

注意运动强度。孕前运动以运动后不过于劳累为主。要做到量力而行，特别是做瑜伽时不要过分追求动作的标准度，以免伤害肌肉和韧带。

如果准妈妈缺乏锻炼，或者身体素质比较弱，就要避免突然进行高强度的体能锻炼。以免造成体力不支而出现头疼、头晕的现象。可以循序渐进，慢慢增加运动量和运动强度。

运动过程中如感觉任何不适如心跳加快、眩晕、麻木、刺痛、气短等应马上停止，休息 5 分钟后换比较轻松的运动方式。

3. 运动结束后进行有效的放松运动

运动结束后不应立即休息，应先进行有效的放松运动。因人在经过剧烈运动后，心跳加快，肌肉、毛细血管扩张，血液流动加快，立即停下来休息的话，容易造成血压降低，出现脑部暂时缺血，引发心慌气短、头晕眼花、面色苍白甚至休克昏倒等症状。所以，剧烈运动后要继续做一些小运动量的动作，呼吸和心跳基本正常后再停下来休息。

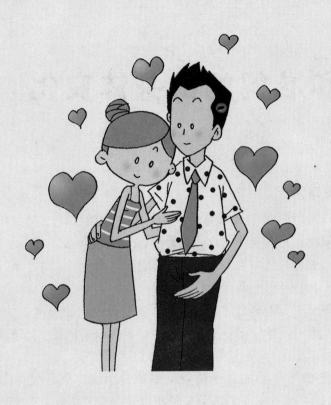

第三章

孕期第一个月(0~4周)保健指导

宝宝和准妈妈的身体变化

1. 小宝宝的发育情况

唐代大医学家孙思邈在《千金要方》中云："一月始胚，二月始膏，三月始胞，四月形体成，五月能动，六月诸骨具，七月毛发生，八月脏腑具，九月谷气入胃，十月百气神备则生矣。"自阴阳之合而成精后，到初具胎形，要经过始胚、始膏等一系列过程，到 3 个月时方称为胎。胚者坯也，不成形谓之为胚；初具人形者谓之为胎。从胚发育成胎要经过 2 个月时间，此观点与现代组织胚胎学是一致的。所以，8 周以内的胎儿准确地说应称为"胚胎"。

胚胎发育是从受精卵开始的，受精卵细胞核分裂，1 个变成 2 个，2 个变成 4 个，4 个变成 16 个……着床前受精卵已分裂成 200 个左右细胞，形如桑葚。着床后待到怀孕 3 周末，胚胎长 0.5 ~ 1 厘米，体重近 1 克。肉眼已能分辨外形，长有腮弓和尾巴，但尚无人体的形状。难以区分头部和身体，和其他动物胚胎发育并无差别。

2. 准妈妈身体的变化

怀孕周数的计算方法是以末次月经第一天算起的。实际上，排卵、受精发生在末次月经第 14 天左右，也就是说，这个月的前半个月还没有受胎，而称之为真正意义上的怀孕是在着床以后，所以，这 0 ~ 3 周仅是怀孕的开始，准妈妈外观上无任何变化，一般亦无自觉症状，常被年轻的父母忽略。

虽然大部分人没有怀孕的自觉症状，但也会出现个体差异。如极少数人在怀孕 3 周左右出现怕冷、发热、倦怠、睡不醒等症状，常误以为感冒了。子宫也无增大的表现，跟平时一样，约梨子般大小。基础体温在孕 0 ~ 1 周为低温期，从排卵开始持续为高温期。

3. 计算预产期

◇按最后月经

预产期推算举例：

◎月份：最后月经月份 +9（或 −3）

◎日期：最后月经日期 +7

◎例如：最后月经日期：2009.5.15

◎所以预产期应该是：2010.2.22

◇按引起妊娠的性交日期

从性交日期算起第 266 天，即为分娩的预产期。

◇按初觉胎动日期

最后一次月经不清楚或月经不准的女性，上面的方法不可靠，就以母体第一次感到胎动的日子加 22 周（第一次分娩的准妈妈），或加 24 个星期（已有分娩经历的准妈妈）。第一次怀孕的准妈妈一般在 18 周后会感到胎动，已有分娩经历的准妈妈一般在 16 周后会感到胎动，但此法较不可靠。推算出的预产期，并不能确定真正的分娩日期，其实在预产期的前后 2 周分娩都算正常，及时、有计划地做准备对准妈妈和胎儿都会有帮助。

◇医生根据 B 超推算出预产期

由早期超声测出的胎儿大小来估算出妊娠的周数及预产期。

准妈妈饮食健康

1. 准妈妈饮食基本原则

怀孕期间的营养要素主要是蛋白质、糖类、脂肪、维生素和微量元素。

蛋白质是生命的物质基础。妊娠后期，胎儿对蛋白质的需求量明显增加，如果准妈妈蛋白质不足，会影响胎儿的生长发育。

糖类是胎儿生长发育所需的主要能源物质，胎儿需要的葡萄糖全部依靠准妈妈供给。脂肪为人体提供亚麻酸油，有利于胎儿神经系统的发育，它经过胎盘传输给胎儿。

维生素 A 是构成视觉细胞的感光物质，也是蛋白质合成的必要元素。

维生素 B 族构成新陈代谢过程中的多种辅助酶，使代谢正常运转，同时增进准妈妈的食欲。

维生素 C 能促进胎儿对铁的吸收，减少缺铁性贫血的发生，并有利于免疫球蛋白的合成，增强机体的抵抗力。

维生素 D 能调节机体钙、磷的代谢，磷帮助肠道吸收，钙有助于胎儿骨骼、牙齿的发育。

维生素 E 可以增强胎儿对缺氧状况的耐受性，并促进母乳的分泌。

叶酸可以防止准妈妈发生贫血、早产，防止胎儿畸形。微量元素如铜、铁、锰、锌、硒、碘、氟等，对胎儿的生长发育起着十分重要的作用。其中碘是甲状腺素的原料，影响着机体的代谢和发育。胎儿期缺碘，将导致智力障碍。

2. 准妈妈不宜喝咖啡

正常人偶尔喝咖啡换换口味未尝不可，况且咖啡可以提神醒脑，减轻疲劳感。但是长期过量饮用，大多数人会患失眠症，并可增加胰腺癌的发病率。长期饮用咖啡，还可使心律加快、血压升高，并易患心脏病。咖啡中的咖啡碱，还有破坏维生素 B_1 的作用，导致情绪烦躁、容易疲劳、记忆力减退、食欲下降及便秘等。严重的可发生神经组织损伤（萎缩）及浮肿。对于准妈妈来说，如果嗜好咖啡，危害更甚。

3. 准妈妈不宜饮酒

快做妈妈的人，请慎重对待自己的生活方式，因为任何一个错误的决定都有可能毁掉自己宝宝的一生。胎儿酒精综合征就是由于妈妈在怀孕期间饮酒所引起的，将会伴随宝宝一生的一系列身体和行为缺陷。

胎儿酒精综合征是一种由于妈妈在怀孕期间饮酒给胎儿带来一系列负面影响的病症。许多准妈妈不知道孕期饮酒的危害，过量饮酒会造成胎儿身体和精神发育迟缓。胎儿酒精综合征会有以下临床表现：①发育不良；②扭曲的面部特征：上颌骨小，短而上翻的鼻子，人中平坦，上唇扁平，眼睛小且上眼睑下垂；③关节、手、足、手指、脚趾不正常；④协调性差；⑤学习障碍；⑥记忆障碍；⑦心脏缺陷，如房间隔、室间隔缺损；⑧注意力不集中；⑨与他人相处能力差。

胎儿酒精综合征引发的所有损害都是不可逆转的。患有胎儿酒精综合征的宝宝不能够充分利用他们的大脑。他们的大脑不能很好地发育并显示出低智商，而且经常表现出急躁、易怒和注意力不集中等症状。

胎儿酒精综合征的影响取决于摄入酒精的数量和酒精摄入的阶段。在怀孕的头3个月饮酒，对胎儿具破坏性。同样在3～6个月时饮酒比在6～9个月时饮酒对胎儿损害要大。患有胎儿酒精综合征可能因人而异。在饮酒的妈妈中，一些宝宝受到很大影响，也有一些宝宝受到的影响较小。

在12～51岁的受害者中：95%的人有精神健康问题；55%的人曾经进入过监狱、戒毒所、戒酒中心或精神病院；60%的人在学校有不良记录；60%的人曾陷入法律纠纷；52%的人显示出不适当的性行为。在21～51岁的受害者中：82%的人不能够独立生活；70%的人存在就业问题；50%以上的男性和70%以上的女性有酗酒和吸毒问题。

胎儿酒精综合征是一种非常具有破坏性的生育缺陷，但它很容易预防，所以，不负责任的妈妈的行为，将使宝宝一生面对这一疾病。

4. 准妈妈食谱

✳ 姜汁黄鳝饭

[原料] 粳米 100 克，黄鳝 50 克，姜汁 10~20 毫升。

[制法] ①焗饭法：先将黄鳝处理干净，以姜汁、花生油拌匀。待饭煮至水分将干时，放黄鳝于饭表面，收火 15~20 分钟即成。

②齐米法：先洗净活黄鳝，把米下入瓦煲内煮开后，即将黄鳝剪掉尾尖，迅速放入锅内盖好，煮熟后，加姜汁、油、盐调味即成。

[特点] 此饭具有补血健胃作用，尤其适用妊娠呕吐、食欲不振的准妈妈，并含有丰富的维生素 B_2。

✳ 雪菜笋片汤

[原料] 腌雪里红 50 克，冬笋片 50 克，瘦猪肉 50 克，青蒜叶 25 克，香油 20 克，料酒 30 克，精盐适量。

[制法] ①将腌雪里红、青蒜叶分别洗净后切成细末；冬笋切薄片；瘦猪肉切细丝。

②炒勺上火烧热，倒入油，油热后下雪里红末和笋片煸炒，放肉丝，迅速划散，加入料酒、精盐和清水，待肉丝熟后淋入香油即可盛入汤碗内，放入青蒜末即成。

[特点] 鲜嫩、清香、味美可口。富含钙、铁等微量元素，准妈妈常食有利于促进胎儿的正常发育。

✳ 清炖香菇

[原料] 香菇 250 克，木耳 25 克，料酒 30 克，葱段、姜片各 10 克，精盐、胡椒粉、香油、味精各适量，鸡汤适量。

[制法] ①将香菇、木耳分别泡发好，去杂质洗净；泡发香菇的水澄清待用。②将精盐、料酒、姜片、葱段、香菇、木耳放入砂锅中，放入泡发香菇的水和鸡汤，用武火烧沸，撇去浮沫，改用文火炖至香菇、木耳入味，加入香油、味精、胡椒粉调味即成。

[特点] 香菇可促进体内钙的吸收，并可增强人体的抵抗力，适合早期准妈妈食用。

准妈妈日常保健

1. 卧姿收缩骨盆

◇动作

①仰卧，屈膝，双脚平放在地面，分开比髋部小。双臂放松。

②轻轻抬高耻骨，感觉后腰与地面略有接触。收紧腹肌，数到6，始终保持呼吸。有控制地放松，然后按提示的强度指标重复（感觉腹部向脊椎凹进；臀部放松并贴住地板；屈膝，双脚平贴地面）。

◎和缓：重复8次，做2套。

◎适中：重复16次，做2套。

◎激烈：重复16次，做3套。

◎"孕"动良效：保持背部正确的姿势，锻炼腹部。

2. 准妈妈不宜玩宠物

有一种病叫弓形体病，是人畜共患的寄生虫病。准妈妈初次感染弓形体病，可通过胎盘传播给胎儿，造成先天性感染，对母婴危害极大。几乎所有的哺乳动物和鸟类都是弓形体病的传染源，特别是感染弓形体病的猫，在本病传播上具有典型意义，其他一些动物如猪、牛、羊、兔、狗、鸡、鸭、鹅等都是弓形体病的重要传染源。

此病的传染方式有4种：

①准妈妈初次感染此病，可通过胎盘感染胎儿，生出先天性弓形体病患儿。

②经口和胃肠道传染，吃生的或未煮熟的肉、蛋、乳类均可传染此病。食入感染弓形体病的猫污染的食物和水亦可感染。

③经皮肤黏膜感染。实验室人员、屠宰厂、肉联厂工人，因接触弓形体患者的标本或接触感染的动物，由于工作不慎，可经刺伤的皮肤而感染。

④食入苍蝇、蟑螂污染的食物而感染。

为了有一个健康活泼的宝宝，育龄女性特别是准妈妈，应做好对弓形体病的预防。

①对弓形体病有个初步的认识，认清弓形体病对准妈妈及宝宝的危害。

②注意卫生，不吃生肉或未煮熟的肉、蛋，乳类必须煮沸。

③准妈妈不应接触猫、狗等宠物，更不应玩这些宠物。如一旦接触，必须彻底洗手。

3. 不适合准妈妈进行的运动

准妈妈不适合潜水、骑马等运动，孕期的前 3 个月一定要小心，这个阶段最好不要剧烈运动。在孕期的 3 个月到 28 周期间，准妈妈可以适当进行运动。在怀孕的后期即 28 周后准妈妈也不适宜再做运动，因为这时胎儿已经长得很大了，运动有可能造成过敏性宫缩，导致早产等问题。

4. 高龄准妈妈孕期安全事项

①更加全面细心地检查。由于女性 35 岁以后肌体处于下滑趋势，胎儿畸形的发生率增加；高龄产妇并发症的风险增加。如果成为高龄产妇，就要比年轻妈妈更加细心地进行孕期检查。

②羊水穿刺检查。准妈妈年龄越大，先天愚和畸形儿的发病率越高。这是因为随着女性年龄增长，卵巢逐渐衰老退变，产生的卵子自然老化，发生染色体畸形的机会就会增多。高龄准妈妈怀孕 20 周以后要做羊水穿刺，这项检查可以直接获得染色体的数量，根据检查结果可以知道胎儿是否有异常。但这项检查有 0.5% 的概率会因此导致流产。

③更多关注血糖、血压等指标。高龄产妇易患妊娠合并心脏病、妊娠高血压综合征和妊娠期糖尿病等。由于准妈妈体内的血容量比非孕期明显增加，心脏负担加重。原来就患有心脏病的准妈妈很可能由于无法耐受而只得提前终止妊娠。

④提前做好分娩准备。高龄准妈妈剖宫产适应证较高，通常有 90% 的高龄产妇选择剖宫产。高龄准妈妈的骨盆比较坚硬，韧带和软产道组织弹性较小，子宫收缩力相应减弱，容易导致产程延长，甚至难产、胎儿产伤和窒息。

5. 孕早期患风疹后不宜继续妊娠

绝大多数人一生中都曾感染过风疹，但由于临床症状轻或者呈隐性感染，所以不被人注意。可是，如果准妈妈患了风疹，情况就完全不同了。

风疹病毒是一种危险的致畸因素。早孕3个月是胚胎器官形成的重要时期，病毒可以通过胎盘感染胎儿，导致胚胎夭折、流产；或影响胚胎发育，产生多种先天性损害，称为先天性风疹综合征。

曾经感染过风疹的准妈妈，部分人还会因为怀孕再次感染，因而引发胎儿先天性风疹综合征。所以，不可因有过风疹病就掉以轻心。

• 准妈妈应尽可能不与风疹患者接触，特别是怀孕3个月内的准妈妈，更应严加注意。一旦接触这类患者，应在5日内注射丙种球蛋白加以预防。

• 早孕期的准妈妈如果确诊为风疹感染，应行人工流产术终止妊娠。切不可抱以侥幸心理等待分娩。

6. 做过剖宫产的准妈妈须知

剖宫产后再妊娠，属于高危妊娠。

• 剖宫产后子宫切口处形成瘢痕，子宫的坚固性相应较差。再次妊娠后，随着胎儿日益长大，子宫肌纤维被拉长，因为瘢痕组织缺乏弹性，当子宫内的压力超过瘢痕组织的弹力限度时，子宫就会发生破裂。

• 再次怀孕，胎盘附着于瘢痕处，可能造成产后大出血。

• 剖宫产后再妊娠如需做人工流产手术，难度也比较大。

所以，做过剖宫产的准妈妈，要从孕早期就开始定期检查，发现异常及时处理，如果本次妊娠距上次手术不足两年，仍有骨盆狭窄、胎位不正等指征，就需再次进行剖宫产。如果经医生检查可予试产，则有可能阴道分娩。

7. 新婚怀孕要预防流产风险

新婚怀孕后容易发生流产，其原因大约有以下两点。

①与旅游结婚有关。美国医学家曾对200对旅游结婚受孕的新婚夫妇进行调查，发现20%的人发生先兆流产。究其原因，主要是旅游结婚时，生活紧张、无规律、饮食不周、卫生差、睡眠不足、休息差，加上爬山涉水和乘坐车船所致的过度劳累，对刚发育的胚胎组织产生不良刺激而造成流产。

②与新婚夫妇性生活频度有关。新婚夫妇，性欲强烈，性交次数相应较多。性交时子宫强烈收缩，就容易造成流产。特别是新婚女性，性兴奋较为强烈，体内雌激素分泌增多，孕激素相应减少，也可诱发先兆流产。

所以，新婚夫妇怀孕后谨防流产，如果发生3次流产，就可能罹患习惯性流产，进而导致不孕症。

8. 准妈妈生活用品安排

怀孕之后，准妈妈的身体将发生很多变化，许多以往的日常用品将会不适合使用，所以必须在孕前或孕初期做好各项生活用品的准备，以免出现使用不方便的情况，也免除准妈妈日后准备用品的劳累和忙乱。

◇ 内衣

• 要选择吸湿性能好，有弹性的内衣，而且比以往的要宽大些。

• 最好使用纯棉制品，而且要多准备几件。

• 由于内衣要勤洗勤换，还应注意选购好洗及柔软的衣料。

• 因为准妈妈需要经常检查身体和乳房保养，所以制作或购买还应注意选择容易脱穿的内衣。内裤和衬裤最好使用带子，以便根据腹围的大小进行调节。

◇ 外衣

• 应选择那些宽大的，穿在身上不感到紧，并能使鼓起的肚子不太明显的服装。

• 颜色以柔和朴素为好，这样可以给人以精神振奋和愉快的感觉。

• 大红、大绿或花哨的图案会增加准妈妈的臃肿感，显得肚子更大。

• 夏天最好穿一条孕妇裙，既宽松又凉爽。

◇ 鞋

• 怀孕之后，身体重心发生变化，一双合适的平底布鞋又宽松，又安全。

• 最好鞋底上有防滑波纹，宽窄长短合适，就是脚稍有浮肿也能穿着走路。

• 鞋跟的高度在 2 厘米以下，比较稳定安全。鞋的重量较轻，走路轻巧方便。

9. 必须禁止性生活的几类准爸妈

孕早期和孕晚期一般禁止性交。在孕中期准爸妈享受鱼水之欢，要尽量轻柔，避免剧烈的性交及不当的姿势。当出现以下可能危及准妈妈及胎儿的健康与安全情况时，准爸爸就必须暂时停止性生活。

◇ 曾有流产

如果准妈妈曾经流产过，那么医生会建议准妈妈怀孕前几个月最好禁止性生活，直到流产的危险期过去为止。

◇ 已有流产的威胁存在时

如果准妈妈在性交当时或之后有阴道流血的情形，或有下腹疼痛的现象，应找医生检查一下，若有流产的迹象，应暂时停止性生活。

◇ 准爸爸患有性病

性病的病菌会在性交时传染给孕妇及胎儿，因此在彻底治愈之前，应禁止性生活。

◇ 准妈妈阴道发炎

在性交时会将病菌传染给胎儿，因此在彻底治愈之前，应禁止性生活。

◇ 胎盘有问题时

如果准妈妈有前置胎盘，或胎盘与子宫连接不紧密时，性交可能会导致流产，应暂停止性生活，等情况稳定后才可恢复性生活。

◇ 子宫收缩太频繁

如果准妈妈发现自己子宫收缩太频繁，为了避免发生早产，还是要避免性生活，并找医生检查一下。

◇ 子宫闭锁不全

随时都有流产的危险，应避免性生活。

◇ 早期破水

若未到预产期，此时孕妇须安胎，但因保护胎儿的羊膜已破裂，病菌可能会进入子宫而感染胎儿，所以此时应避免性生活。

10. 准妈妈需要做的妊娠记录

如果准妈妈能在妊娠期间做一些记录，把这段时间内保健方面的重要内容记录下来，会在入院检查或住院分娩时，为医生提供有价值的医疗参考。

一份全面的妊娠记录包括以下内容。

①末次月经日期：发觉怀孕后，应该通过回忆记录下末次月经的时间，有利于计算预产期和按期注意保健。

②妊娠反应开始日期和症状：记录第一次妊娠反应的日期、每日反应的时间、反应程度这有利于判断妊娠反应对胎儿的损伤。

③胎动：正常的胎动是胎儿健康的标志。记下第一次胎动的时间，每

日胎动的次数等，这对监测胎儿健康状况有帮助。

④患病情况：记录下所患疾病名称、症状、起止时间及用药情况，如药名、剂量、用药时间等。

⑤接受放射性物质情况：孕期应禁止接触放射线和放射性物质，如不小心或者不得以接触时，应记录下接触时间、部位、次数等。

⑥孕期并发症：妊娠中后期常有下肢浮肿、静脉曲张、腰背痛、便秘、痔疮等，如症状严重，需要治疗。准妈妈应记下发病时间、症状以及治疗用药情况。

⑦阴道流血、流水、白带：妊娠期阴道流血、流水和白带量多均为异常，应及时就医，并记录下症状、治疗情况。

⑧性生活情况：妊娠早期、晚期应禁止性生活，中期可以有性生活，但应节制，并记录。

⑨产前检查：准妈妈要做多次产前检查，应记录下每次检查的时间、项目、结论，如停经后的妇科检查、化验检查、超声波检查等。

⑩其他情况：如外出旅行、体重增加、饮食、工作、外伤、精神刺激等。

妊娠记录可每日一记，也可重点记，最好由准妈妈自己记录。文字可以简单，内容要有侧重。可单独设记录本，有记日记习惯的也可在日记中加入以上内容。

准妈妈职场保健常识

1. 孕后学会工作中照顾自己

◎将脚抬起：准妈妈可以在座位前放一只箱子把脚放在上面，减少腿部浮肿。

◎穿舒适柔软的平跟鞋：减少脚部压力。

◎适当地休息：工作一段时间后要适当地做做伸展运动，抬腿并适当按摩小腿部以放松压力。

◎多喝水：准备一个能盛水的大杯子，经常保持充盈状态。

◎不要憋尿：如果想方便，千万别憋着。

2. 准妈妈孕期工作安全准则

职场准妈妈要避免繁重的体力劳动。繁重的体力劳动消耗热量很多，增加心脏的血液输出量，加重上班族准妈妈的负担，会影响胎儿的生长发育，甚至造成流产、早产。还要避免频繁弯腰、下蹲或攀高的工作。长时间蹲位或弯腰会压迫腹部，影响胎儿发育，引起流产、早产。孕晚期，行动不便，且常伴有下肢浮肿，更不适宜参加这类工作。

3. 准妈妈上下班安全对策

①若准妈妈单位离家里不远，步行不超过30分钟的路程时可选择步行，步行速度不宜过快，应选择舒服的平底鞋，减缓脚部负担。

②做拼车一族，准妈妈可以选择拼车上下班，分担一部分油费，互惠互利，避免公交的拥挤。

③乘公交车和地铁的准妈妈注意不要被人群推挤，尽量避开特别拥挤的线路，在车上不要拉吊环，以防摇晃站立不稳。

④自驾车的准妈妈应调整座椅位置，避免腹部受压引起流产。

孕期疾病和妊娠反应

1. 准妈妈慎重用药

准妈妈用药后，多数药物能通过胎盘进入胎儿体内。怀孕早期，胎儿各器官尚未发育健全，功能还不完善或者没有功能，不能很好地对药物进行分解代谢，药物及其代谢产物容易在体内蓄积，引起中毒，胎儿往往招架不住某些药物的"打击"，甚至影响各个器官的发育，导致畸形。因此，这一时期准妈妈用药要特别小心，如果必须用药，一定要在医生指导下，选择一些"久经考验"的对胎儿没有影响的药物。孕期用药对胚胎、胎儿可能产生的损害包括：流产、大小结构上的异常、生长发育迟缓、视听缺陷及行为异常等。

胎儿的药物反应与准妈妈所用药物的作用、剂量、给药时间、胎盘通透性有关，而且在很大程度上取决于药物作用的器官或组织，以及胎儿发育的成熟度。据报道，2% 的宝宝重要器官畸形和 2% 的次要器官畸形与怀孕 3 ~ 8 周用药有关。

怀孕时，不论服用何种药物，或多或少都会影响到胎儿，其中包括阿司匹林这种用途很广的药物。服用阿司匹林会容易出血，因为阿司匹林会改变血液中血小板的功能，而血小板是促使血液凝固的重要因子。因此，如果怀孕期间出血或当准妈妈已经接近分娩，服用此药更要特别注意。

在妊娠的中晚期，胎儿各器官均已成形，用药一般不会致畸。但药物的毒性仍然可以间接地通过母体或直接通过胎盘影响胎儿。在妊娠晚期，胎盘变薄，有利于药物的吸收运输，例如服用磺胺类药物，可能通过胎盘到胎儿体内蓄积，加重新生儿黄疸。

2. 什么是宫外孕

正常情况下，受精卵会由输卵管迁移到子宫腔，然后安家落户，慢慢发育成胎儿。但是，由于种种原因，受精卵在迁移的过程中出了岔子，没有到达子宫，而是在别的地方停留下来，这就成了宫外孕，医学术语又叫异位妊娠。造成输卵管妊娠的原因有多种，但其中以输卵管炎为首，以下情况也可引发宫外孕：反复人流、有吸烟或酗酒史、服用排卵药物、患有子宫内膜异位症、卵巢有囊肿和有宫外孕病史等情况。

3. 如何预防和及时发现宫外孕

怀孕前准备充分，怀孕后小心仔细，到医院全面检查可起到预防和及早发现的作用。宫外孕者有以下特点。

①有停经史；

②经常突发性下腹一侧有撕裂样或阵发性疼痛，并伴有恶心、呕吐；

③宫外孕患者也会出现腹泻症状，如果不仔细分析病情，很容易被认为是消化不良或肠道急症；

④阴道出血，多为点滴状，深褐色，量少，不超过月经量；

⑤宫外孕可引起头晕、面色苍白、脉细、血压下降、冷汗淋漓，因而发生晕厥与休克等现象。

孕期胎教知识

　　胎教起源于古代，在很多书籍中已有记载，并得到了现代科学的验证。一个准妈妈，无论是不是有意去做，都能把所见所闻及所想到的一些事情不知不觉地传递给胎儿，对胎儿产生着影响。换句话说，每个准妈妈在日常生活中都会自觉不自觉地教育着腹中的胎儿，这就是胎教的自然性。胎教的目的是通过调整母体的内、外环境，避免不良因素对胎儿的影响，使胎儿完善地发育。从生命发展来看，胎教是在生命之始、生命的形成之时对人加以"修正"。这种"修正"直接关系到每个家庭的幸福和我们整个民族素质的提高，因而，其意义也就非同小可。同时，相对于一个人整个一生来说，这一时期的"修正"也比其他任何时期的"修正"工作更有作用，更有价值，更有意义。

1. 胎教的概念

　　具体地说，它是指妈妈通过自身的调节来对胎儿的发育提供良好的影响或直接对胎儿的发育施加有益的影响。胎教属于优生学的范畴，又是教育学的一个分支。胎教在形式和内容上，以其独特的风格形成了一个完整的理论体系，它把优生学和教育学紧密结合起来，开拓了一个新领域。胎教的具体内容包括两个方面。

　　①优境养胎：优境养胎是指为胎儿创造一个完好的生活环境，使胎儿受到更好的调养调教。胎儿的生活环境可根据母体分为内环境和外环境。胎儿生活的内环境，包括妈妈的精神状态、思想意识活动，妈妈自身营养状况以及妈妈的内脏器官、内分泌系统及妈妈的自身品格和修养等。内环境直接作用于胎儿。

　　外环境是指母体之外的能够对母体产生影响，引起母体环境发生变化，进而对胎儿产生影响的自然和社会环境。外界环境，正是通过对准妈妈的眼、耳、口、鼻等感觉器官的刺激，以及大脑的思维活动，间接地对胎儿发生作用，使胎儿的成长受到影响。积极的、高尚的、乐观的事物给胎儿以有利的影响，消极的、低级的、悲观的事物给胎儿以不利的影响。准妈妈与胎儿之间虽无直接的神经联系，但胎儿可通过母体中化学物质的变化来感受妈妈的情感和意图。妈妈的情绪会直接影响胎儿神经系统的发育和性格的形成，这正是优境养胎的原理。

②胎儿教育：胎教的本意就是有意识地对胎儿进行教育。胎儿教育分为直接教育和间接教育。直接教育是指直接作用于胎儿，使胎儿受到良好影响，如给胎儿听音乐，这就是对胎儿的直接教育。间接教育是指通过对妈妈的作用来影响胎儿，如孕期保健操，通过妈妈做操来达到母胎同受锻炼的目的。

2. 胎儿的发育特点

搞好胎教，了解胎儿的发育特点是十分重要的。近几年的科学发展，揭开了胎儿的发育之谜，同时也为胎教学提供了无可辩驳的有力证据。

①胎儿大脑的发育：人脑的发育分两大时期。第一时期是脑细胞的分裂时期，这个时期持续到胎儿出生时止。人从出生的那一刻起，就决定了其一生的脑细胞的数量，此后只减不增。第二时期是由出生后到3岁，连接各脑细胞的神经纤维交错伸展。如果把脑细胞比作电话机的话，那么神经纤维就是把140亿个电话机相连接的电话线。由此，出生前实施胎教，可以生育出聪明的宝宝，出生后继之以早期教育和智力开发，培育出天才儿童。教育需要连续性实施胎教，从受孕第一个月就该开始，大脑从开始形成期起，就应该给予充分的营养和适当的信息诱导发育。从第4个月，也就是大脑皮层形成之时，胎教就该进入正规训练阶段。适宜诱导，积极地开发，大脑越发育，大脑皮层的沟回相应地也就会越多，宝宝也就越加聪明。相反，准妈妈在孕期营养不足，缺少信息诱导，宝宝出生后将表现出发育迟缓，智力低下。

②胎儿的5种感觉：生理学家的研究证实胎儿具有5种感觉：听觉、视觉、味觉、嗅觉和触觉。正是由于胎儿具有了这五种感觉，才使胎教具有了可行性。

③胎儿的视觉：胎儿的视觉在孕期第13周就已形成。按说，在这个时候胎儿就应该能看到东西了，但胎儿并没有看。虽然胎儿不去看，但胎儿对光却很敏感。在4个月时，胎儿对光就有反应，如果用胎儿镜观察，

就不难发现。当胎儿入睡或有体位改变时，胎儿的眼睛也在活动。怀孕后期如果将光送入子宫内，胎儿的眼球活动次数就会增加，而且从脑电图还可以看出脑对光的照射产生反应。胎儿出生后不到 10 分钟，就能发挥视觉作用。新生儿的视力只关注 40 毫米以内的东西，这恰好与他在子宫内位置的长度相等。

④胎儿的触觉和听觉：相对视觉而言，胎儿的触觉发育要早一些。由于黑暗的宫内环境限制了视力的发展，所以胎儿的触觉和听觉就更为发达。有人通过胎儿镜观察发现，当接触到胎儿手心时，他就能握紧拳头作出反应。我们的运动胎教正是由于胎儿有了触觉才来实行的。通过抚摸训练，使胎儿的身体活动，手脚的灵活性得以锻炼。胎儿还能听到声音，研究人员曾把一只微型话筒自阴道插入到子宫，听里面的声音。研究人员吃惊地发现，胎儿生活的空间竟是一派喧哗和吵闹。在胎儿整个发育过程中，听觉给胎儿带来的影响最大。因此，在我们胎教的内容中，利用胎儿的听力对胎儿实施教育也应相应占据重要地位；借助声音，对胎儿进行良好的引导，也是我们实施胎教的一个最有效的途径。

⑤胎儿的味觉和嗅觉：胎儿的味觉神经乳头在孕期第 26 周形成，胎儿从第 34 周开始喜欢带甜味的羊水。在妈妈体内胎儿用不上的是嗅觉，但他一出生，马上就会用上了。

⑥胎儿的感知能力和记忆能力：胎儿除了上述 4 种感觉外，还具有感知能力和记忆能力，正是由于胎儿的这两种能力，才使我们的胎教具有了意义。

3. 孕早期胎教重点

经常散步，听舒心乐曲，调节早孕反应，避免繁重劳动和不良环境，准爸爸应体贴照顾妻子主动承担家务，常陪准妈妈消遣，居室环境收拾干净，无吵闹现象，做到不过量饮酒，不在妻子面前抽烟，节制性生活。

第四章

孕期第二个月(5~8周)保健指导

宝宝和准妈妈的身体变化

1. 小宝宝的发育情况

此时的胎儿确切说应称为"胚胎"。身长2~3厘米，体重为2~4克；身体各器官进入分化状态；头与身躯可辨认；手、足、眼、耳、口已逐渐明显，虽然小身大头，但已越来越具有"人形"；脑、胃、肠、心脏等内脏器官开始分化并日益发达。绒毛膜增加，羊水、胎盘开始形成，母儿相连的命脉——脐带开始出现，母体与胎儿的联系更加密切。

2. 准妈妈身体的变化

基础体温没有下降且呈现高温期状态，预定日也没有月经来潮，特别是月经周期正常的健康女性，月经过期1~2周还未来潮时，怀孕的可能性很大，应及时到医院接受检查。

这时候身体会出现一些不适症状，常有胃部不适、食欲差、胃口改变、恶心、呕吐、小便频繁等，这些就是"早孕反应"，俗称"害喜"。此外，还有身体易慵懒困倦、发烧、头晕、乳房发胀、乳头乳晕颜色加深、分泌物增加等表现。这些都是初期特有的现象，不必过分担心。

3. 准妈妈如何更了解腹中宝宝

在妊娠3个月之内，持围产保健通知单到居住地医疗单位建立孕产妇保健手册。医疗单位会给准妈妈办培训班，对准妈妈宣传早、中、后期保健及营养，胎儿教育等知识，教会准妈妈进行自我监护。由准妈妈及家属学会自己数胎动。家属帮助试听胎儿心音，测量宫底高度等，以了解胎儿在宫内情况，解决产前检查间隔期内的监护问题。

准妈妈饮食健康

1. 准妈妈应少吃的 10 种食物

①油条：油条的制作中需加入明矾，明矾是含铝的无机物。如果准妈妈每天吃 2 根油条，等于吃了 3 克明矾，积蓄起来其摄入铝量相当惊人。这些铝通过胎盘侵入胎儿的大脑，造成大脑障碍。

②糖精：糖精对胃肠道黏膜很有刺激作用，并影响某些消化酶的功能，出现消化功能减退，发生消化不良，造成营养吸收功能障碍；由于糖精经肾脏随尿液排出，所以会加重肾功能负担。

③盐：准妈妈过多进食盐后引起水肿、血压升高。如果准妈妈患有某些疾病，如心脏病、肾脏病、高血压等，应从妊娠开始就忌盐或食低钠盐。

④酸性食物：酸性食物和酸性药物是造成畸形胎儿的元凶之一。在妊娠的最初半个月左右，不食或少食酸性食物最好。

⑤咸鱼：咸鱼含有大量二甲基硝酸盐，进入人体内能被转化为致癌性很高的二甲基硝胺，并可通过胎盘作用于胎儿，是一种危害很大的食物。

⑥罐头食品：罐头食品在制作过程中都加入一定量的添加剂，如人工合成色素、香精、防腐剂等，准妈妈食入过多则对健康不利。

⑦冷饮：胎儿对冷的刺激十分敏感，当准妈妈吃过多的冷饮后，胎儿会躁动不安。

⑧菠菜：菠菜中含铁不多，而是含有大量草酸。草酸可影响锌、钙的吸收。准妈妈体内钙、锌的含量减少，会影响胎儿的生长发育。

⑨巧克力和山楂：过多食用巧克力会使准妈妈产生饱腹感，身体发胖，而必需的营养却缺乏。山楂对子宫有兴奋作用，准妈妈过食可使子宫收缩，导致流产的可能，故要少吃。

⑩猪肝：在牲畜迅速催肥的现代饲料中，添加了过多催肥剂，另外；猪肝维生素 A 含量很高，准妈妈过食猪肝，大量的维生素 A 便会很容易进

入体内，对胎儿发育危害很大，甚至会致畸。

2. 补充维生素并非多多益善

不少准妈妈，为了达到优生目的，就盲目大量补充维生素。殊不知，结果往往会适得其反，不仅无益于自己，也会伤害了腹中的胎儿。

例如，维生素 A 是一种脂溶性维生素，缺乏时可产生夜盲症或干皮病，过量又会出现蓄积中毒，准妈妈超量服用维生素 A 可能引起流产，也可能发生胎儿神经和心血管缺损及面部畸形。一般来说，每日合理的混合性食物可提供 5000 ~ 8000 国际单位的维生素 A，这已能充分满足准妈妈每日维生素 A 的需要量。此外，准妈妈更要忌服治疗痤疮和银屑病的维生素 A 类药物，如异维甲酸，因为这类药是最强烈的致畸药物。总之，准妈妈不可随意滥服维生素类药物，即使需要补充，也须遵照医嘱，适可而止。

3. 孕吐时期饮食方案

此期准妈妈食欲比较差，可以选择清淡、可口的食物。下面的食谱比较适合此期准妈妈。

❈ 糖醋肉片

【原料】猪瘦肉 250 克，南荠 100 克，酱油 5 克，料酒 10 克，盐 3 克，白糖 30 克，醋 25 克，葱 5 克，姜 6 克，油 50 克。淀粉 5 克，鸡蛋 1 个。

【制法】①将猪肉切成厚 0.2 厘米，长 3 厘米，宽 1.5 厘米的片，放入盐 0.5 克，料酒 3 克，鸡蛋 1 个，淀粉 2 克上浆，抓匀。

②南荠切成 0.2 厘米的圆片或 0.2 厘米的长方形片。葱、姜切成末。

③将葱、姜、酱油、料酒、盐、白糖、醋、淀粉同时放入一个碗中，调成汁。

④炒锅加油烧热，将肉片放入炒至变色；八成熟时，加入南荠同炒，再将碗汁全部倒入锅中，迅速翻炒，汁熟后，即可装盘。

【特点】口味酸甜，口感软嫩脆香，色泽金黄。制成后在盘中要留一部分汁在盘中，不可将汁全部挂在肉片上。碗中汁倒入锅时要迅速翻炒，不可使汁局部受热过多，因为局部受热过多，白糖糊化，口感不好。

❈ 八宝饭

【原料】糯米 500 克，蜜枣 6 克，桂圆肉 6 克，南瓜子仁 3 克，红绿色瓜条 6 克，莲子 6 克，青梅片 6 克，豆沙 90 克，白糖 90 克，板油丁 15 克，猪油 30 克。

【制法】①将糯米淘洗干净，冷水泡 2 小时取出，放入蒸笼蒸 25 分钟。

②把糯米饭倒入瓷盆，加入白糖90克、猪油30克拌匀。

③大碗1个，碗内涂上猪油，摆上红绿色瓜条、莲子、青梅片、蜜枣、桂圆肉、南瓜子仁，摆成各种鲜艳喜欢的图案。舀出部分糯米饭放在大碗内摊成碗形，中间放入猪油、豆沙、板油丁，再舀些糯米饭盖在上面，贴牢。

④把装好桂圆肉、蜜枣等配料及糯米饭的大碗放入蒸笼上蒸透，蒸至油、糖和饭融合在一起，糯米饭呈红色为止，覆扣在盆中。拿掉扣碗，即可食用。

【特点】花色美观，香甜可口。功能是滋阴养血，非常适合准妈妈食用。

✿ 芫荽爆鱼条

【原料】鲤鱼1条，约重500克，芫荽50克，盐1克，料酒1克，鸡蛋清1个，胡椒粉0.5克，香油5克，葱丝10克。

【制法】①把鲤鱼去头尾内脏，除掉脊骨，切成长5厘米、厚1厘米的条；再把芫荽洗净切成3厘米的长段。

②将鱼条放入盐、料油、鸡蛋清，用淀粉汁搅拌均匀；把葱丝、盐、味精、料油、胡椒粉、香油调成汁。

③最后将炒锅上火，加油50克，烧至七成热时，将鱼条放入煸炒，熟后把调汁及芫荽同时倒入锅

内，翻动使汁挂匀后即可装盘食用。

【特点】此菜口感鲜嫩，色泽淡雅，营养丰富，尤适用于乳汁不足的产妇食用，原因是鲤鱼有催乳的作用。

✿ 什锦苹果

【原料】苹果5个（大小均等），梨脯30克，山楂糕30克，葡萄干30克，杏脯30克，白糖50克。

【制法】①将梨脯、山楂糕、杏脯均切成2厘米方丁，放入葡萄干搅拌均匀，分成5份。

②苹果去皮，放在案板上，从上面片下一片厚约1厘米的片，把苹果中间的核用刀除去，成为一个小碗状，将片下的片放回原处，仍为一个苹果。

③在苹果中间放上果脯，将盖盖好，放入平盘中码整齐，送入蒸锅蒸约15分钟，取出。

④炒锅洗净，放清水80克，放入白糖，糖汁熬至略浓时，淋在苹果表面即可上桌。

【特点】口味丰富，香甜适口。蒸苹果时，不可将其蒸时间过长，以免破坏完整性。

✿ 桂圆莲子粥

【原料】桂圆肉30克，莲子30克，糯米60克，大枣10枚，白糖适量。

【制法】莲子去皮和心，大枣去核，与桂圆肉和糯米同煮粥，吃的时候可以放适量白糖。

【特点】养心宁神。

拌藕丝

【原料】鲜藕250克，山楂糕50克，白糖60克，醋、香油、味精各适量。

【制法】①将鲜藕洗净，去皮，切成丝。②将由楂糕切成丝，放入盘中备用。

③将藕丝用开水烫透，捞出用凉水过凉，控净水分。

④将醋、香油、白糖调成汁。

⑤在藕丝上，码成塔形，把兑好了的汁水浇在藕丝上即成。

【特点】酸甜可口，是消暑的佳肴，也是孕吐期准妈妈开胃食品。

水晶菠萝

【原料】菠萝250克，白糖250克，凉粉200克，白醋和盐各少量。

【制法】①将菠萝切成片，分别摆在几个小碗中。

②将白糖、醋、盐、水上蒸笼，蒸至溶化，稍微放凉后倒在小碗中，然后放在冰箱中，吃的时候倒出来。

【特点】凉甜可口，具有浓香菠萝味。

糖醋青菜头

【原料】鲜嫩青菜头250克，白糖30克，醋20克，精盐、香油和味精各适量。

【制法】①菜头削净表皮后切成细丝，用精盐稍腌片刻，挤出菜汁，放入盘中。

②把香油、味精、醋、白糖搅匀浇在菜头丝中，拌匀即可。

【特点】酸甜脆嫩，清香可口。含碳水化合物和矿物质、维生素等。有宣肺温中之功效。

松子豆腐

【原料】豆腐500克，松子仁50克，鸡汤500克，香菜末、葱、姜、油、料酒、白糖、味精、盐各适量。

【制法】①将豆腐切成2厘米长的豆腐丁，放入开水锅中烫煮至浮起，捞出控净水，放在案子上，用牙签扎，控出浆水。

②锅中放入葱、姜、油，烧至六成热，放入25克白糖，用火炒成枣红色，放入料酒，加入鸡汤，把松子放入汤中，再加入盐、白糖和味精，放入豆腐丁，用小火烧。边烧边用牙签扎，使汤汁渗入豆腐丁，待汤收干豆腐膨胀后，迅速盛盘中，将香菜末撒在上边即成。

【特点】豆腐嫩鲜有味适口。松子仁能滋阴、润肺、滑肠；豆腐营养丰富，能生津润燥。两者合用，对于燥咳、便秘有明显疗效，是孕早期准妈妈防止燥咳和便秘的理想保健菜肴。

家常芹菜汁

【原料】胡萝卜5根，苹果1个，芹菜200克。

【制法】绿胡萝卜切片，苹果切成长条。先倒入一半胡萝卜片榨汁，然后再将另一半胡萝卜片与芹菜一起榨汁。苹果条另外榨汁后，一起混合。

【特点】清甜可口，富含胡萝卜素、葡萄糖、果酸、叶酸。

牛肉牡蛎汤

【原料】牡蛎肉50克，牛瘦肉250克，青菜叶50克，料酒、精盐、味精、葱末，姜末、熟大油、肉汤各适量。

【制法】①将牡蛎肉用热水浸泡，水凉后再换热水，泡发后洗净。

②牛肉洗净，放入沸水锅中汆一下，捞出洗净，切成丝。

③锅上火，放入大油，下入葱末、姜末煸香，再加入牛肉丝、料酒煸至水干，加入肉汤，精盐、牡蛎肉煮至熟烂、加入青菜叶，放入味精，盛入汤碗即成。

【特点】肉烂熟，味鲜香。此汤菜富含锌，准妈妈常吃可防止锌缺乏，有利于胎儿生长发育。

草莓绿豆粥

【原料】糯米250克，绿豆100克，草莓250克，白糖适量。

【制法】①绿豆挑去杂质，淘洗干净，用清水浸泡4小时，草莓择洗干净。

②糯米淘洗干将，与泡好的绿豆一并放入锅内，加入适量清水，用旺火烧沸后，转微火煮至米粒开花、绿豆酥烂时，加入草莓、白糖搅匀，稍煮一会儿即成。

【特点】此粥色泽鲜艳，香甜适口，含有丰富的蛋白质、碳水化合物、钙、磷、铁、锌、维生素C、维生素E等多种营养素。

准妈妈日常保健

1. 快乐"孕"动——抬头和抬肩

动作：仰卧，屈膝，双脚平放在地面，分开比髋部窄。双手置于大腿，收紧骨盆，收紧腹部。保持用力收腹，呼气，慢慢把头和肩抬离地面，双手滑向膝盖。抬头时，保留下巴和胸之间有一些空间。头和肩放下时，收紧腹部并吸气。保持收紧骨盆，用有节制和稳定的速度按提示的强度指标重复。

注意伸长颈，肩放下，保持腹部内收及平坦。

和缓：重复8次，做2套。

适中：重复16次，做2套。

激烈：重复16次，做3套。

"孕"动良效：增强腹肌，有助于支撑胎儿及准妈妈的背部。

2. 准妈妈谨防化妆品中毒

◇ 口红

口红的主要原料是各种油脂、蜡质、颜料和香料等。其中油脂最常用的是羊毛脂。羊毛脂既能吸附空气中各种危害人体的重金属微量元素，又能吸附能进入胎儿体内的大肠杆菌等微生物，同时还有一定的渗透作用。因此，准妈妈涂抹口红以后，空气中一些有害物质就容易吸附在嘴唇上，并在说话和吃东西时随着唾液侵入肌体内，从而伤害到体内的胎儿。所以，为了生下健康的宝宝，准妈妈最好不涂口红。

◇ 染发剂

染发剂不仅是导致皮肤癌的危险因素，而且还会诱发乳腺癌和胎儿畸形。因此，怀孕以后使用染发剂时一定要慎重。

◇ 含维甲酸的化妆品

维甲酸即维生素甲酸，能促进上皮代谢，可使上皮细胞增生，分化和角质溶解，因此常用于治疗白斑、多发性寻常疣以及角化异常等各种皮肤病。维甲酸本系外用药物，由于其具有推迟皮肤老化、防止皮肤角化、促进上皮细胞代谢以及治疗痤疮等作用，因此，国内外已把它加入化妆品中。但是必须注意维甲酸具有致胎儿畸形的作用。局部涂擦此类化妆品对皮肤穿透力强，可经皮肤吸收，准妈妈使用有引起胎儿脐疝、膈疝、心包缺损以及右上肢发育不全等畸形的危险。据此，准妈妈或即将妊娠的育龄女性都不得使用含维甲酸的化妆品。市场上的化妆品绝大部分不标明其主要成分，给准妈妈选择带来较大困难。一般具有治疗痤疮、防止皮肤角化、推迟皮肤老化、价格昂贵的化妆品，都可能含维甲酸，准妈妈要慎重对待，以不用为好。

◇ 洗涤剂

目前市场上销售的洗涤剂之类物质中含 As 或 Las 的浓度为 20% 左右。因此，人们必须对杀害孕卵的凶手——洗涤剂之类化学物质保持高度警惕，对夫妻双方都查不出明显不孕症病因的情况，女方应在月经周期的后半期尽量少用或不用此类物质，以免其破坏受精卵而导致怀孕失败。

3. 如何看懂医院检验单

◇ 血红蛋白、血小板、白细胞

血红蛋白主要是判断准妈妈是否贫血，正常值是 100～160g/L。轻度贫血对准妈妈及分娩的影响不大，重度贫血可引起早产、低体重儿等不良后果。

白细胞在机体内起着消灭病原体、保卫健康的作用，正常值范围在 $4 \times 10^9/L \sim 10 \times 10^9/L$，超过这个范围说明有感染的可能，但孕期可以轻度升高。

血小板在止血过程中起重要作用，正常值为 $100 \times 10^{12}/L \sim 300 \times 10^{12}/L$，如果血小板低于 $100 \times 10^{12}/L$，则会影响准妈妈的凝血功能。

◇ 尿常规

检查项目：尿液中蛋白、糖及酮体，镜检红细胞和白细胞等。

正常情况下，上述指标均为阴性。

如果蛋白阳性，提示有妊娠高血压、肾脏疾病的可能。

如果糖或酮体阳性，说明有糖尿病的可能，须进一步检查。

如果发现有红细胞和白细胞，则提示有尿路感染的可能，须引起重视，如伴有尿频、尿急等症状，须及时治疗。

◇ **肝、肾功能**

检查项目：谷丙转氨酶（GPT）、谷草转氨酶（GOT）、尿素氮（BUN）、肌酐（Cr）等。

这些主要是为了检查准妈妈有无肝炎、肾炎等疾病。怀孕时肝脏、肾脏的负担加重，如果指标超过正常范围，提示肝、肾功能不正常，怀孕会使原来的疾病"雪上加霜"。

肝功能正常值：谷丙转氨酶 0～40U/L；谷草转氨酶 0～55U/L。

肾功能正常值：尿素氮 9～20mg/dl；肌酐 0.5～11mg/dl。

◇ **血型检查**

检查项目：①ABO 血型；②Rh 血型。

检查血型，以备生产时输血，准妈妈了解自己的血型很重要。

如果丈夫为 A 型、B 型或 AB 型血，妈妈为 O 型血，生出的小宝宝有 ABO 溶血的可能。

在亚洲人中 Rh 血型阴性的较少，大多数为 Rh 血型阳性。如果男女 Rh 血型不合，也有可能发生胎儿溶血。

如果准妈妈为 Rh 阴性，在生产前医院还要预先备好 Rh 阴性的血液，一旦分娩时发生意外，就能够及时输血。

◇ **梅毒血清学试验**

检查项目：①螺旋体抗体血凝试验（TPHA）；②快速血浆反应素试验（即日）。

梅毒是由梅毒螺旋体引起的一种性传播性疾病。如果准妈妈患梅毒可通过胎盘直接传给胎儿，有导致新生儿先天梅毒的可能。

正常准妈妈这两项试验结果均为阴性反应。当机体受到梅毒螺旋体感染后，会产生两种抗体，表现为 FIPR 阳性和 TPHA 阳性。RPR 阳性的特异性不高，会受到其他疾病的影响而出现假阳性，TPHA 阳性可作为梅毒的确诊试验。

◇ **艾滋病的血清学检查**

检查项目：艾滋病（HIV）抗体。艾滋病是获得性免疫缺陷综合征的直译名称，是一种严重的免疫缺陷疾患，其病原体是 HIV 病毒。正常准妈妈 HIV 抗体为阴性。如果感染了 HIV 病毒，则结果为阳性，HIV 病毒会通过胎盘传播给胎儿，会造成新生儿 HIV 病毒感染。

4. 准妈妈孕早期不宜旅行

一般来说，怀孕早期（即怀孕的前3个月）应该尽量避免外出旅行，尤其是长途旅行。实在不得不外出时，应注意以下几个方面。

①妊娠中没有出现阴道见红等先兆流产现象或者是腹痛现象。

②有习惯性流产史者，怀孕早期应避免外出旅行。

③外出旅行最好选择卧铺、软卧或者硬卧的下铺，最好结伴而行。

④注意做好卫生防护，勤洗澡，勤换内衣，多喝水，以防由于长途旅行抵抗力降低，导致泌尿系统感染和阴道炎的发生。

⑤一旦出现腹痛、阴道见红症状，应立即就近看病。

5. 孕妇瑜伽帮助放松

放松是准妈妈健康的前提，很多准妈妈都是第一次怀孕，所以整个孕期都处于紧张状态。而孕妇瑜伽主要功能不但能锻炼准妈妈的身体有助于生产外，还有改善情绪调节心情的作用，孕期瑜伽放松，能够帮助准妈妈以愉快、轻松、健康状态走完孕期。

◇枕臂侧躺

动作要领：侧躺（任意一边），曲臂枕于头下，另一胳臂置于弯曲的大腿上，置于底下的大腿保持放松伸直的姿势，置于其上的大腿稍微弯曲。时间以舒服为度，做完一侧后同样方式换另一侧。这一姿势可消除背部压力，放松背部。

◇坐姿聆听

动作要领：坐在席子或毯子上，背靠墙，或者坐在椅子上，靠住椅背，双腿伸展，手臂自然放松，双手手心朝上，放在大腿上，闭眼。颈部、睫毛、脸部放松。聆听有节律的细微的声音，或听些轻柔的音乐。

6. 准妈妈防止背部受伤

随着子宫的增大和宝宝的成长，背部、下腹和盆底的肌肉就不像以前那样活动自如了，准妈妈也会出现背痛现象。与未怀孕的女性相比，在受到同样的压力和张力下，准妈妈的后背会变得更容易受伤，这时应该注意保护背部。

①改进站立姿势。站着的时候，想象有人在头顶和头的后方系了一根绳子，把你往高处拉，那么，收紧骨盆底部和腹部的肌肉有助于支撑你的后背。

②倾斜骨盆。这有助于改善背部因长时间站立而造成的紧张状态。具体的做法是，首先，背靠墙站立，但脚不要紧靠墙，要把脚放在离墙几厘米处，微微弯曲双膝。接着，把手滑向后背，再向后倾斜骨盆，让背部压住手部。然后，再向前提起骨盆，这时手就不会感受到背部带来的压力了。最后，按照这种方式，继续向前或向后有节奏地倾斜骨盆。一旦对这种练习比较熟练了，就可以不用靠着墙做了。

③用手和膝盖撑地，跪在地上。这种姿势有助于减轻宝宝对背部造成的压力。把尾骨向身体下方收缩，像猫伸懒腰那样，尽量把背部向上弓成圆圆的小山丘形状；然后朝相反的方向，把后背向下挺，这样就可以把臀部抬起来。前后晃动身体，重复做这两个动作，对减轻背部及骨盆的疼痛非常有帮助。

7. 双胎妊娠准妈妈的保健

大多数情况下，一次妊娠只怀一个胎儿，但也有一次妊娠同时怀两个或两个以上胎儿的情况，并以双胎更为多见。双胎妊娠的准妈妈与单胎妊娠的准妈妈相比有许多不同，此时母体处于超负荷状态，如果不加注意，就会发生许多并发症，导致准妈妈或宝宝的死亡。

双胎妊娠时应注意以下一些问题。

①孕期要加强对饮食的调节，防止妊娠贫血的发生。双胎的准妈妈需要更多的热量、蛋白质、矿物质、维生素等营养素，以保证两个胎儿的生长发育。双胎妊娠准妈妈的血容量比单胎妊娠明显增大，铁的需求量也增大，往往在早期即出现贫血。为防止贫血，除加强营养，食用新鲜的瘦肉、蛋、奶、鱼、动物肝脏及蔬菜水果外，还应每日适当补充铁剂、叶酸等，可每日口服硫酸亚铁1～2片（300～600毫克）。

②双胎妊娠准妈妈的子宫比单胎明显增大，且增速较快，特别是在24周以后，尤为迅速。这不仅增加了准妈妈身体负担，同时由于对心、肺及下腔静脉的压迫，还会产生心慌、呼吸困难、下肢浮肿及静脉曲张等压迫症状，在孕晚期更为明显。因此，在孕晚期，要特别注意避免劳累，多卧床休息，这对减轻压迫症状，增加子宫的血流量，预防早产都有好处。另外，由于双胎导致子宫过度膨大，往往难以维持到足月而提前分娩。所以，双胎准妈妈需要提前住院待产，以保证顺利分娩。

③早产的诱发因素主要是休息不当和房事不节制。因此，双胎妊娠的准妈妈更要特别注意，妊娠30周后应多卧床休息，宜采取左侧卧位，不

宜取坐位、半坐位及平卧位。左侧卧位可以增加子宫血流量，减少胎儿对宫颈的压迫和扩张。

8. 要不要为孩子辞去工作

很多准妈妈都会存在这样的考虑。

随着现代生存压力的增大，孩子教育意识的增强，我们开始意识到家庭的建设在社会生活日益变化的今天，同任何其他社会事业的建设一样需要我们付出心力、精力。但是，就其价值而言，因为局限于每个独立的家庭本身，它却并不能像社会事业那样带给我们认同和价值成就感。

于是，中国女性不得不面临着双重人生诉求，既要建设好家庭，同时还要到社会上寻求自我价值实现。男性在这方面也起到不小的推波助澜的作用，他们以妻子有个体面的工作而在同学或朋友中倍觉骄傲。

如今再不是将孩子生下来，交给社会的教育机构，就算尽了孩子教育责任的时代了。越来越多的受过良好教育的爸爸妈妈们，更愿意自己成为孩子所受教育的主导者，而不满足于学校的书本知识。

所以要不要为孩子辞去工作，是爸爸妈妈两个人的事情。认识到家庭责任的重大并且重要是首要的。而只有认识到这点，才可能涉及我们这个问题的存在。吃进去的饭不经心烹制还有不可下咽的时候。家庭营建，没有用心就当然不会有它的繁荣。而这里的用心，绝不是准妈妈一个人的事情。

9. 什么样的情况适合做全职妈妈

最适合做全职妈妈的情况，不是工作压力大，找不到工作或者对当前工作不满意的妈妈。而是那些对家庭责任有足够认知，并且不认为承担起这个责任较之承担起社会责任是自己的某种牺牲，同时可以从中领悟到某种价值实现的妈妈。

当然，做到这一点很难。以中国现状来看，全职妈妈毕竟不是女性生存的主流，虽然你可以将此并不视为牺牲，但事实上，你确实牺牲了很多，首先，也许你的父母就不会认可。

所以，适合做全职妈妈的人，需要有足够的能力屏蔽外界的眼光、议论。可以活在自己认为正确的道路上，不受别人的影响。

丈夫是你最重要的支持力量，他同时是妈妈全职最大的受益者，你们通过不同的但同样重要的职责承担，共同构筑你们的家庭。取得他的支持。而只有丈夫也从内心真正认同你的选择，认同你所付出的同样是一种创造——和他所做的一样，最终是在创造你们幸福的生活。你就可以成为真正快乐自足的全职妈妈。

10. 注意外阴卫生

妊娠期准妈妈要特别注意个人卫生，每日清洗外阴，防止发生各种生殖系统炎症性疾病。

阴道是内生殖器官与外界相通的地方，细菌易于侵入。它的位置十分不利，阴道的后方便是肛门，粪便里有大量细菌，极易污染阴道。特别是有些孕妇患有外痔，大便后如不清洗，更易弄脏内裤，污染阴道及泌尿道。

健康女性的阴道里有大量乳酸杆菌，这种细菌把阴道黏膜产生的糖原分解为乳酸，使阴道里的渗出液呈酸性，酸性环境可以有效地抑制致病菌和滴虫的生长，这是人的自然防卫功能。

同时，阴道里有大肠杆菌、葡萄球菌、链球菌等在缺氧条件下才能生长繁殖的厌氧菌，以及需氧菌。这些细菌，在平时与人体和平相处，但是当人的抵抗力降低时，自然防卫功能遭到破坏，这些潜伏的致病菌便出来兴风作浪，造成感染。

因而，医生告诫孕妈妈，平时一定要注意阴部保洁；发现白带增多又有异味要及时检查治疗；妊娠期尽量避免性交；胎膜早破要及时住院，预防和治疗感染。

11. 过度清洗阴道有害无利

很多女性朋友为了保持局部清洁，每天清洗阴道，却反而引起严重的阴道炎症。

阴道内本身就有多种细菌存在，这些菌群之间形成生态平衡，阴道生态平衡一旦被打破。

外源病原体侵入，即可导致炎症发生。在维持阴道生态平衡的过程中，雌激素、乳杆菌及阴道 pH 起重要作用。

生理情况下，雌激素使阴道皮增生变厚，并富含糖原。糖原在阴道乳酸杆菌的作用下分解为乳酸，维持阴道正常的酸性环境，抑制其他病原体生长，称为阴道自净作用。

乳酸杆菌除维持阴道的酸性环境以外，其产生的过氧化氢及其他抗微生物因子可抑制或杀灭其他细菌。阴道频繁灌洗可使阴道 pH 升高，不利于乳酸杆菌生长，反而使其他致病菌成为优势菌，引起炎症。

研究表明，每周冲洗阴道一次或一次以上的妇女，比不清洗的妇女，盆腔感染危险增加73%。这很有可能与冲洗液的不洁有关。沾染有一般病菌及性病病原微生物的冲洗液进入阴道，可上行至子宫和输卵管，导致盆腔炎。所以，正常情况下，准妈妈没有必要做阴道冲洗，只要保持外阴清洁即可。

准妈妈每天晚上用清水清洗一次外阴，就能保持局部的清洁。阴道冲洗只是在某些有病的情况下方有短期施行的必要，并且应在医生的指导下进行。

12. 什么样的胸罩适合准妈妈

妊娠期乳房不断增大，所以要按乳房大小更换乳罩。

选购乳罩，合适的号码确定很重要。可先用皮尺通过两个乳头处量最大胸围。然后再量两侧乳房下面反折线处的最小胸围，市售的乳罩号码是最小胸围数。还要用最大胸围减去最小胸围，除以2，求出乳房的近似高度。

不是所有市售乳罩的设计都很科学，不是按号购买的乳罩都能够合适。很多乳罩起不到向上托起稳定和保护乳房的作用。挑选乳罩时，还要量一下乳罩锥形隆起的高度是否与自己乳房的近似高度相适应，圆锥能否容纳乳房。

不要选用化纤制品。孕期、哺乳期所戴的乳罩，应该是纯棉的。一则孕期易出汗，化纤制品透气性差；二则化学纤维可进入乳腺导管，在哺乳时又会被孩子吸吮进体内。

准妈妈职场保健常识

1. 孕二月准妈妈工作有禁忌

这是最容易流产的时期，需要注意。因为这一时期胎盘发育还不完善，子宫内的胎儿处于不稳定状态，所以准妈妈不能完全像平时那样活动。应该加强注意：如果在工作中需要搬运重物，千万不要勉强；如果需要出差，一定要向领导请假，旅途的颠簸和疲劳会引起流产；保证充足的睡眠，可以在中午安排一个短暂的午睡；如果你小便次数增加，不要不好意思，孕期随时排净小便很重要，否则可能引起妊娠中毒症；在工作中，若出现少量出血或下腹疼痛，应马上躺下休息，及时联系医生。

2. 如何在工作中缓解孕期反应

要注意补充水分，多喝水，上班前在包里带上几个水果，有条件的话也可以自己带些可口的饭菜作为午餐；空腹易加重妊娠反应，上班时带些小食品，在不影响工作的情况下，随时吃一点；由于妊娠反应和体质的变化，准妈妈也许会感到心情焦躁，要注意控制自己的情绪，可以听听音乐，做做深呼吸；集中精力工作是缓解妊娠反应的一种有效办法；多和同事聊聊天，取得理解和帮助，工作上千万不要勉强。

3. 如何让孕期工作更轻松

人紧张的时候，血管收缩、心跳加快，长时间处于这种状态，人就容易真的患上高血压。研究表明，准妈妈工作日的血压明显高于非工作日，尤其是那些工作压力比较大的女性。妈妈如果焦虑、神经紧张，会释放出能使血压升高的激素，胎儿能够通过胎盘感受到这种激素，从而感知妈妈很紧张，这对胎儿的生长是不利的。因此，准妈妈在工作中要注意有张有弛，给宝宝创造一个轻松舒缓的环境。

①根据怀孕的情况调整扶手的位置，加固坐垫和增加背部的挨枕，能够使准妈妈坐得更舒服。在放脚的地方还可以增加一个废弃的纸箱来抬高腿部的位置，这样能够有效防止水肿。

②长时间的站立可能会使脚部充血，引起疼痛和晕眩，同时还会增加对背部的压力。但如果工作需要长时间站立的话，职场准妈妈可以尝试将脚放在高一点的纸箱上，轮流换脚，而且还要注意多些短暂的休息。

③如果需要拾物的时候，尽量弯曲膝盖蹲下，而不是腰部。尽量使物体贴近自己，不要依靠背部的力量。

④控制工作量。每天都设定自己的工作计划。减少一些别人可以代办的工作。

⑤学习放松的技巧，例如深呼吸、冥想、倾诉等。

4. 准妈妈职场孕吐巧应对

大约有75%的准妈妈在孕早期会有恶心、呕吐等不适的反应，对于职场准妈妈这也许会影响一整天的工作。

如果可能发生孕吐，准妈妈可以在上班路上准备好毛巾和漱口液，考虑好去洗手间最快的路线。如果你还没有告诉老板和同事们怀孕的消息，那么别忘了准备好你的借口，诸如"食物中毒"啦，或是"胃不太好"等等。万一碰巧在卫生间看见，你就可以从容应对。

如果你的反应特别厉害，或是持续的时间很长，经常恶心或是频频呕吐，那么，你必须告诉你的主管你怀孕的消息。

在告诉他之前，你应该清楚地想好你所要得到的：同情？假期？还是在这段最不舒服的孕期有个弹性的工作时间？

同时你还必须清楚地想好你的主管所要的：也许是你把工作做好的承诺（甚至是用你的下班时间）。

最后向他保证，通常这样的早孕反应会在怀孕3个月后消失。

孕期疾病和妊娠反应

1. 轻松度过妊娠反应

妊娠反应大都是在早晨起床时不舒服，或者闻到以前不想闻的味道便恶心、呕吐，甚至看到电视广告食品，听到公共场所播放的轻音乐也会呕吐。有人看到厨房里的炊具，便引起联想，感到不舒服。

另外，对嗜好的食品也发生变化，突然对某种食品格外偏爱，只想吃这种食物，常常是在冬天想西瓜，一旦花高价买来，但吃后又觉得不是那么好吃。味觉和嗅觉的改变是孕期的一个特征。

从妊娠5个月开始，便会食欲增加，有一种总是吃不饱的感觉。总之，妊娠反应也是通向分娩的必由之路，要精神放松地度过这一时期。

总之，精神因素的影响的确很大。所以，创造舒适的环境非常重要。经常与朋友聊天，浏览商店橱窗及散步可以转换心情。也可偶尔回娘家轻松一下。看书、读报、织毛衣或改变房间摆设，以调节气氛，保持心情舒畅。但是，电影院、商店等公共场所人太多，反而会加重妊娠反应，因此最好不去。

由于妊娠反应和体质的变化，准妈妈会心情焦躁或感情剧烈波动，产生妊娠不安，要充分注意休息、睡眠，保持良好的精神状态。

2. 将晨吐不适减轻到最低

许多准妈妈常经历的恶心、呕吐或腹部不适感，很容易让怀孕的美好感觉变成痛苦。晨吐的两大痛苦源于对某些气味特别敏感，以及特别厌恶某些食物。大部分准妈妈晨吐症状通常开始于怀孕第三周末，然后在第三个月末症状减轻。

◇ 给准妈妈的建议

①尽量避开刺激物

经过若干天的恶心，准妈妈就可以知道引发呕吐及恶心的刺激物。安排日常生活时，尽可能地避开这些已知的刺激物。

②让每一天有个美好的开始

早晨突然醒来是晨吐的最佳时机，因为饥饿的胃中充满胃酸。所以，最好在每天晚上上床前，先吃点东西，这样第二天早晨起床时，肚子就不会空空如也。也可以在床边放一盘易消化又可口的点心，半夜醒来时，吃点东西。

③吃得让胃舒服

比较好的进食方式是少食多餐，一天6次。一整天不断地吃些易于消化的营养食物，可以让准妈妈的胃舒服些。我们的饮食建议是以下方法。

尽量避免吃难以消化的高脂肪或油炸类食物，如高热量的冰激凌、薯条和炸鸡等。

吃一些会感觉口渴的食物，如泡菜或苏打饼干，这样准妈妈就可以多喝点水，避免加重恶心而脱水。

空胃对唾液非常敏感，一碰到就容易引发恶心。因此，不要将唾液吞到空空的胃里，在吃唾液分泌的食物（如咸的或干的食物，如饼干）之前，应该先喝些牛奶、酸酪乳，将胃滋润保护起来。

吃些瓜类、葡萄、莴苣、苹果、梨子、芹菜等水分多的食物。

吃高热量的面包、麦片和饼干等。

有时候准妈妈可能会不想吃也不想喝，但是如果不吃不喝，可能会感觉更糟。千万不要一大早就满肚子胃酸又血糖过低地站在厕所内。吃些东西吧，什么都行。

④出门走走

新鲜的空气，不同的景色，拜访朋友，或看场电影，都可以让准妈妈分散注意力而使感觉好些。如果想要活动，那就活动吧！如果想要休息，那就好好休息吧！

⑤把家务分出去

让准爸爸做家务事，自己躺在床上吧！如果准妈妈想要吃某种特别的食物，就叫家人去买，不要因为躺在床上，要求家人为自己买饼干而觉得愧疚。记住，准妈妈正在为两个人孕育一个新生命。

⑥穿舒服一点

穿宽松一点的衣服。

⑦舒服的姿态

调整身体重心的位置，只要让胃的出口低于入口，逆流状况就会减轻。当准妈妈吃饱后，尽量坐直或是靠右侧躺，仰睡感觉不会太好。

⑧尽量多睡

嗜睡可以逃避恶心。为了避免起床后恶心，在休息之前，吃一些清淡的食物，首选水果或作用持久的谷类或面食等。

⑨保持乐观的心情

找些能与准妈妈分忧解愁的人聊聊。当过妈妈的人会比没有当过的人更理解准妈妈的状况。如果有一天，准妈妈无法将许多事安排妥当，仍要提醒自己：最珍贵的礼物就是肚子里的宝贝。

3. 准妈妈为什么要查风疹病毒

风疹是由风疹病毒引起的，属于 RNA 病毒。准妈妈属易感人群，一旦感染便可发生子宫内感染致胎儿畸形及严重后遗症，流产及死产率较正常妊娠高 2～4 倍。孕早期感染者致畸率为 50%，中期为 25%，末期为 15%，胎儿畸形常为多发性，遍及全身各脏器，通常称为先天性风疹综合征。

此综合征主要表现有：眼部疾患，如先天性白内障、青光眼或小眼球等；中枢神经系统疾患，如神经性耳聋、精神呆滞、小脑畸形、脑炎、智力障碍等；还有肝脾肿大、腭裂、并指、血小板减少、新生儿体重低下等，大部分症状于出生后即表现出来，有些则经数日至数年后才出现。

因此，早期妊娠准妈妈若确诊为风疹病毒感染时应行人工流产终止妊娠。受到风疹病毒感染者可在咽部分离出风疹病毒，在血清中查到特异性抗体，即可确诊。准妈妈如有过风疹病毒感染，血中产生抗体并有终生免疫力，不会再受感染。目前许多国家均采取注射灭菌活疫苗的方法，使体内产生抗体。

具体做法是：女性在想要妊娠前先抽血化验，如显示风疹抗体阴性，说明未曾受过风疹病毒感染，这时就可注射风疹疫苗使体内产生抗体，避免感染。但千万不可在怀孕期间注射疫苗，孕期注射疫苗反而会引起子宫内感染。有可能在注射后 90 天内妊娠者亦不应注射。最好的方法是婚前检查血内风疹抗体为阴性时，立即注射风疹疫苗，使体内产生抗体，注射后至少避孕 3 个月，然后再怀孕即可避免本病。

需要指出的是，风疹应与轻型麻疹和荨麻疹相鉴别。风疹是由感染了风疹病毒所引起，风疹患者是唯一的传染源，通过空气、飞沫等传染。潜伏期为 2～3 周，前驱期 1～4 天，出疹发生在前驱期后 1～2 天。前驱期的表现类似上呼吸道感染，然后出现皮疹，先由面部开始，迅速波及全身，为浅红色的斑丘疹，大小不一，往往融合成片，四肢远端较少，疹退后不留痕迹。出疹期常伴有耳后及枕后淋巴结肿大，有时腋窝及腹股沟淋巴结亦可肿大并有压痛，但不化脓。总之，风疹的临床表现并无特色，确诊必须依赖化验。

4. 妊娠呕吐不宜用止吐药

孕早期的准妈妈常伴有恶心、呕吐、胃纳减退、头晕等妊娠反应，一般在清晨时较重。轻的对母子健康影响不大，不治也可自愈；重的吃什么吐什么，甚至滴水不进，呕出胆汁。准妈妈尿少、皮肤干皱、有脱水现象，消瘦，营养不良，有时头昏眼花、眩晕，甚至晕倒等严重症状，影响母子健康。

孕期呕吐多为年轻女性，主要由于精神过度紧张而引起，应对她们进行安慰、鼓励，使之好好卧床休息，吃可口的饮食。但宜少吃多餐，而不宜服止吐药，尤其是三甲氧苯扎胺，因为据研究表明，用三甲氧苯扎胺与不用该药的严重先天性畸形发生率有较大的差异，三甲氧苯扎胺的致畸胎率显著高于其他止吐药。

发生妊娠呕吐时，除解除准妈妈的思想负担外，也可在家中先试用下列药物：维生素 B_6，每次 20 毫克，每天 3 次；适量维生素 B_1 和维生素 C 及镇静止吐药，如苯巴比妥每次 0.03 克，每日 3 次；或用氯丙嗪每次 25 毫克，每日 2～3 次，口服，但绝不能长期服用。

中医中药的应用也可取得较好的效果。如伏龙肝 100 克，捣烂后用布包，水煎，分数次服；葡萄干 30 克，水煎或泡开水频服；藿香 9 克，竹茹 9 克，生姜 3 克，陈皮 6 克，黄连 3 克，吴茱萸 1.2 克，水煎服，每日 1 剂。

5. 孕早期三个月阴道出血

许多准妈妈刚怀孕时，会因为偶尔发现阴道出血而感到惊慌，其实这并不一定表示妊娠出了什么问题。怀孕之后，随着胎盘的生长，形成许多血管，有时候一些微血管破裂，而使阴道有轻微出血的现象。重要的是，应该知道什么时候该担心，什么时候不该担心。

◇不必担心的出血

不必担心的出血多半是无痛、短暂、微量，且没有任何其他症状发生。出血的颜色应是深红色或粉红色，且不带有血块。

以下是3种怀孕早期常见的正常出血状况：

①着床出血：通常在受孕后，胚胎进入血管丰富的子宫内膜着床后的2~4周内发生。这可能会被误认为是月经刚开始，尤其准妈妈的经期较不规则时。

②月经出血：怀孕后持续生长的胎盘，会释放出激素以抑制月经的发生，不过由于前几周所释放出激素的量，尚不足以抑制即将到来的月经，因此准妈妈很可能在怀孕了一两个月时还会有少量、短暂月经。

③性交后出血：这是准妈妈在怀孕期间常见的出血现象。

◇这些出血不可轻视

如出血伴随着疼痛、痉挛，大量或持续出血，血色较深或是有凝结血块等现象，应该马上就医。因为这些现象可能是流产的征兆，也可能是子宫外孕的征兆。

①如果偶尔发现内裤沾有少许粉红色或红色血迹，而且既没有什么疼痛又不持续，那么等到例行产检时，再向医生告知出血的状况即可。如果排出任何组织样物质（灰色或褐色）而不是血液（红色或肝红色），将该组织块保留到干净的容器内（小塑料袋或干净的瓶都行），然后尽快就医。

②如果发现出血量多到让整个卫生巾都湿透了，而且流血不止，还伴随下腹部绞痛，甚至有晕眩的现象，就必须赶紧就医。当然，也别忘了将沾有血渍的卫生棉或卫生巾或任何胚胎组织保留在干净的容器内。

6. 孕期常见的牙周问题

①妊娠牙龈炎：孕期常见的牙周问题是牙龈发炎，这是由于怀孕时期激素改变，使得牙龈充血肿胀，颜色变红，刷牙容易出血，偶尔有疼痛不适的感觉。这些症状并非每个准妈妈都会发生，若会发生的话，通常在怀孕第2个月开始出现，在第8个月时随激素分泌浓度达到高峰变得较为严重。

②妊娠瘤：这种病症较少见。一般多发生在孕中期，这是由于显著的牙龈发炎与血管增生而形成鲜红色肉瘤，大小不一，生长快速，常出现在前排牙齿的牙间乳头区（两相邻牙齿间的牙龈尖端）。妊娠瘤通常不需治疗，或只给予牙周病之基本治疗（洗牙、口腔卫生指导、牙根整平），这是为减少牙菌斑的滞留及刺激。妊娠瘤会于生产后随激素恢复正常而自然消失，若出现以下症状，如准妈妈感觉不适、妨碍咀嚼、容易咬伤或过度出血时，可以考虑切除，但孕期做切除手术容易再发。

③其他症状：怀孕期间的牙周症状，也可偶尔见到牙周囊袋加深，牙齿容易动摇等症状。事实上，口腔卫生不良及原先有牙龈炎的准妈妈，在牙周问题上都有较大的发生风险，所以怀孕前先做口腔检查与预防治疗，怀孕期间定期检查及做好口腔清洁卫生，绝对是有帮助且必须的健康行为。准妈妈不能因为牙周症状会在产后自然消失，而遗忘或疏忽了重要的口腔清洁工作。

7. 流产常见原因是什么

流产发生在孕12周前称为早期流产，如发生在13周及以后称为晚期流产。孕卵发育异常是早期流产最常见的原因，这主要由于精子或卵子缺陷或二者均有缺陷所致，也可由于在胚胎分裂过程中受到外界因素的影响（如射线等）使其分裂发生异常所致。

属于母体方面的原因有：内分泌失调，早期妊娠时如果卵巢黄体功能不全，以致产生的孕激素不足，可使子宫蜕膜发育不良而影响孕卵着床及发育，甲状腺功能减低时甲状腺素分泌不足，细胞的新陈代谢降低，从而影响胎儿发育。生殖器官疾病如子宫畸形（双角、纵隔子宫等）、子宫肌瘤，尤其是黏膜下子宫肌瘤也可影响胚胎生长的环境而致流产，如患有子宫颈内口松弛，由于胎囊、胎儿逐渐长大，而增加了对子宫颈的重力和压力，使原来松弛或较为松弛的子宫颈内口不能承受，引起胎膜早破而发生晚期流产。

急性传染病如流感、肺炎等的细菌毒素或病毒可通过胎盘进入胎儿血内引起胎儿中毒、感染而死亡，高热也可引起子宫收缩以致流产。母体严重慢性疾病如严重的心、肝、肾疾病或引起胎儿缺氧，或引起胎盘损害而发生晚期流产。母子血型不合时，由于母体产生抗胎儿抗体，以致胎儿无法在宫内继续生长而流产。

8. 如何预防流产

为预防和避免流产，应注意以下几点。

①急性传染病须待痊愈后一段时间方可怀孕。慢性病病人应治疗到病情稳定并经专科医生认可后才能怀孕；

②流产因生殖器官疾患所致者，应矫治生殖器官疾病后再怀孕；

③知道有孕后应避免接触镉、铅、有机汞等重金属及含毒有机物或放射线等，还应避免与预防细菌感染；

④孕12周内，除了注意饮食卫生和避免过度劳累外，一定要避免过

度紧张，保持情绪稳定以利安胎。

9. 流产征兆和应急处理

怀孕女性出现阴道流血时都应想到有流产可能，应去医院检查，根据不同情况决定处理方法。

①仅有少量阴道流血或伴有轻度腰酸者多为先兆流产，经安胎药和卧床休息胎儿多数能保住。

②阴道流血超过7天或流血量多于月经者常难以保住胎儿。若伴有下腹阵痛或羊水流出则流产难免；若大量出血则必是流产不全。这两种情况均应行刮宫术。

③胚胎物排出，出血和下腹痛缓解，经医生检查证实为完全性流产者，可免予刮宫，不需特别处理。

④检查证明宫内胚胎已死亡而迟迟不排出超过3周以上者，可影响凝血功能而致流产时大出血，应先去医院用药物做好防大出血准备后再行刮宫。

⑤连续3次自然流产者属于习惯性流产，再次怀孕前应尽量先查清致流产的原因，例如染色体异常、自身免疫疾病、母子血型不合以及子宫颈内口过松等，需针对病因治疗，方能正常怀孕分娩。

孕期胎教

1. 避免有害的环境

现在环境污染问题无处不在。不论我们如何小心，也无法完全避免食物、饮用水中，甚至空气中的污染。但准妈妈为了宝宝仍要提高警惕，尽可能地给宝宝一个安全的环境。

在妊娠的最初3个月内，胎儿的主要器官正在分化。如果健康发育受到影响，可以导致流产，或是有心、肺、肾、大脑、双眼及上颚的发育障碍。过了这一时期，危险相对减少一些，但是浓度高的毒素仍可以导致早产，宫内发育迟缓及损害晚期胎儿的智力发育及心理行为等。所以，为了保护体内的胎儿，准妈妈应尽量避免一些有害因素。

我们常见的有害因素有：

①吸烟及被动吸烟的环境；

②射线；

③过量饮酒；

④不必要的药物治疗；

⑤毒品——如迷幻药、海洛因、可卡因及大麻；

⑥不够熟的鸡蛋；

⑦熟肉制品；

⑧与猫、狗接触；

⑨有毒的化学制品：染料、油漆、防腐剂、木焦油等；

⑩溶剂中散发的有毒气体——清洁剂及黏合剂等。

2. 制定胎教方案

孕期的第2个月里，胎儿还是比较小的，由于脑和脊髓细胞占了整个胎儿的80%，神经管的前端逐渐发达，头部几乎就是整个身体的重量。因此要求准妈妈们要调整好自己的心态，增进胎儿脑部的发育，为今后的胎教打下良好基础。这个时候准妈妈和准爸爸可以给宝宝制定一个胎教方案，包括音乐胎教、艺术胎教、语言胎教、抚摸胎教、情绪胎教、大自然胎教、亲子游戏等，经过衡量制定适合未来宝宝的完整实施方案。

3. 给宝宝提供一个舒适的环境

没有一个孕期是完全不受任何危险干扰的，但也不要使整个孕期均处在各种危险的阴影中。孕期的每一个行为，每一项决定，即使像"决定是否横过街道"这样简单的事也是一种选择。每一次选择都意味着承担风险，孕期的任何决定均具有一定风险。因为准妈妈要考虑两个人的健康，甚至远不止是母子二人，还涉及家人等。准妈妈需要估计可能要承担多大的风险。在充分考虑了生活方式、自己的感觉以及什么最重要之后再做决定。

准妈妈应该自己照顾好自己，这包括摄入足够的营养物质、适宜地休息以及避免接触有损及胎儿的有害物质。保持自身的健康就是为了更好地孕育健康的生命。创造一个更安全、更健康的生活环境，以使所有的宝宝都成长在一个安全的环境中。

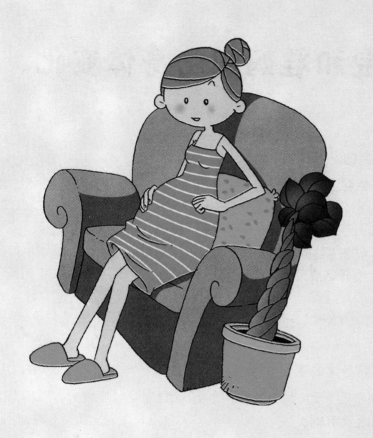

第五章

孕期第三个月(9～12周)保健指导

宝宝和准妈妈的身体变化

1. 小宝宝的发育情况

从此期开始胚胎可正式被称为"胎儿"了。身长为 7.5 ~ 9 厘米，体重约为 20 克。胎儿外观几乎与常人完全一样。尾巴不见了，眼、鼻、耳等器官清晰可辨。手、足及指、趾一目了然，指甲、睫毛开始形成。

内脏器官愈加发达并开始发挥其功能。例如肾脏开始产生尿液并有排泄功能，外生殖器官成形，此期男女性别会迅速发育，可从外观上区分男女。

胎儿周围充满羊水，开始制造胎盘组织。

自怀孕 10 周左右，多普勒超声波可以清晰听到胎儿的心跳。

2. 准妈妈身体的变化

这个时期是早孕反应最为严重的阶段。除了恶心、呕吐外，胃部不适感明显，胸部还会有闷、热等症状。很多人会出现便秘、头疼、倦怠等，阴道分泌物增多，但无异味。

子宫如拳头般大小，直接压迫膀胱，出现尿频现象；腰部也感到酸痛；脚部容易出现痉挛现象。

乳房比以前增大明显，准妈妈自觉胀痛，乳头和乳晕颜色加深、变暗。

此期虽然腹部隆起不明显，缺乏外在的"孕味"，但是严重的"害喜"症状足以使准妈妈"孕感"十足啦！

准妈妈饮食健康

1. 糖尿病准妈妈饮食指导

妊娠合并糖尿病，既可能是糖尿病在先，妊娠在后；也可能是先怀孕，后得糖尿病。如果为前者，糖尿病患者已养成一定饮食习惯，在病情允许情况下继续妊娠时，其每日热量可按 125～146 焦耳/千克，然后将总热量按每日餐数进行分配。以后妊娠每增加一个月，总热量增加 15%～40%。具体多少量应以不发生低血糖，可从事日常活动为准，否则，容易造成酮症酸中毒现象。饮食控制的实验室指标为：空腹血糖为 3.6～5.6 毫摩尔/升；餐后 1 小时小于 8.4 毫摩尔/升，糖化血红蛋白小于 6%。妊娠合并糖尿病对母婴均有影响，所以饮食非常重要，坚持少食多餐，避免过于肥胖应为重点。

值得庆幸的是，妊娠合并糖尿病临床上少见。然而，妊娠糖尿病却常可见到，表现为尿糖"＋"，血糖值正常，临床也无症状。这类准妈妈无须治疗。尽管如此，医生会对这类准妈妈的整个妊娠期给予高度重视，并告知准妈妈必须注意饮食保健，因为以后有可能患糖尿病。

这类准妈妈的保健指导要点如下。

当尿糖出现"＋"时，必须检验空腹血糖。如果空腹血糖高于正常，需要进一步做糖耐量检查。

有糖尿病家族史，以往分娩过巨大儿者容易患糖尿病。

避免体重过高，注意有无合并妊娠高血压综合征等。

饮食中注意蛋白质、维生素和铁、钙等矿物质的摄入，饮食以清淡为主，防止盐分过量。

提前住院待产（一般 35 周左右），切忌过期产（以 38 周分娩为宜）。

分娩后要严密观察妈妈血糖变化，因为分娩后容易发展成糖尿病。新生儿应重点观察其呼吸、血糖、血钙情况，以防止发生呼吸困难、低血糖和低血钙。

2. 准妈妈应合理补铁

铁可以增进造血能力，预防和改善贫血。女性一生都离不开铁，尤其在孕期，怎样补充铁剂才能达到事半功倍效果，其中有很多奥秘呢！

◇富含铁的食物

肉类：尤其是动物肝、心、肾。

蛋：鸡蛋、鹌鹑蛋。

鱼类：各种海鱼、河鱼。

豆类：豆腐、干豆腐、素鸡。

蔬菜：深绿色带叶蔬菜、花菜。

果脯类：蜜枣、杏干、葡萄干。

◇怎样获得更多铁

用铁锅烧煮食物。如果做菜时加入番茄、柠檬汁或橙汁，锅中会有更多铁进入食物中。

服用硫酸亚铁片剂的同时吃一些橘子、芒果或木瓜之类的水果，会使身体吸收更多铁剂。

3. 准妈妈应保证足够的蛋白质

胎儿生长发育需要大量蛋白质，这些蛋白质要依赖母体供应，同时，准妈妈本身对蛋白质的需要量也比孕前有明显增加。母体需要一定量的蛋白质供应子宫、胎盘及乳房的变化。如果在孕早期3个月脑发育最快的时期发生蛋白质缺乏，那么胎儿不仅生长缓慢，而且脑细胞数也会减少，对今后的智力发育会有影响。如蛋白质缺乏发生在孕晚期，虽然对胎儿的脑发育影响不大，但由于胎儿往往同时缺乏脂肪、糖原，那么在分娩的时候，就不容易耐受子宫收缩和缺氧的考验，生后较容易发生低血糖和呼吸困难等。

根据营养学会的推荐，准妈妈在孕早期、中期、晚期，蛋白质的摄入应适量增加。孕早期中，准妈妈蛋白质的摄入量可增加到80克/天（一杯牛奶和一碗谷物中所含的量相当于10克蛋白质）；孕中期，蛋白质的摄入量可增加到90克/天；在孕晚期可增加到95克/天。准妈妈在孕期的营养最好从食物中获得，肉类、鱼类、蛋类、奶类和豆类食品中蛋白质较丰富。

4. 准妈妈喝骨头汤补钙好吗

从怀孕的第二个月起，胎儿的骨骼开始形成，到孕中期，生长速度更快,对钙的需求明显增加。如果此时准妈妈因钙摄入不足而发生缺钙时,容易出现下肢抽搐,甚至发生骨质疏松;同时也会给胎儿带来不利影响,并可能会给分娩造成困难。

生活中,人们普遍认为猪骨或牛骨内含钙量较多,所以常常误以为喝骨头汤可以达到有效补钙的目的。其实,用骨头熬汤,能溶解到汤中且被人体吸收的钙量极其有限。同时,骨油会大量地溶入汤中,而这会使骨头汤中含有大量的饱和脂肪酸,不利于准妈妈消化吸收。因此,喝骨头汤补钙的做法并不科学。准妈妈每日钙摄入量应在 1600 毫克左右。因此准妈妈最好能在医生的指导下适当增加摄入含钙量较丰富的食品,如奶制品、鱼类、豆类、海藻类等。

5. 准妈妈食补品应谨慎

有些准妈妈怕自己因缺乏营养而影响腹中的胎儿,就服用滋补性药品,如人参、参茸丸、复合维生素和鱼肝油丸等。但任何药物、补品都有自己的特性,有自己的适宜人群。人参、蜂王浆是名贵补品,但它不一定适合所有的人群。可以说没有一种药物对人体是绝对安全的,如果用之不当,都会产生一定的副作用,对准妈妈和胎儿身体造成不良影响。母体摄入的药物,可通过胎盘进入胎儿血液循环,直接影响胎儿的生长发育。胎儿的肝脏发育不全,几乎没有什么解毒的功能,往往造成严重后果。

人参、桂圆、蜂王浆、洋参丸、蜂乳等都属于甘温补品,甘温极易助火,而孕妇又是阴虚内热,孕妇进补无异于火上加油,火盛则灼伤阻血,动胎动血,易出现先兆流产或是早产。

准妈妈过量服用维生素会对她们未来宝宝的健康造成损害。尤其是在妊娠的前 12 周,如果大量服用维生素 C 会导致流产;大量服用维生素 A,可能导致婴儿骨骼畸形、泌尿生殖系统缺损以及硬腭豁裂;服用维生素 E 过多,会使胎儿大脑发育异常;过量服用维生素 D,则会导致胎儿的大动脉和牙齿发育出现问题。

6. 准妈妈食谱

❁ 清炖鲫鱼汤

【原料】鲫鱼 100 克(可食部分),香菇 25 克,玉兰片 50 克,食用油 10 克,葱、姜、精盐、胡椒粉各少许。

【制法】①鲫鱼去鳞、内脏,洗净。香菇用热水发开去蒂,洗净切丝。玉兰片切丝。

②坐油锅,油热后放鱼两面煎

黄。锅中放清水烧开，放入鱼、香菇、玉兰片、葱、姜，用大火煮开后改小火，炖至汤白时，加入精盐、味精即可食用。

【特点】此菜味鲜美，汤菜俱备。鲫鱼含有丰富的优质蛋白质，并且对神经系统的健康起重要作用。

拌三鲜

【原料】水发海参、大虾各100克，鸡脯肉50克，冬笋15克，黄瓜30克，精盐、酱油、醋、香油各适量。

【制法】①大虾去头、须、腿爪，扒去皮，摘去脊背上的沙线，用凉水洗净，片成片。

②把发好的海参和鸡脯肉洗净，斜刀片成片。将冬笋洗净，切成象眼样的片。

③黄瓜洗刷干净，用冷开水冲洗一下，切成象眼样的片。

④将海参、大虾、鸡脯肉、冬笋放入沸水锅中滚熟，捞出，控净水分，放在盘内，再放上黄瓜，加入精盐、酱油、醋、香油，拌匀即成。

【特点】含高质量蛋白质，含丰富的钙、铁、碘及维生素A、维生素D。

菠萝炒饭

【原料】带皮鲜菠萝1个，白米饭100克，熟虾肉25克，叉烧肉丁40克，鲜鸡蛋1个，葱花、芫荽叶、精盐、味精、花生油各适量。

【制法】①先将菠萝切去顶部，作盖用。用刀将菠萝中间挖空，把挖出的菠萝肉及菠萝壳分别放入盐水中稍浸泡，捞起滤干水分。将菠萝肉切成小丁，待用。

②将油锅上中慢火，放入蛋液、白米饭、叉烧肉丁、熟虾肉，炒至有香味溢出，加葱花、精盐、味精调味，再加入菠萝丁。

③炒匀后，盛入菠萝壳内并放上芫荽叶，盖上顶盖便成。

【特点】由于炒饭放入菠萝壳内，菠萝的香味于饭中，此炒饭醒胃可口，富有岭南果味香，富含钙、铁、优质蛋白质。

苏叶生姜茶

【原料】紫苏叶4.5克，生姜汁数滴。

【制法】沸水冲泡，代茶饮服。

【特点】具有理气和胃、安胎功效。用于妊娠早期恶阻、恶心、呕吐、头晕厌食。

准妈妈日常保健常识

1. 卧姿提升腹部

◇动作

①如果觉得舒服的话，俯卧，头转向一侧，颊置于手上。放松腹部（腿伸长并放松）。

②把腹部抬高离地。向脊椎方向收缩腹部。不要收缩臀部或骨盆，保持身体放松，数 6 下。然后有控制地放松，使腹部贴住地面。始终保持呼吸，按提示的强度指标继续（不要挤压臀部，感觉腹部向背部抬起凹进）。

和缓、适中、激烈：每一级均重复 8 次做 2 套。

"孕"动良效：增强腹肌，有助于支撑胎儿及准妈妈的背部。

2. 准妈妈运动须有度

①不要在太热或太冷的环境下进行活动，准妈妈体温过高或过低，会伤害胎儿发育；

②避免过分跳跃、弹跳或大幅度动作的运动，以免跌倒损伤胎儿；

③运动要循序渐进，整个过程须包括运动前的热身、伸展及运动后的调息阶段；

④怀孕期时的生理改变会导致韧带松弛，伸展时须小心避免过分拉扯肌肉及关节。

准妈妈可以选择游泳、走路、健身单车或重量训练，室内健身中心环境较户外舒适，而且多数有专业教练提供运动指导，是较理想的训练地方，也保证了安全。

3. 准妈妈不宜做的运动

①忌短跑等剧烈运动。如果进行跑步、打羽毛球、打乒乓球等剧烈运动或过重劳动，稍有不慎，会引起流产或早产，尤其有过流产和早产史的准妈妈，应从自身的情况出发，运动宜慎重。

②忌仰卧运动和平衡的运动。准妈妈在起床时，不宜直接从仰卧位起身，而应从侧卧位起身，用手支撑身体慢慢坐起，或变半卧位再下床慢慢站立，只有讲究规范性动作，才能确保安全。

③不宜跳舞和骑自行车。以免因身体笨重，重心不稳而导致摔倒。从准妈妈的实际情况看，在妊娠期的活动要注意合理和适度。在日常生活中，尤其是在做伸展运动时，更要防止腰肌损伤。

4. 准妈妈需做哪些常规检查

初次产前检查应建立孕妇联系册。

①应在确诊自己怀孕时开始，检查生殖道情况及具体受孕的时间，推算准确预产期。

②测量血压、尿蛋白、血红蛋白，对准妈妈基本情况作出评估。

建册时其他常规辅助检查：

空腹血糖、肝功能、血浆蛋白、总蛋白、白蛋白、球蛋白、血浆铁、钙、镁等元素测定、肝炎病毒指标测定（也称二对半）、肾功能、心电图，了解准妈妈健康状况。

以后需做的全部检查：

血型测定：测定准妈妈 **ABO** 血型及 **Rh** 血型，必要时也需要检查丈夫血型。既为分娩做准备，也为了解有无母儿血型不合情况发生。

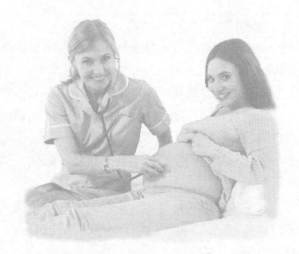

人体免疫缺陷病毒（HIV）、梅毒筛选试验（PPR）：筛查准妈妈有无性传播性疾病，减少母婴之间及医源性的传播。

血清弓形体、巨细胞病毒、风疹病毒测定：因为这些病毒感染对胎儿可造成不同程度的损害，导致先天性异常及流产、死胎。

血总胆汁酸：如升高则提示有妊娠期肝内胆汁淤积症（ICP）可能，此病为准妈妈特有疾病，对妈妈孕后无不良影响，对胎儿影响较大。

白带常规：检查是否有外生殖道感染。

唐氏综合征血清筛查：孕14～21周抽取母血检查，用以筛查胎儿21-三体、18-三体、开放性神经管缺陷等先天异常。

血糖：孕24～28周抽取母血检查，用以筛查有无妊娠期糖尿病的可能。如有增高则做葡萄糖耐量试验，以确诊有无糖尿病的存在。

胎心监护：孕35周后每周1次，以了解胎儿宫内安危情况，及时发现胎儿宫内缺氧等异常情况。

尿常规：每次产前检查均化验，以了解准妈妈尿液中有无蛋白、糖及尿比重等，或有无泌尿系统及其他系统的疾患。

血常规：除初诊检查外，在孕32周、分娩前分别再检查1次，以明确准妈妈有无贫血，可及时对症处理。

B超：一般孕妇在初诊、孕20～24周、34周、38～39周各做1次，了解胎儿生长发育，筛查畸形；了解胎儿宫内安危，了解胎位、胎盘位置及羊水量。

5. 准妈妈做家务安全准则

①冬春季节洗衣服、洗碗等不要用冷水，以避孕受寒感冒。

②早孕反应严重的准妈妈，要避免厨房的油烟等气味刺激而加重。

③洗衣做菜时腹部不要受压。

④拧衣服时不要用力太猛，晾晒衣服时晒衣竿不要太高，不要向上伸腰。

⑤不要登高和弯腰取物，不搬抬重东西。

⑥不要站立太久，做家务一段时间后可休息一会儿，不可太劳累。

6. 孕早期应立即去医院的情况

孕早期，多数准妈妈都会出现程度不同的早孕反应，如恶心、呕吐、乏力、头晕等，这是怀孕后体内一系列代谢变化和生理改变造成的。对早孕反应，目前没有什么特效的治疗方法。一般的早孕反应也不需要治疗。但如果出现以下异常情况，应引起孕妇及家属的重视。

• 孕早期突然出现小腹剧痛，并伴有恶心、呕吐，甚至发生晕厥，或有少量阴道流血。遇到这种情况，应考虑到宫外孕。特别是输卵管妊娠，管腔破裂，出血会很急，严重者在短时间内大量失血休克，甚至死亡。因而遇到这种情况，一刻都不要停留，立即送医院检查。

• 阴道流血伴有轻微腹痛，并有腰酸可能是先兆流产。出现这种情况要到医院检查，出现先兆流产后，如果医生认为胎儿正常，经过休息和适当治疗，流血可停止。

● 一般的早孕反应是正常的，经过休息、饮食调理，绝大多数准妈妈不影响学习和工作。但如果呕吐剧烈，不能进饮食，应请医生治疗，纠正电解质不平衡，以免影响母胎健康。

7. B 超检查对宝宝有影响吗

最近研究发现，B 超检查时对孕妇早期绒毛超微结构、细胞膜有直接损害，在胚胎发育过程中，可使流产率及畸形率升高。

通常在膀胱充盈的条件下，B 超检查子宫和妊娠情况仅需 1 分钟就能完成。因而在孕早期，如没有特殊情况，准妈妈应避免做 B 超；非做不可时，准妈妈可先贮尿，使膀胱充盈，缩短 B 超检查时间，以便将时间控制在 1 分钟之内。

谨慎使用 B 超检查，所获得的益处远远大于其可能存在的危险，注意做 B 超的安全要求，防止可能出现的危险。

8. 孕期需要做几次 B 超好

检查时间	检查目的
孕早期（10～12 周）	①确定孕周；②确定是否宫内妊娠；③是否多胎妊娠；④有无子宫畸形，子宫肌瘤或其他妇科疾病；⑤胚胎或胎儿发育是否正常
孕中期（16～27 周）	①确定宝宝大小是否与孕周相符；②确认胎盘位置，羊水量是否正常；③是否有明显畸形，各个脏器是否发育正常
孕晚期 28 周以后	①宝宝大脑、身长、四肢的发育；②羊水量；③胎盘成熟度；④脐带有无缠绕；⑤胎盘位置是否正常

9. 准妈妈不宜拔牙

除非遇到必须拔牙的情况，一般以整个孕期不拔牙为宜。妊娠期间准妈妈身体产生了一系列的生理变化，口腔常常出现牙龈出血、水肿以及牙龈乳头明显增生，如果再拔牙，很容易大量出血。

更为严重的是，妊娠期准妈妈对各种刺激的敏感性大为增强，即使轻微的不良刺激也有可能导致流产或早产。尤其对有习惯性流产、早产的准妈妈。

对于妊娠期必须拔牙的孕妇，拔牙的时间要选择在妊娠 3 个月以后、

7个月以前，并做好拔牙的一切安全准备工作：拔牙前一天和拔牙当天可肌内注射黄体酮10毫克，拔牙麻醉剂中不可加入肾上腺素；麻醉要完全，以防因疼痛而反射性引起子宫收缩导致流产或早产。

在怀孕最初的2个月内拔牙	可能引起流产
在妊娠3～7个月时拔牙	相对安全
在怀孕8个月以后拔牙	可能引起早产

10. 孕早期发生胃烧灼疼怎么办

自妊娠2个月起，血液中孕激素水平逐渐增高，使胃贲门括约肌变得松弛，以致胃液反流到食管下段，刺激此处痛觉感受器，从而引起胃烧灼感，并且因怀孕胃酸的分泌也增多，会使疼痛加重。

准妈妈在孕早期出现这种情况时，可在饮食调理上加以注意，以减轻症状。

●就餐时不要过于饱食，以免胃液反流加重，可少食多餐。

●不要一次性喝大量饮料，要注意避免喝浓茶、咖啡、吃巧克力，因为这些食物会使括约肌更松弛，加重病情。

●要慎用抗胆碱药物，如阿托品、胃复安等，这些药物也会使贲门括约肌松弛。

准妈妈职场保健常识

1. 准妈妈要小心电磁辐射

有资料表明，手机严重的电磁波辐射对胎儿有致畸作用，因此，准妈妈不宜经常使用手机；手机还能引起内分泌紊乱，影响泌乳，因此，乳母也应尽量避免使用手机。

人们发现，电脑周围会产生频电磁场，孕早期长期使用电脑可影响胚胎发育，增加流产的危险性。另外，长时间坐在电脑前，将会影响心血管、神经系统的功能，盆底肌和提肛肌也会因劳损影响正常分娩。因此，妊娠前3个月内，应减少电脑集中操作。

2. 准妈妈日常乘车注意事项

如果准妈妈由准爸爸开车接送或乘出租车上下班，听起来再好不过了，省力、省时间，尤其是在怀孕的前3个月，可以避免剧烈的动作。可是，如果总是坐在车里，较少活动，容易下肢水肿、发胖，将来分娩时也可能会发生一定的困难，适当活动还是有必要的。如果准妈妈自己开车，那么，无论何时都要注意避免紧急刹车摇晃到肚子，更应留心安全带的位置，不要紧紧地勒在腹部，让小宝宝"忍辱负重"。要适当挪移安全带，避开"危险地带"。

有些公交车专门位置设立了"孕妇专座"，可见准妈妈中有相当大一部分是"公交族"，乘公交车比较方便，省体力，但仍有些特殊情况需要注意。

①每天上班前都要从家出发赶往车站，然后在车站等车，这就要留出足够的时间，如果时间不充足，准妈妈也会像其他上班族那样一溜小跑地奔向车站，甚至不顾一切地追赶即将发动的汽车，这都会造成危险。

②遇到上班高峰期，公交车会非常拥挤，准妈妈最好能避开高峰期，如果做不到，也不要与他人争抢车门、座位，在推搡中最容易出现问题。特别是在孕早期，准妈妈的体形变化不明显，同行的乘客们无法察觉准妈

妈的不同，而准妈妈也不可能大声疾呼："我怀孕啦，别挤啦。"

③准妈妈上下车不仅不要和他人争抢，更要注意脚下的台阶。一旦见红、破水，千万不要乘公交车了，要尽快到熟悉的医院就诊。

3. 准妈妈骑车上下班注意事项

女性在怀孕以后，骑自行车上下班相对来说是个比较好的方式。这不但是准妈妈的一种适量的体育活动，而且还能避免因乘公共汽车遭受碰、撞、挤而发生意外。不过准妈妈骑自行车应注意以下几件事。

①适当调节车座的坡度，使车座后边略高一些，坐垫也要柔软一点，最好在车座上套一个海绵垫，以缓冲车座对会阴部的反压力。

②准妈妈要骑女式车，因为骑男式车遇到紧急情况时，容易造成骑跨伤。骑车速度不要太快，防止因下肢劳累，盆腔过度充血而引起不良后果。准妈妈因体态的关系，上下车子不太方便，所以车后座不要驮带重物。

③一般情况下，准妈妈不适于骑车长途行驶，因过于疲劳及气候环境的变化，对准妈妈和腹中的胎儿都是不良的刺激。骑车遇到上下陡坡或道路不太平坦时，不要勉强骑过，因剧烈震动和过度用力易引起会阴损伤，也容易影响胎儿。

4. 准妈妈不要久吹空调

由于打开空调后，房间门窗要紧闭，因此室内空气质量会降低。准妈妈的新陈代谢快，长时间在有空调的房间停留，准妈妈会头痛、头晕；并且空调房间与室外有一定温差，易使准妈妈感冒。

吹电风扇会使受吹的部位血管收缩，未吹到的部位血管舒张，为了调节全身体温达到均衡状态，全身的神经系统和各器官组织必须加紧工作，时间稍长，可引起头晕、头痛等症状。职场准妈妈本身易发生疲劳，吹电风扇时间长了，虽然感觉凉快了，但疲劳症状会进一步加重。

孕期疾病和妊娠反应

1. 准妈妈慎重用药

由药物引起的胎儿损害或畸形，一般发生在妊娠的头3个月内，特别是前8周内最为突出。因为着床后的受精卵，每个细胞都有各自的特殊功能，并开始进行分化，逐渐形成不同的组织和器官的雏形。在这个重要阶段，如果准妈妈用了某些药物，一些组织和器官的细胞就会停止生长发育，造成残缺不全出现畸形。药物对胎儿的影响程度，主要取决于药物的性质、剂量、疗程长短与毒性的强弱，以及胎盘的通透性和胎儿遗传素质对药物的敏感性等因素。总之，准妈妈用药一定要权衡利弊得失，慎重对待，尤其在妊娠的前3个月内，对胎儿有损害或致畸的药物要尽量地避免使用。必须应用时，一定要严格掌握药物的剂量与服用时间，以及避免联合用药。而那些对于胎儿的作用不甚明确的新药更要禁用。未经医生同意，准妈妈千万不要随便用药。

2. 准妈妈能接受免疫预防注射吗

免疫接种是将生物制品如疫苗或类毒素等接种到人体内，使人体产生对传染病的抵抗力，达到预防疾病的目的。但这些生物制品是异种蛋白质，能使接种部位发生红、肿、痛等反应，或发生全身反应如高热、头痛、寒战、腹泻等。准妈妈接受免疫接种的反应与非准妈妈并无多大差异。如局部反应及高热等不适，在某些免疫接种中较为明显时，可引起流产、早产。因此，凡有流产史的准妈妈，为安全起见，均不宜接受任何预防注射。

生活在乙肝高发地区的准妈妈，家庭成员有 HbsAg 阳性及 e 抗原阳性者，从事有高度感染乙肝危险工作的准妈妈应该注射乙肝疫苗。如果准妈妈本人 HbsAg 阳性，尤其伴 e 抗原阳性，给准妈妈注射乙肝疫苗则收不到效果，可以在分娩后给宝宝注射乙肝疫苗。人血或人胎盘丙种球蛋白适用于已经受到或可能受到甲型肝炎感染的准妈妈。

在妊娠期进行免疫接种要加以注意，一些免疫接种可能会伤害发育中的胎儿，准妈妈不主张接种。

一旦医生认为准妈妈已经接触了某种疾病，或是可能接触了某种疾病，他会权衡准妈妈得病的危险性和进行免疫接种后的潜在的有害结果。

然而有一些疫苗准妈妈千万不能接种。要避免接受麻疹疫苗、流行性腮腺炎疫苗、风疹疫苗、脊髓灰质炎疫苗和黄热病疫苗。只有当准妈妈接触脊髓灰质炎的危险性很大时，比如，准妈妈到高危地区去旅行，准妈妈才应接受预防脊髓灰质炎的初级疫苗。

3. 准妈妈预防便秘方法

此期间由于孕激素增高，使肠道肌肉松弛，准妈妈更可能发生便秘，表现为排便次数较平时少，便干而硬。准妈妈应定期到医院检查，发现胎位不正应及时纠正，以免下腔静脉受压导致回流受阻而发生痔疮，给排便带来严重影响。在日常生活中，准妈妈须注意以下几方面。

①添加蔬果杂粮。准妈妈往往因进食过于精细而排便困难，因此要多食含纤维素多的蔬菜、水果和粗杂粮，如芹菜、绿叶菜、萝卜、瓜类、苹果、香蕉、梨、燕麦、杂豆、糙米等；定时进食，切勿暴饮暴食；平时多喝水，坚持每天清晨喝一大杯温开水，这样有助于清洁和刺激肠道蠕动，使大便变软而易于排出。

②晨起定时排便。定时排便，在晨起或早餐后如厕。由于早餐后结肠推进动作较为活跃，易于启动排便，故早餐后1小时左右为最佳排便时间。不要忽视便意，更不能强忍不便。更为重要的是蹲厕时间不能过长，这样不仅使腹压升高，还给下肢回流带来困难。最好采用坐厕排便，便后用免蹲洗臀盆清洗会阴部和肛门，既卫生又避免长久下蹲增加腹内压。

③适量运动锻炼。适量运动可以加强腹肌收缩力，促进肠胃蠕动和增加排便动力。需要注意的是，采用揉腹按摩促进排便的方法是不可取的。

④保持身心愉快。合理安排工作生活，保证充分的休息和睡眠，保持良好的精神状态和乐观的生活态度。准妈妈不要因呕吐不适感而心烦意乱，烦躁的心态也可导致便秘，不妨多做一些感兴趣的事，比如欣赏音乐、观花、阅读等，尽量回避不良的精神刺激。

⑤谨慎服用泻药。泻药主要用于功能性便秘。一般情况下，准妈妈应尽量避免服用泻药，但若多日

不便或排便困难，可选择适宜的泻药酌量服用。果导等刺激类泻药对肠壁产生强烈的刺激，稍微过量就会引起腹痛，甚至盆腔出血，应禁用该类泻药；膨胀性泻药内含大量纤维，能吸收水分，软化粪便，轻度刺激肠蠕动，缩短排便时间，可酌情选取；液体石蜡等润滑性泻药刺激性相对较小，可选用。必须注意的是妊娠末期，准妈妈应绝对禁用泻药。

4. 准妈妈与X线

X线是诊断胎儿骨骼发育常用的有效手段，当高度怀疑胎儿患有这类疾病的可能时，X线检查也应在怀孕5个月以后进行。此时胎儿已度过致畸敏感期，胎儿的骨骼发育也已比较成熟，易于发现异常情况。

宁做拍片，不做透视。据测算，胸透所接受的X线照射剂量远远超过拍一张胸片所受的剂量（前者为后者的8~10倍），所以，必须接受X线检查时应采取拍片检查的方法。对于在孕早期曾接受较大剂量X线的准妈妈，为了解胎儿是否受到X线的作用而发生畸形，可到医院去进行产前诊断，以决定是否要终止妊娠。

5. B超检查会伤害胎儿吗

自1958年B超第一次应用于临床至今已50年了，B超检查的

安全性已得到肯定，理论上高强度的超声波对组织有损伤作用，但事实上医学上使用的B超检查未被证实有过不良的生物效应。由于在医学上诊断用的B超是低强度的，对胎儿是没有危险的，直至目前也从未有过B超检查引起胎儿致畸的报道。

但这并不意味妊娠期可以随意地做，多少次也无关。从检查的必要性及经济的观点，正常妊娠检查不超过2次为宜，第一次检查在妊娠18~20周，重点在于排除畸形；第二次检查，可以做，也可以是必要时才做，如在孕晚期了解胎儿生长发育情况、羊水状况及胎盘有无异常等。

6. 习惯性流产及原因

自然流产连续发生3次或3次以上者称为习惯性流产。习惯性流产的原因有：

①黄体机能不全。

②内分泌失调，如雌激素增多、孕酮减少、神经活动或神经系统异常。

③染色体异常。

④精子缺陷。

⑤母儿血型不合。

⑥生殖器官畸形。

⑦宫颈机能不全。

7. 什么时候是致畸的敏感期

妊娠头3个月，受精卵在子宫

内形成胚胎，各器官开始分化、形成的一般时间是：脑在受孕后2～11周；眼、心脏在受孕后3～7周；四肢4～8周；口唇5～6周；牙齿6～10周；上下颚是10～12周；耳朵7～1周；腹腔器官9～10周。3个月后，胚胎可长成9厘米，20克重，是初具人形的胎儿了。

由上可知，所有的先天发育缺陷（如腭裂、四肢不全或无肢、盲、聋、哑等）都是在妈妈妊娠头3个月内发生的。致畸敏感期是妊娠30天左右，第55～60天以后，敏感性很快下降。如何使胎儿平安地度过生命的第1个月，这对胎儿本身的存亡、健康与否都是一个严峻的考验。因此第1个月应避免药物、疾病、射线、妈妈不良的情绪、严重营养不良、农药及其他化学物质、烟酒等致畸因素的影响，以防不幸的发生。

8. 准妈妈感冒怎么办

与正常成人相比，准妈妈较易得感冒。准妈妈得感冒后，有两方面的影响：一是病毒直接影响，二是感冒造成的高热和代谢紊乱产生的毒素的间接影响。病毒可透过胎盘进入胎儿体内，有可能造成先天性心脏病以及兔唇、脑积水、无脑和小头畸形等；而高热及毒素又会刺激准妈妈子宫收缩，造成流产和早产，使新生儿的死亡率增高。因

此，准妈妈患感冒时更应十分谨慎。

轻度感冒，仅有喷嚏、流涕及轻度咳嗽，则不一定要用什么药，至多用些克感敏、维生素C，也可在医生指导下选用一些中药，充分休息，注意营养，一般能很快自愈。

出现高热、剧咳等情况时则应去医院诊治。退热可用湿毛巾冷敷，50% 酒精擦颈部及两侧腋窝，也可用柴胡注射液，应注意多饮开水，补充维生素以及卧床休息。

9. 准妈妈慎用抗生素

妊娠期用药有可能影响胎儿的正常发育，这一点目前已引起人们的高度重视，但也不可谈药色变，患病后硬扛着不治，尤其是感染性疾病，这样对准妈妈及胎儿都不利。其实妊娠期只要正确选用抗生素，是能做到既能治疗准妈妈疾病又不影响胎儿健康的。

目前已有足够的证据证明，青霉素类（如青霉素、氨苄西林、阿莫西林、氧哌嗪青霉素、美洛西林等）及头孢菌素类（如头孢氨苄、头孢唑啉、头孢拉定）等抗生素对胎儿是安全的。以上两类药物都能抑制细菌细胞壁合成而起到杀菌作用，人的细胞没有细胞壁，故药物的毒性低，可安全用于妊娠各期感染患者。大环内酯类（如红霉素、

白霉素、林可霉素、罗红霉素等）毒性也小，也可用于准妈妈。

氨基苷类抗生素（如庆大霉素、卡那霉素、丁胺卡那霉素、妥布霉素等）对胎儿听力及肾脏有损害。四环素类抗生素（如四环素、土霉素、强力霉素、甲烯土霉素等）容易经胎盘进入胎儿体内，孕早期可致胎儿畸形，四肢发育不良及小肢畸形；孕中期可致牙蕾发育不良，从而使乳牙呈棕黄色及牙釉质发育不良，恒牙发育也受影响，易造成龋齿；孕后期可引起肝、肾损害。

喹诺酮类（如吡哌酸、诺氟沙星、依诺沙星、氧氟沙星等）在动物实验中可引起幼崽儿关节发育受损，虽然在人类中尚无这方面的证据，应用时也应谨慎；磺胺类（磺胺甲基异噁唑等），容易通过胎盘进入胎儿体内，与血浆蛋白结合，而将胆红素替换出来导致新生儿黄疸；甲硝唑类药物容易通过胎盘进入胎儿体内，动物实验有致畸作用，尤其是妊娠头3个月，组织器官形成时期更是危险，故不宜应用。

总之，妊娠期患了感染性疾病既不可以硬扛着不治，也不可盲目滥用药物，要及时到医院在医生指导下合理选用药物进行治疗。

孕期胎教

1. 温馨的家庭利于优生

温馨的家庭是准妈妈心情舒畅、心境平和、情绪稳定的良好保证。妊娠期准妈妈生理上有许多变化，有时可能烦躁，遇事易激动，所以家庭中要营造良好的环境。妊娠时心情激动，内分泌会发生改变。准妈妈的血液循环和内分泌系统，均与胎盘紧密相连，可使母体内环境改变而直接影响胎儿。科学研究表明，准妈妈心情平和，情绪稳定，可以增加血液中有利于健康的化学物质，血液循环、内分泌和心理都处于一种平衡和谐的状态。专家认为"宁静即胎教"，早期妊娠准妈妈的胎教，情绪和心理素质是最大的关键因素，正常妈妈有节奏的心音是胎儿最动听的音乐，妈妈规律的肠蠕动声也给胎儿以安稳的感觉，处在良好的子宫内环境中，胎儿能得到理想的生长发育。当准妈妈生气、焦虑、紧张不安或忧郁悲伤时，妈妈的血液中，内分泌激素浓度改变，胎儿会立即感受到，并表现出不安，通过 B 超可观察到胎儿的身体活动增加，而且持续的时间比准妈妈情绪反应的时间还长。

2. 培养宝宝的好习惯

胎儿的生活习惯来自妈妈。根据瑞士儿科医生苏蒂尔曼博士的研究报告分析，新生儿的睡眠类型是在胎儿期由妈妈所决定的。博士将准妈妈分为早起和晚睡两种类型，然后分别对她们所生的宝宝进行调查，结果是早起型妈妈所生的宝宝一生下来就有早起的习惯，而晚睡型妈妈所生的，一生下来就有晚睡的习惯。此项研究直接表明了胎儿出生前母子之间就存在感觉相通的例证。胎儿与新生儿一样，会准确地适应妈妈的日常生活节律，由此得知，出生后母子间的"感觉"是出生前就已开始的"感觉"过程的延续。

3. 胎儿教育是爱

胎儿 10 周时，他的手、脚、头以及全身都可以灵活地动了。透过超声波可以看到胎儿在羊水中弯弯曲曲地游动，有时还会转换身体的方向和位置，当他一种姿势持续太长时间后，就会伸伸懒腰，变化一下体位，甚至还会做一次深呼吸。胎儿的这些动作说明他的神经发育可以对外界刺激做出简单的反应。胎儿11周时，他的动作可以使两脚交替伸出，做出"走"的动作和"蹬自行车"的动作，这被称作"原始行走"，胎儿在母体内就已经开始学习走路了。妊娠早期由于早孕反应容易使准妈妈心烦意乱、恶心、呕吐，为一点小事情生气，此时准妈妈可要知道，胎儿与准妈妈的感觉是相通的，由于不愉快造成身体内分泌失调，使内环境改变，传递给胎儿的都是妈妈的不满和心烦意乱，使胎儿过度地承受是不合适的，对胎儿脑发育会带来不良影响。因此妈妈必须随时保持开朗、温柔、慈爱的心情，这种心情应持之以恒才能使胎儿的身体和心理健康成长。妈妈平和、宁静、愉快而充满爱的心理，是此阶段胎教的主要内容。

4. 宝宝情商的培养

音乐必须根据准妈妈不同阶段的需要来选择。准妈妈在妊娠早期情绪容易波动，常可影响胎儿的生长发育，忧郁和焦虑都会感应到胎儿。因此，这段时间准妈妈适宜听轻松愉快、诙谐有趣、幽雅的音乐，使准妈妈早孕反应的不安心情得以放松，精神上得到安慰。

音乐的曲调、旋律、节奏和响度的不同，对准妈妈和胎儿产生的情感和共鸣也不同。优美细腻、韵律柔和、带有诗情画意的乐曲有镇静作用；轻松悠扬、节奏明朗、优美动听的乐曲，有舒心愉快的作用。不同类型的音乐对准妈妈和胎儿所产生的影响也不同，准妈妈最好不要听那些过分激烈的现代音乐如摇滚乐等，因为这些音乐音量较大，节奏紧张激烈，声音刺耳嘈杂，可使胎儿烦躁不安，使神经系统和消化系统产生不良反应，促使母体内分泌一些有害的物质，危害准妈妈和胎儿。

胎教实际上是对胎儿进行良性刺激，主要通过感觉的刺激发展胎儿的视觉，以培养其观察力；发展胎儿的听觉，以培养对事物反应的敏感性；发展胎儿的动作，以培养其动作协调，反应敏捷，使之心灵手巧。由于胎儿在子宫内的特殊环境里，胎教必须通过母体来施行，对胎儿的感官刺激，通过神经可以传递到胎儿未成熟的大脑，对其发育成熟会起到良性效应。一些良性刺激可以长久地保存在大脑的某个功能区域中，一旦遇到合适的机会，惊人的才能就会发挥出来。

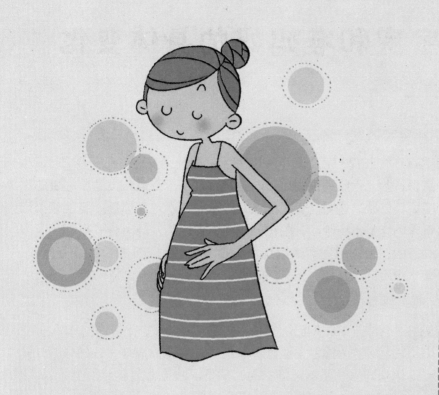

第六章

孕期第四个月(13~16周)保健指导

宝宝和准妈妈的身体变化

1. 小宝宝的发育情况

此期胎儿约重120克，长15～18厘米。胎儿脑发育趋向完善，已产生最初的意识，胎儿骨骼钙化明显，内脏器官几乎已形成或发达，心脏的搏动更加活跃，皮肤由透明而变成红色，脸上长出毳毛，胳膊、腿能稍微活动，但母体仍感觉不到胎动。胎盘已成熟，形成胎儿与母体联系和生长发育的牢固基础，胎儿的发育速度加快。羊水已达到200毫升，胎膜坚韧，胎儿在羊水中可活动自如。到这一时期，流产可能性大大降低。

2. 准妈妈身体的变化

准妈妈子宫在这一时期已明显增大，腹部稍有变化，下腹部隆起但不明显。因子宫已经进入腹腔，尿频现象消失。早孕反应停止，妊娠呕吐基本消失，母体基础体温开始下降，逐渐呈低温状态并将持续到分娩结束。乳房的发育还在继续，但表现不如前几个月明显。

准妈妈饮食健康

1. 准妈妈要补锌

锌是人体内微量元素中最重要的一种，在体内具有十分重要的生理和营养作用。专家做过这样的对比研究：将子宫收缩好、产程短、产时出血少的妈妈组同子宫收缩无力、强度差、产程长、出血多的妈妈组两者进行比较，发现两组间血清中锌含量有明显差异。前者锌含量正常，后者血清中锌含量过低，说明锌对维持正常肌肉功能起着重要作用。另外，锌能够促进胶原纤维形成，胶原纤维是创口愈合不可缺少的物质。剖宫产的妈妈创口愈合不良的，创口周围锌含量明显低于愈合良好创口周围锌含量。这说明，锌在创口愈合中发挥着不可忽视的重要作用。

人体内，锌平时都储存在肝脏中。当人体遇到某些特殊情况如手术、分娩时则需增加锌的供给量。而平时运动等都在消耗锌，如果锌消耗量超过肝脏储存量，身体将会缺锌，不及时补充，将越缺越多。正常成人每天锌需要量为10～15毫克，妊娠期每天锌需要量为25～30毫克，哺乳期每天需要量为30～40毫克。妊娠期母体内锌含量随妊娠进展而下降，可能是胎儿需要量增加的缘故。临床研究表明，缺锌地区女性分娩的新生儿，中枢神经系统被损害相当普遍，是造成胎儿畸形的主要原因，即使没有畸形其记忆力也不好。

锌在植物性食物中含量很少，且含有很多植酸，当与锌结合后，肠道也难以吸收和利用。食物以粗制为好，精制的食品会丢失大量锌，如精制大米、精制白面等，不宜长期食用。动物性食物中含锌量较高，吸收也好，其中以海产品中的牡蛎含锌最多，其次还有瘦肉、肝脏、鲜蛋、牛奶、鱼虾类，另外银耳、海带、花生米中锌含量也较高。

2. 准妈妈喝茶影响胎儿

茶叶，含有茶多酚、芳香油、无机盐、蛋白质、维生素等营养成分。准妈妈如能每天喝3～5克茶，特别是淡绿茶，对加强心肾功能、促进血液循环、帮助消化、预防妊娠水肿、促进胎儿生长发育，是大有好处的。

各种茶所含成分不同，绿茶含锌量极为丰富，而红茶的浸出液中含锌量则甚微。锌元素对胎儿的正常生长发育起着极其重要的作用。因此，喜欢喝茶的准妈妈可以适量喝点淡淡的绿茶。

但是，准妈妈如果喝茶太多、太浓，特别是饮用浓红茶，对胎儿就会产生危害。茶叶中含有 2% ~5% 的咖啡因，每500 毫升浓红茶大约含咖啡因 0.06 毫克。咖啡因具有兴奋作用，饮茶过多会刺激胎儿增加胎动，甚至危害胎儿的生长发育。调查证实，准妈妈若每天饮 5 杯红茶就可能使新生儿体重减轻。茶叶中含有鞣酸，鞣酸可与准妈妈食物中的铁元素结合成为一种不能被机体吸收的复合物。准妈妈如果过多地饮用浓茶就有引起妊娠贫血的可能，胎儿也可能出现先天性缺铁性贫血。科学家进行过试验，用三氯化铁溶液作为铁质来源给人服用，发现饮用白开水者铁的吸收率为21.7% ，而饮用浓茶者的吸收率仅为 6.2% 。

3. 营养并非越多越好

据了解，现在准妈妈和家属大多怀有一种在怀孕期多吃多补的心理。不论高级白领还是普通工薪族，很多准妈妈都认为，只要是对胎儿有帮助的东西，不论多贵，只要经济上能承受，她们都会买来吃。

很多准妈妈虽然在选购的营养品种类和品牌上不同，但都一致认为选择进口或知名产品比较放心；而不少工薪准妈妈也表示，她们虽未必考虑进口营养品，但也会通过多吃来弥补，比如鸡、鸭、鱼、肉等，而且一天吃上好几顿，饭余还吃大量的水果。

不少准妈妈喜欢吃水果，甚至还把水果当蔬菜吃。有的为了生个健康、漂亮、皮肤白净的宝宝，就在产前拼命吃水果，她们认为这样既可以充分地补充维生素，将来出生的宝宝还能皮肤好。这种想法是片面的、不科学的。虽然水果和蔬菜都有丰富的维生素，但是两者还是有本质区别的。水果中的纤维素成分并不高，但是蔬菜里的纤维素成分却很高。过多地摄入水果，而不吃蔬菜，直接减少了准妈妈纤维素摄入量。并且有的水果中糖分含量很高，孕期饮食糖分含量过高，还可能引发准妈妈糖尿病等其他疾病。

所以，准妈妈应该有选择地吃各种各样的食物，均衡营养。准妈妈吃得太多、太好，而且运动又太少，造成摄入和消耗不均衡，会导致超重。而准妈妈超重带来的后果却是不可忽视的，不仅在孕期会造成准妈妈并发症，不利于胎儿成长；在分娩时，也会有困难；产后还会使准妈妈难以恢复，体形过胖。超重的准妈妈应及时咨询营养医生，调整饮食结构，进行合理营养调配。

4. 准妈妈食谱

❈ 腐乳花生

【原料】花生米 50 克，腐乳 1 小块，盐 5 克。

【制法】①盐、腐乳加入开水 3 碗，置于盆中，放入花生稍浸泡。

②将花生捞起，置于通风处，约 4 小时后浸入调味水中泡 2～3 小时，捞起后约风干 4 小时至花生表面已干爽。

③将花生放入锅内，用细砂炒熟。

【特点】脆酥香。含脂肪酸、维生素 B_1、锌。

❈ 海带冬瓜汤

【原料】水发海带 50 克，冬瓜 250 克，紫菜 20 克，酱油、精盐、味精、香油各适量。

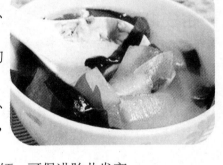

【制法】①将冬瓜去皮、去籽后切片，放清水锅内煮几分钟加入海带丝。

②海带、冬瓜都熟后，下酱油、精盐、味精冲入盛放紫菜的汤碗里，淋上香油即成。

【特点】清香爽口。富含碘、锌、钙，可促进胎儿发育。

❈ 养血茶

【原料】大枣 50 克，生姜 5 克，红糖适量。

【制法】①将大枣洗净，生姜洗净切片，同放入砂锅中，加水适量煮。

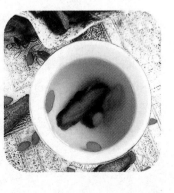

②沸后用文火煎煮 20 分钟，加入红糖，搅匀，趁热饮。

【特点】益气养血。适用于孕中期气血不足所致面黄、心悸怔忡、气短乏力、脾胃虚寒等症。

❋ 糯米椰子粥

【原料】花糯米、椰子肉各 100 克，鸡肉 1150 克，淮山药 10 克，花生油、盐、味精、酱油各适量。

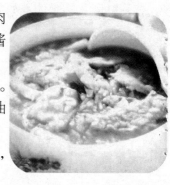

【制法】①将椰子肉洗净，切成片，待用。把鸡肉洗净，切成片，加入花生油、盐、酱油腌制，待用。

②将淮山药去皮，用清水洗净，切成片，待用。

③把糯米淘洗净，直接放入煮锅里，加入淮山药及清水适量，置于火上煮沸，再加入椰子肉片、鸡肉共煮成粥，点入精盐、味精调味，即可食用。

【特点】粥味香、软糯。此粥有补虚益气，增强智力。适合准妈妈食用，增强体质，使胎儿健脑。

❋ 杏仁扣猪肘

【原料】猪肘 500 克，杏仁 20 克，蜂蜜 50 克，香菇 50 克，酱油 15 克，料酒 10 克，盐 5 克，葱、姜片 10 克，鸡汤 200 克，大料 2 克。胡椒粉少许，植物油 75 克（约耗 40 克）。

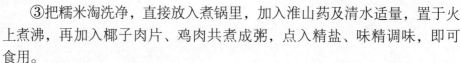

【制法】①将肘子洗净去骨，放入开水锅中煮片刻，捞出抹上蜂蜜入热油中炸成金黄色，捞出后用刀划四周。

②杏仁用盐水煮熟，剥去外皮摆入大碗底部，再放入肘子，香菇泡软洗净摆肘子四周。

③炒锅加油烧热，入葱、姜、大料、鸡汤、盐、胡椒面、酱油，烧开倒入大碗内，将大碗入锅蒸 10 分钟即可。

【特点】肉烂鲜香。此菜润肠胃，生津液，补肾气，解热毒，增体力，润皮肤，使毛发光泽。杏仁含钙丰富，适宜妊娠中期准妈妈食用，以利胎儿骨骼、皮肤和头发的健康发育。

准妈妈日常保健常识

1. 卧姿伸展腿筋

◇动作

①仰卧，屈双膝，双脚平贴地面。

②收腹，缓慢把左腿抬离地面，膝盖保持弯曲，然后用双手扶住大腿背面（注意臀部平贴地面）。

③缓慢伸直左腿，直到感觉左大腿背面有拉伸感。如果有必要，把一只手移至小腿以便支撑。按下面提示的强度指标持续，然后缓慢放下腿到地面。换右腿重复（放松上身；如果腿开始颤抖，放下它，以更慢的动作重新开始；不要太用力伸直趾尖；缓慢拉紧肌肉，不要使腿弹跳）。

任何时候如果感觉眩晕或恶心，应避免做所有仰卧的动作，可尝试用坐姿进行。

和缓、适中、激烈：每一侧腿运动 10 下。

"孕"动良效：增强及拉长大腿背面的肌肉。

2. 准妈妈的外出旅游

孕中期情况较稳定，经医生诊查同意后，可以外出旅行，须注意以下几点。

①选择路途较近的地方，且避免前往人多处。

②行程避免太紧凑，每个停留地点都要有充分的休息时间，不宜紧张。

③选择安全的交通工具，火车较好，稳当；如果乘坐汽车，不宜颠簸动荡，乘车时不要长时间保持一个姿势。

④外出旅游时，准妈妈不宜自己开车，迫不得已时，要注意驾驶安全。

⑤不宜单独一个人外出，要有家人陪伴。

⑥到达旅游地点后，要了解当地就医情况，以备万一。

149

⑦不宜携带过多旅游物品，够用即可，准妈妈不宜拎重物，以免发生流产。

3. 血清筛查防止唐氏综合征

血清筛查是防止准妈妈生产唐氏综合征宝宝的有效手段。专家呼吁：每个准妈妈都应进行这项检查。唐氏综合征俗称先天愚型、先天痴呆，主要特征为严重智力障碍、面容古怪、肢体畸形，目前尚无有效的治疗手段，对付它的最好办法是在准妈妈生产前终止妊娠。

血清筛查是找到唐氏综合征胎儿的一种很有效方法。以前通常只有35岁以上的高危准妈妈才做这项检查，而先天性愚型胎儿的发生并不仅是存在于35岁以上的准妈妈中。因此，每个准妈妈都应进行血清筛查。

检查时机：怀孕后16～18周。

如何进行：只需从母体的手臂上采少量的血液做样本就可以了。

准妈妈年龄：所有年龄的怀孕女性。

4. 准妈妈应注意冬季保健

①注意保暖：寒冷刺激可引起脑血管收缩，导致大脑供血不足，体内酚胺类物质分泌增多。该物质通过胎盘进行胎儿体内，能够影响胎儿生长发育，造成胎儿畸形，以致先天性心脏病儿、无脑儿、唇裂儿出生。

②增加营养：医学研究表明，我国每年出现的无脑儿和脊椎裂儿，多为冬季妊娠的孕妇所生，究其原因，主要与营养不足有关。所以，冬季准妈妈要加强营养，饮食要多样化、系统化，不可偏食，尤其要注意食用绿叶蔬菜、水果，以补充胎儿所需的叶酸等营养物质。

5. 准妈妈肚子小是怎么回事

准妈妈肚子小可能是胎宝宝发育迟缓的缘故。衡量肚子大小的标准是子宫底高度，即产前检查中必须测量的宫高和腹围。

以宫高为例，正常情况下，妊娠24周末，宫高平均24厘米，28周末为26厘米，36周末为32厘米，40周末达到33厘米。准妈妈可根据所测得的宫底高度，计算胎儿的发育指数。公式如下：

胎儿发育指数＝宫底高度（厘米）－3×（月份＋1）

如果胎儿发育指数大于－3而小于＋3，若在此范围之外，则不正常。例如：在怀孕24周（6个月）测量的宫底高度为23厘米，那么：胎儿发育指数＝23（厘米）－3×（6＋1）＝2，结果是正常，及胎儿发育符合孕周。

若准妈妈测定结果胎儿发育不正常，表示胎儿发育迟缓。这时首先要精神放松，充分休息，睡眠多向左侧位，以此增加子宫胎盘的血液循环，改善胎儿缺氧状态。同时要注意调解营养，适当补充微量元素锌、铁及维生素等。

有的准妈妈可能需要住院进行静脉补充营养。若以上措施都得不到满意效果，准妈妈则应考虑终止妊娠，以保证优生。

6. 孕中期定期检查及项目

从本月开始到怀孕6个月末，历时3个月，医学上定为孕中期。

孕中期是整个孕期感觉最舒适、最安全的时期。特别是孕妇经历孕早期的害喜反应后，食欲转好，胎儿也强健起来，运动有力，足以让母亲感到他的力量。

尽管准妈妈感觉良好，但千万别忘了按时检查。无特别情况，每4周检查1次为宜。孕中期检查除了能及时发现异常情况外，医生还会根据准妈妈的具体情况提出保健指导建议，为顺利度过孕晚期和分娩期奠定基础。

孕中期如果不注意保健，例如有的孕妇无节制地大吃，体重增加远远超标，孕晚期各种并发症也会增多，如妊娠高血压综合征、巨大儿等，分娩时容易出现子宫收缩乏力、大出血等，应予以重视。

孕中期检查项目，常规有身高、体重、血压、子宫底高度、胎动情况、胎心率、胎位、尿糖、尿蛋白等，必要时做B超、心电图等检查。

另外，利用孕中期可以做些筛查。例如孕24～28周进行妊娠糖尿病筛查；怀孕15～20周进行唐氏综合征及神经管畸形筛查。

7. 孕中期要警惕的危险症状

孕中期虽然较为安全，但由于胎儿生长迅速，准妈妈会出现一些症状，这些症状在产后大多可能消失，但会使准妈妈感觉不适，甚至造成心理负担。提前体察孕中期可能出现的症状掌握缓解对策和保健要点，可以有效帮助准妈妈日后身体的恢复。

①小腿抽筋（下肢肌肉痉挛）

身体处于某个姿势时即引发抽筋，常在睡梦中疼醒。缺钙是导致抽筋的主要原因。

◇缓解对策

● 饮食方面要多食小鱼、虾皮、奶等含钙高的食物。

●腿抽筋时，用手揉按腿肚子或将腿伸直，一手按住膝盖，另一手牵拉脚趾头。

②便秘

孕期肠蠕动及肠张力减弱，加上孕期吃得多，体重增加，准妈妈又懒得运动，引发便秘。情况日渐严重者，易引发痔疮。

◇缓解对策

●改变吃得越多越好的观念，各种食物摄取以能满足身体所需为宜；

●养成定时大便的习惯，饭后和闲暇时做孕妇体操、散步等，既有助于食物消化又防止孕妇过于肥胖。

③皮肤干燥、妊娠斑

继乳头、乳晕颜色加深后，此期间因皮肤细胞中的黑色素沉淀增多，面部原有斑点颜色加深，颊部出现妊娠斑。一般分娩后自然消失。另外，皮肤也会显得干燥无光泽。

◇缓解对策

●干燥可用些乳液或营养肌肤的脂性面霜，以补给皮肤一些油质。

●至于妊娠斑，注意避免阳光照射，产后会不留痕迹。

④妊娠纹

初产妇为紫红色，一般出现在下腹部、乳房、臀部、大腿上部等。这是由于乳房和腹部持续增大，皮肤肌纤维断裂所致。生产后妊娠纹会变淡，不必紧张。

◇缓解对策

●为了预防妊娠纹，可在怀孕初期就往腹部涂抹专业的抗妊娠纹乳液。

⑤眩晕

孕中期准妈妈出现眩晕较多。少部分因为贫血，多数是因为改变体位所致。子宫中需要更多血液，身体下半身积聚血液较多，而且怀孕中自律神经反应迟钝，突然改变体位，极易出现一时间的脑贫血，感觉眩晕。

◇缓解对策

●眩晕时慢慢坐下，头放低，很快就能恢复。

●情况严重，应卧床休息并到医院接受检查。

⑥手脚胀感

孕中期，由于水钠潴留和静脉血回流不畅，孕妇常觉手脚肿胀不适，但一般无浮肿，如果有水肿，应该引起高度重视。

◇缓解对策

可一天数次定时按摩手脚，促进其血循环。

8. 孕中期是做产前诊断的最佳时期

孕中期是准妈妈整个孕期相对安全的时期。同时也是胎儿先天性缺陷被及早诊断的时期。及时的产前诊断，可以在来得及的时候对患病胎儿或先天性畸形儿进行产前治疗或及时终止妊娠。所以对某些准妈妈而言此期间不可延误产前诊断：

①35 岁以上高龄孕妇或配偶50 岁以上者；

②生育过先天畸形儿或遗传病儿者；

③家庭中有隐性遗传病史者；

④有习惯性流产、早产、胎死宫史者；

⑤妊娠早期感染风疹或接触过致畸因素者。

准妈妈职场保健常识

1. 准妈妈可以乘电梯吗

电梯下降时有种失重的感觉，但电梯的升降速度是有限的，对宝宝基本不会造成伤害，但是如果准妈妈个人比较敏感，乘坐电梯时出现如头晕、心慌、出汗等问题，还是应该尽量避免乘坐。

2. 准妈妈要学会给自己减负

很多好强的职业准妈妈，不愿主动向上司提出减轻自己的工作，或者不愿调离原来的工作岗位，做相对比较轻松的工作。如果工作量、工作强度都没有变，准妈妈会因为体力、精神、身体不适不时要请假，而使有些工作无法按时、保质完成，而准妈妈易出现情绪问题和身体负担，对宝宝十分不利，所以在做准妈妈时应学会给自己"减负"。

孕期疾病和妊娠反应

1. 准妈妈常见的焦虑与烦恼

对于妊娠，有时准妈妈会兴高采烈，有时又会焦虑不安，这种情绪的不稳定，不要过分在意，因为一旦分娩后便会自然消失。

担心腹中的宝宝是否正常。这是每个准妈妈都爱犯的毛病，很自然。其实只要准妈妈整个妊娠期没有受到任何不利因素的影响，并且婚前已经做过系统的检查，就应该相信：准妈妈的宝宝一定是健康的。

为自己体形的改变而沮丧。妊娠期的体形改变，这和平时无来由地增加几千克体重可有着天壤之别。因为宝宝266天的孕育历程要在准妈妈的腹中完成。只要准妈妈饮食方式正确，多出来的腰围，一旦宝宝出生便会消失。

担心分娩是否顺利。怀孕者十有八九会担心临产时是否顺利，母子是否平安无恙。其实，医学技术发展到今天，在医院分娩，妈妈生命的危险性几乎接近于零。如一旦发生什么意外，医生会马上采取必要的补救措施，因此准妈妈尽可以消除一切不必要的焦虑与担心。

2. 准妈妈阴道感染怎么办

如果发现阴道分泌物呈脓样、黄色、绿色、奶酪状，而且还带有难闻的味道，或者觉得会阴很痒或有烧灼感，或是阴唇附近有泛红、肿胀或触痛的现象，或是排尿时有烧灼样疼痛感等现象的时候，应该去医院检查一下，看是否已经被感染了。

①如果怀疑阴道被感染，应尽快找医生进行恰当的治疗。确诊后应在医生指导下用药，定期做产前检查。

②保持外阴清洁干燥，穿纯棉透气和较为宽松的内裤。尽量少用卫生护垫，避免穿着紧身牛仔裤、体形裤或泳装等。

③如果觉得阴部附近有强烈瘙痒的感觉，此时，如果身边一时没有药

155

物可供使用，可以先以冷水清洗患部或温水洗浴（水中加半杯小苏达），以减轻瘙痒的症状。（避免浸泡在沐浴液中或香皂液中，这会刺激阴道。）

④洗澡时尽量用莲蓬头接近阴道口，以稍强的水柱将阴道的分泌物冲洗干净。（这里并不建议用很强的水柱来灌洗，因为较高的水压，可能会将空气不小心灌入准妈妈的循环系统，而危害到胎儿的健康。）

3. 夜间小腿肚抽筋

有些准妈妈，在晚上或临睡觉的时候，往往有"小腿抽筋"（腓肠肌痉挛）。有的一夜发生十多次，持续时间可达 2~4 分钟之久。由于易突然发生，所以使一些准妈妈精神紧张，不知所措。

引起小腿抽筋的主要原因是缺钙。准妈妈久坐或由于受冷、受寒、疲劳过度也是发生下肢痉挛的一个原因。另外，孕晚期子宫的增大，使下肢的血液循环运行不畅，也能导致小腿抽筋的发生。

当小腿抽筋时，可先轻轻地由下向上按摩小腿的后方（腿肚子），再按摩拇指及整个腿；若再不缓解，则把脚放在温水盆内，同时热敷小腿，并扳动足部，一般都能使抽筋缓解。

不要长时间站立或坐着，应每隔 1 小时左右就活动一会儿，每天到户外散步半小时左右。同时要防止过度疲劳。

每晚临睡前用温水洗脚，在洗脚时对小腿后方进行 3~5 分钟的按摩。平时注意养成正确的走路习惯，让后脚跟先着地；伸直小腿时，脚趾弯曲不朝前伸。

4. 准妈妈眩晕的对策

这有可能是低血糖或低血压造成的。

这时应该原位不动，喝一杯水或吃一点甜食，然后躺下休息一会儿。如果情况没有缓解，就应该到医院去就诊。

如果妊娠接近 20 周，脸和手出现肿胀现象，或者体重莫名其妙地过量增加，那么有可能患了妊娠高血压。如果没有及时治疗这种情况可能导致抽搐、剧烈头痛和视力问题。

5. 准妈妈须预防痔疮

女性妊娠后，容易患痔疮。如病情严重，会大量出血，导致贫血。如痔疮脱出肛门，还容易发生感染、嵌顿，出现疼痛、坏死，令人苦不堪言。

◇合理饮食

饮食要富有营养，注意多饮水，多吃新鲜的蔬菜、水果。忌食辣椒、大蒜、生姜、大葱等辛辣刺激性食物。

◇适当运动

适当运动，或做些轻体力的家务运动，不宜久坐不动。

◇提肛运动

全身放松，端坐，将大腿夹紧，吸气时腹部隆起，呼气时腹部凹陷。呼吸5次后舌舔上颚，同时肛门上提，屏气，然后全身放松。如此反复，每天做2次，每次重复20遍。

◇定时排便

养成每天定时排便的良好习惯，每次排便时间不宜过长。不要在排便时看书，以免注意力分散延长排便时间，致使肛周静脉长时间处于紧张状态，影响血液回流。

6. 警惕高危妊娠

高危妊娠是指准妈妈患有肾病、糖尿病、肝病、心脏病等，以及双胞胎、胎位不正、贫血、高血压、骨盆狭窄等。

妊娠高血压综合征是常见的高危病，表现为高血压、浮肿及蛋白尿三大症状。此症会给母婴带来危险，如出现子痫、脑血管意外、肺水肿及心力衰竭甚至死亡。及时妥善地处理可以有效预防意外的发生。高危妊娠的准妈妈要及时向医生咨询保健知识并有足够的认识，学会掌握自我保健监护，遵医嘱定期检查，必要时应提前住院待产。

7. 腹部大于妊娠月份

假如此期准妈妈的腹型明显大于其他同样妊娠月份准妈妈腹型的话，要想到可能是胎儿过大、双胎、羊水过多（可伴有胎儿畸形）、过度肥胖等。此时，准妈妈要到医院检查，B超可判定准妈妈有无异常。如果胎儿过大或准妈妈过度肥胖，要设法控制饮食，并查血糖，看有无糖尿病；如果是双胎，要注意休息，防止流产；如果羊水过多伴胎儿畸形要及时终止妊娠。

8. 腹部小于妊娠月份

腹部过小可能是：怀孕周数计算错误，胎儿宫内生长迟缓及死胎等。

若怀疑怀孕周数错误，应仔细回忆末次月经时间、早孕反应时间、初感胎动时间等以便综合分析，并借助 B 超明确妊娠实际天数。

死胎妊娠 20 周以后，胎儿在宫腔内死亡，称为死胎。造成死胎的原因有胎儿畸形、脐带病变、胎盘功能不全等。胎儿死亡后，准妈妈自觉胎动消失，腹部不再继续增大，乳房缩小、乳房胀感消失等，腹部听不到胎心音，B 超有助于明确诊断。死胎一旦发生后，应及时就医。因为死胎如果未及时排出，在子宫腔中滞留过久，可引起母体凝血功能障碍。

胎儿宫内发育迟缓在排除孕周计算错误情况下，如果准妈妈子宫底高度低于正常第 10 个百分位数时，应警惕胎儿宫内发育迟缓。胎儿的正常生长主要依赖遗传、营养、子宫胎盘血流及调节胎儿生长的激素等多种因素影响。

孕期胎教

1. 什么时候可以听到胎心音

一种名叫多普勒的高灵敏度仪器在 10 周或 12 周的时候，便可以听到胎心音。如果采用一般的听诊器，要到 17～18 周才能追踪到。妊娠初期，由于胎儿的位置关系，或其他种种干扰因素，如母体的脂肪过厚等原因，即使用极精密的仪器也无法听到胎心音。如果到了第 18 周还未听到胎心音，而准妈妈又非常担忧时，可到医院请医生进行超声波检查。

2. 胎动，宝宝存在的信号

开始感觉到胎动的时期因人而异，早的从妊娠 17 周即可感觉到，晚的到 20 周才感觉到。有的准妈妈由于有经验，往往察觉得早。即便在这个月仍未感觉到胎动，也不必过分忧虑，等到下个月再看看。

最初准妈妈感到在肚脐下边一带肠子转动，好像是腹泻时的感觉。初次妊娠的人往往不注意这就是胎动。最初的胎动不很活跃，不是每天都能感觉到，动也是悄悄的。但是随着妊娠周数的增加，在一天里能感觉到数次，觉得好像是胎儿在肚子里伸胳膊，伸腿。

胎动也是了解胎儿发育状况的一个标准，因此要记录首次胎动的日期，以便做检查时告诉医生。如果怀孕 5 个月还未察觉胎动时，应及时就医做进一步检查，以确定胎儿的情况。

3. 宝宝听觉发育

胎儿的听觉系统是与外界保持联系的主要器官，也是进行听力训练和音乐胎教的物质基础。20 世纪 80 年代，科学家用现代科学技术对胎儿听力进行测定，发现胎儿有完整的听力，提出了胎儿在子宫内接受"教

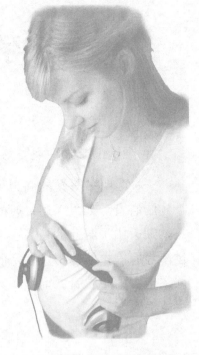

育",进行"学习",可形成最初的"记忆"的新认识,为胎教提供了科学依据。

胎儿的眼、耳、鼻、皮肤等感觉器官在妊娠早期就已形成,但功能的建立和发展是从孕4月开始的。孕4月胎脑的结构日益完善,胎儿的各种感觉逐渐发挥作用。如胎儿对声音已相当敏感,其声音来自母体内大血管的搏动,其节律与心脏相同,还有规律地肠蠕动声音。胎儿在宫内就有听力,能分辨和听到各种不同的声音,并能进行"学习",形成"记忆",可影响出生后的发音和行为。因此,我们应该利用胎儿听觉的重要作用,给予良性声音刺激,促进胎儿宫内听力的发展。

从这个月起,可以每天进行2次听觉训练。选用供准妈妈欣赏的作品,音乐应柔和平缓,优美动听,带有诗情画意。例如《春江花月夜》、《江南好》等,宁静、感人,又能让人产生美好联想。准妈妈通过神经体液,可将这些感受传给胎儿。

4. 宝宝视觉训练

胎儿从4个月起对光线就非常敏感,科研人员对妈妈腹壁直接进行光线照射时,应用B超探测观察,可以见到胎儿出现躲避反射,背过脸去,同时也可看到胎儿有睁眼、闭眼活动。这说明胎儿在发育过程中,视觉也在缓慢发育,并具有一定的功能。因此有人主张在胎儿觉醒时,可进行视觉功能的训练。

子宫内似暗箱,不能视物,但当妈妈腹部在日光照射下,胎儿却能感觉到光线强弱的变化。对胎儿进行视觉训练时,可用4节一号电池的手电筒,一闪一灭地直接放在妈妈腹部进行光线照射,每日3次,每次30秒钟,并记录下胎儿的反应。进行视觉训练可促进视觉发育,增加视觉范围,同时有助于强化昼夜周期,即晚上睡觉,白天觉醒,并可促进动作行为的发展。切忌用强光,照射时间不宜过长。

5. 宝宝行为训练

行为也是一种语言，是一种不说话的语言。由于胎儿尚不具备语言表达的能力，所以发生在准妈妈与胎儿之间的这种行为信息的传递就显得十分重要。通过观察发现，每当胎儿感受到不适不安或意识到危险临近时，就会拳打脚踢，向妈妈报警。另一方面当准妈妈因重体力劳动、长途跋涉以及繁重的家务等引起极度疲劳，或者因种种原因造成巨大的烦恼、气愤和不安时，也会自然而然地把情绪传递给胎儿，从而波及胎儿的健康和发育，严重时甚至使胎儿感到无法忍受而发生流产、死产等意外。

准妈妈行为的好与坏对胎儿及至宝宝一生的行为产生重大的影响。每一个准妈妈都应该充分认识大自然交给自己的使命，在妊娠期每一天的活动中，倾注博大的母爱，仔细捕捉来自胎儿的每一个信息，母子之间进行亲切友好的交流，以一颗充满母爱的心浇灌萌芽中的小生命，这就是我们所希望的胎教基础。

6. 宝宝性格培养

宝宝从出生第一天起就能辨认出妈妈的声音，而且对这种声音表现出极大的兴趣。法国学者曾经对一些宝宝进行过法语和俄语的选择试验，结果发现他们对法语的发音反应更为强烈。这就说明，这个小生命在胎儿时期就已经具备了学习能力。总而言之，子宫内的小生命具有出色的学习能力，他将利用一切可能的机会学习，他学习吞咽，学习吮吸，学习运动，学习呼吸……当然，他还是一个小小的"心理学家"，通过妈妈传递过来的一切信息揣摩着妈妈的心绪，学习心理感应。鉴于胎儿这种潜在的学习能力，妈妈在妊娠期间，尤其是在后半期应强化与胎儿的交流，及时施行早期胎教，通过各种可能的渠道，使胎儿接受有益的刺激，获得良好的胎内教育。下面就简单介绍一下与胎儿对话的方法。

准爸爸妈妈通过动作和声音与腹中的胎儿对话是一种积极有益的胎教手段。在对话过程中，胎儿能够通过听觉和触觉感受到来自父母亲的呼吸，对促进胎儿的身心发育具有十分有益的影响。

对话可从怀孕4～5个月开始，每天定时刺激胎儿，每次时间不宜过长，1分钟足够。对话内容不限，可以问候，可以聊天，可以讲故事，以简单、轻松、明快为原则。例如早晨起床前轻抚腹部，说声"早上好，宝宝"，打开窗户告诉胎儿"哦，天气真好"等。

　　最好每次都以相同的话语开头和结尾，这样循环往复，不断强化，效果较好。随着妊娠的进展，每天还可适当增加对话次数，可以围绕父母的生活内容，把每一种新鲜事物，把美好的感受反复传授给胎儿。最后还需提醒大家：由于胎儿还没有关于这个世界的认识，不知道谈话内容，只知道声音的波长和频率，而且，他并不是完全用耳朵听，而是用他的大脑来感觉，接受着妈妈的感情，所以在与胎儿对话时，准妈妈要使自己的精神和全身的肌肉放松，精力集中，呼吸顺畅，排除杂念，心中只想着腹中的宝宝，把胎儿当成一个已经出生的宝宝，娓娓道来，这样才能收到预期的效果。

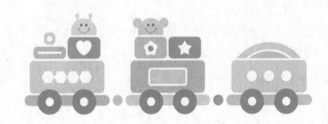

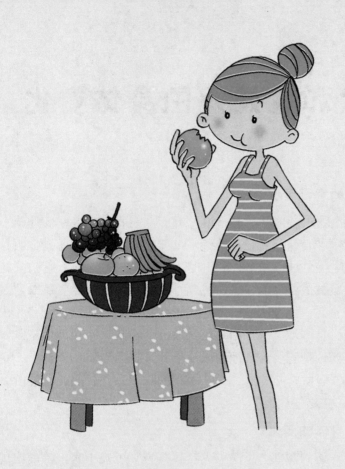

第七章

孕期第五个月(17～20周)保健指导

宝宝和准妈妈的身体变化

1. 小宝宝的发育情况

此时期，胎儿进一步长大，重 250～300 克，身长有 18～25 厘米。此时的胎儿增长速度非常快，头已占全身长 1/3，并有明显的胎动，听诊还可听见强有力的心音。胎儿的骨骼和肌肉也开始发育，皮下脂肪开始沉着，但还较少，肢体的活动能力增强，活动活跃。内脏器官基本发育健全，并且如果是女婴，此期阴道已发育成形，心脏活动活跃，全身长出毳毛，头发、眉毛、指甲均已全。胎儿在此期已会吞咽羊水了，他把羊水吞进后，通过肾过滤，把它变成洁净的尿液重新又排入羊水中。怀孕 5 个月胎儿还会用口舔尝吸吮拇指，犹如品味手指的味道，并且胎儿已能听到妈妈的心脏和动脉的血流声了。

2. 准妈妈身体的变化

这时子宫宫底达到腹部，下腹可见隆起，心脏可被子宫上抬而出现胃部胀满感，可出现腹部下坠、心悸、气短、便秘等症状。准妈妈乳房继续发育，乳腺发达，乳房变大，乳头更挺，怀孕 10 周左右可出现泌乳。准妈妈皮下脂肪积蓄，体形丰满，臀部突出，母体血容量大量增加，可使血常规化验表现血色素下降。

此时怀孕进入中期，可逐渐感到胎动，并渐趋明显。初次怀孕胎动不明显，但超声检查可看见胎动和心脏搏动。

准妈妈饮食常识

1. 准妈妈补钙要科学

胎儿骨骼和牙齿的钙化在母体内已经开始，出生时全部 20 个乳牙已经形成。早期胚胎体内的钙很少，妊娠后期有多量钙的蓄积。母体中等程度或短时间缺钙对胎儿无影响。钙可以从母体骨骼中移至胎体。但是如果母体严重缺钙，或时间较长，胎体就不能正常发育和骨化。营养学会提议准妈妈第 4～6 个月，每日钙供给量为 800 毫克，第 7～9 个月为 1500 毫克，母乳喂哺妈妈为 2000 毫克。

准妈妈的脚或腿常常抽筋，尤其在夜间，或当她们伸展腿脚或脚尖朝下时抽筋，提示机体缺钙。如何补钙呢？

◇ 含钙高的食物

牛奶、凝乳、酸奶、奶酪、芝麻粉、杏仁、骨粉、豆类，尤其是大豆。

◇ 多获取钙的生活窍门

把骨头或鸡蛋壳放在醋或柠檬汁中浸泡几小时，然后将汁放进汤或其他食物中。

在用骨头做汤时加入少许醋、柠檬或番茄。

把鸡蛋壳磨成粉混合在食物中。

把玉米浸泡在酸柚中。

每天尽量晒至少 15 分钟太阳，记住，不只是出门就可以啦，太阳一定要晒在皮肤上。

◇ 药物补钙

如果准妈妈饮食中缺钙或已经出现缺钙症状，应及时药物补钙。目前钙剂很多，选购时注意两点：一要适合准妈妈服用；二要选用碳酸钙，吸收好。

2. 准妈妈浮肿忌盐

孕期浮肿是一种较普遍的生理性现象。怀孕后，尤其是 5～6 个月以后，下肢易出现浮肿。这是因胎儿的增大和羊水的增多，宫体对下肢血管的压迫，使下肢血液回流不畅造成脉压增高所致，并非是疾病引起。

肾炎患者应当忌盐。但准妈妈出现浮肿大多与肾疾病无关。事实上，准妈妈比常人的新陈代谢更旺盛，其肾脏的滤过能力和排泄功能也较强，钠的丢失也多，此时还应摄入比平时多一些的盐。如果过于控制盐的摄入量，反而容易导致体内盐分不足，由此可能引起食欲不振，疲倦乏力，对准妈妈健康和胎儿生长都不利。当然如果浮肿是从脸上（尤其是眼皮）开始发展至全身，并出现肾炎等疾患时，就需要严格控制盐的摄入量。

3. 准妈妈应补充"脑黄金"

妊娠的 3～6 个月是脑细胞迅速增殖的第一阶段，称为"脑迅速增长期"。主要是脑细胞体积增大和神经纤维增长，使脑的重量不断增加。第二阶段是妊娠 7～9 个月，其间支持细胞和神经系统细胞的增殖及树突分支的增加，使已经建立起来的脑神经细胞，发展成神经细胞与细胞之间的突触接合，以传导脑神经细胞的兴奋冲动。对于人的智力来讲，脑神经细胞树突的增加远比细胞数目的增加要重要得多。所以，从孕中期开始，准妈妈需要有意识地增加补脑食品，像是核桃、花生、芝麻、杏仁、大豆、鱼类等，都是很好的补脑食品。

4. 准妈妈食谱

✤ 糖醋鱼卷

【原料】鳜鱼肉 300 克，葱白、姜丝、米醋、白糖、精盐、番茄汁、香油、桂花油、酱油、味精、水淀粉、蛋清、花生油、干淀粉各适量，味精少许。

【制法】①将米醋、白糖、番茄汁、香油、桂花油、酱油放在锅内烧开，用水淀粉勾芡调成糖醋汁。

②鱼肉洗净切成薄片，加盐、味精、蛋清腌入味，卷入姜丝、葱段，蘸上干淀粉。

③锅置火上，放油，烧至七成热，投入鱼卷，炸成浅黄色，捞出沥油，摆在盘内，浇上糖醋汁。

【特点】色泽浅黄，外酥里嫩，甜中带酸，爽口醒胃。鳜鱼含高蛋白，有补气血、益脾胃等作用。此菜准妈妈食用，能补充蛋白质，增强体质，保证身体健康，以保证准妈妈安全和满足胎儿、胎盘、子宫、母血、乳房迅速增长所需。

❋ 洋菜拌烧鸭

【原料】洋菜 6～8 克，烧鸭 1/4 只，酱油 1 小匙，盐 1/3 小匙，白醋 1 大匙，糖 1 小匙，麻油 1/2 大匙。

【制法】①把洋菜用清水泡软，取出将水分沥干，切成小段，用调味料拌匀，铺在碟子上备用。

②烧鸭剔除骨头，把肉撕成丝状，放在洋菜上面即可。

【特点】这是一道夏天开胃又好调理的菜式，洋菜可以熬甜点，又可以用来做凉拌菜，它含维生素 A、维生素 B 及丰富的矿物质，能调理肠胃，预防便秘。准妈妈如有便秘的困扰，不妨多吃洋菜，而且洋菜是低热量食品，怎么吃也不易发胖。

❋ 冬瓜排骨汤

【原料】猪排骨 250 克，冬瓜 500 克，精盐、味精、胡椒粉、葱花各适量。

【制法】①将猪排骨洗净，剁成 5 厘米长的小块，随温水下锅煮去血水，捞出待用。

②冬瓜去皮、去瓤洗净，切成与排骨大小相同的块。

③炒勺上火，放入排骨，加清水烧开后，改小火炖烂。在排骨炖至八成烂时，下冬瓜炖熟，放入味精、精盐、胡椒粉，撒入葱花，盛入汤碗内即可食用。

【特点】鲜香味美，清淡利口。是准妈妈补钙的良好来源，适于准妈妈中期食用。

❋ 莴叶橘汁

【原料】莴笋叶 50 克，橘子 1 个。

【制法】将莴笋叶切成段，橘子去皮、核，分别榨取原汁，后混合在一起即成。

【特点】含钙量丰富并含有大量的维生素 C 及维生素 B_1。

准妈妈日常保健常识

1. 踩脚跟

◇动作

①双脚分立比髋骨略宽，膝盖放松，收紧骨盆，收腹。双手置于髋部，身体重心移到左脚。挺直站立，提胸，肩放松下垂（固定脚踝，不要让脚转动）。

②屈左膝，左腿向前伸出去，脚跷起，脚跟触地。保持髋部水平，骨盆收紧，以防背部过于后弯。换另一条腿重复此动作。按下面提示的强度指标继续（通过支撑的髋部带动身体，保证髋部在水平位置）。

和缓：交替 16 次。

适中：交替 16 次。

激烈：交替 32 次。

"孕"动良效：促进脚部血液流通，从而带动整个身体的活力。

2. 做好乳房保健

为了产后乳汁分泌，从怀孕开始，受体内内分泌影响，乳房也发生一系列变化，如乳腺组织增生、乳房变大，孕 5 个月开始即可挤出初乳。如果对乳房放任不管，造成乳房韧带过分牵拉，负重过大，不但引起乳房下垂，也影响乳腺的正常发育，不利于产后泌乳。

如何做好乳房保健呢？具体方法如下：

从怀孕 5 个月开始，每日用清水清洗乳头后，在乳头上涂些橄榄油、花生油或冷霜膏。用拇指和食指轻轻按摩乳头及周围乳晕，每次 5 分钟左右，如果坚持不了，至少每周进行 2 次；洗澡时，可将肥皂泡沫涂在乳头上，转圈式按摩 1 分钟即可。

3. 准妈妈穿鞋之道

准妈妈穿鞋首先要考虑安全性，选择鞋子时还应注意以下几点：

①准妈妈最好穿厚度为2～3厘米的中跟鞋。

②鞋的前部应软而宽。

③鞋帮要松软，面料有弹性，如羊皮鞋、布鞋等。

④脚背部分能与鞋子紧密结合。

⑤有能牢牢支撑身体的宽大后跟。

⑥鞋底带有防滑纹。

⑦能正确保持脚底的弓形部位。宽窄、长度均合适，鞋的重量较轻。

⑧孕晚期，脚部浮肿，要穿有松紧性、稍大一些的鞋子。

⑨准妈妈弯腰结扎鞋带不方便，应穿便于穿脱的轻便鞋。

4. 准妈妈穿衣之道

妊娠中期以后，准妈妈的上衣和裤腰均宜宽松，以免妨碍胎儿生长发育。

如果是夏季，选用易穿脱、易清洗，吸湿性能好的服装和布料，最好是纯棉服装。可以穿竖条连衣裙或是深红、暗紫、蓝色等收缩色的连衣裙，样式以筒裙不束腰为宜。

如果是春秋季，上身可以穿肥大毛线衫，比平时的毛衣应略长一些，看起来比较舒服。

冬季，应注意不要让腹部和腰腿受寒，衣着要轻而暖，最好选用保暖性能好的毛料。穿短款的深色风衣便于行动，是比较好的选择。

如果胎儿过大或腹壁过松，形成"悬垂腹"，可以请教医生以决定是否使用腹带。

随着怀孕月份的增加，准妈妈体形改变，行动变得笨拙，服装最好以舒适、宽大、洁净为原则。可选择色调明快、柔和甜美的图案，简单易穿脱的式样。

5. 选择合适的内衣

到了怀孕第4个月，大多数准妈妈必须穿上准妈妈专用的胸罩，才会觉得比较舒适。

胸罩的选购原则：

◇舒适

为适应乳房的胀大，最好选用可调整型的罩杯。所谓舒适合身的胸罩，在穿起来的时候，应该能够与整个乳房紧密贴合在一起，胸罩的中央紧贴胸部，没有空隙。

◇**材质**

以较透气的棉质胸罩为优先考虑，避免选购样式花哨，可能会引起皮肤过敏的蕾丝材质。

◇**肩带**

用心感受一下肩带在胸廓上的位置。在背部的位置，应该是舒适地贴近肩胛骨下方；在胸部的位置，也不应该会有任何的不适感；最后，再试着举起手臂或耸耸肩，感受一下是否会有什么不适感产生。

◇**吊环**

最好是选用较宽且有衬垫的吊环。

◇**夜间型胸罩**

有许多准妈妈会在夜晚使用材质较轻的夜间型胸罩，让胸部有机会稍微喘息一下，缓解不适。

◇**哺乳型胸罩**

有些准妈妈在怀孕的最后几个月，会买哺乳型的胸罩来穿（这是一种方便哺乳的前开式胸罩）。如果准妈妈已经有亲自哺乳的计划，那么，在选购胸罩时，尽量以较宽松的罩杯为主（一般乳房的尺寸在分娩完的几天内，会迅速胀大两个罩杯左右）。

6. 孕中期性生活原则

妊娠中期可适度地进行性生活，这也有益于夫妻恩爱和胎儿的健康发育。国内外的研究表明：夫妻在孕期恩爱与共，生下来的宝宝反应敏捷，语言发育早而且身体健康。妊娠中期的性生活以每周1~2次为宜。值得注意的是：妊娠期的性生活应该建立在情绪胎教的基础上。所以，舒心的性生活充分地将爱心和性欲融为一体。另外，性生活之前夫妻双方应注意卫生，以免引起阴道感染。

7. 席梦思床垫不适合准妈妈

中晚期妊娠的准妈妈最好不要睡席梦思床，尤其是质地较软的床垫。这是因为妊娠中晚期准妈妈脊柱较正常腰部前屈更大，睡松软的席梦思床仰卧时，比睡一般床更易使腹主动脉和下腔静脉受压而影响准妈妈和胎儿健康。

那么准妈妈睡什么样的床好呢？一般可用棕绷床或硬板床，硬板床上铺9厘米厚的棉垫或4千克以上的棉被褥为宜，枕头宜松软高低适中。

8. 准妈妈不要用电热毯取暖

准妈妈睡觉时使用电热毯可能导致宝宝畸形。因为电热毯导电后会产生电磁场，这种磁场会影响胎儿的细胞分裂，使某些宝宝出生后骨骼发生缺陷。另外，准妈妈使用电热毯易发生流产。

准妈妈职场保健常识

1. 准妈妈避免去拥挤场所

人多拥挤的场合，容易发生意外；人多拥挤的地方，空气污浊，会给准妈妈带来胸闷、憋气的感觉，胎儿的供氧也会受到影响；公共场合中各种致病微生物的密度远远高于其他地区，尤其在传染病流行和期间地区，准妈妈很容易染上病毒和细菌性疾病。

2. 准妈妈应避免闻汽油味

动力汽油为了防震防爆，都加入了一定量的四乙基铅。乙基汽油燃烧时，四乙基铅即分解，释放出的铅随废气排入大气中，人通过呼吸入体内的铅会在血液中积累。如果准妈妈过量闻这种污染的气体，对腹中的胎儿就可能产生危害。

3. 白领准妈妈生育三大隐忧

现在，越来越多的准妈妈属于白领女性一族，工作与孩子，成为了她们生活的两个重心，那么，对于白领女性来说，她们都会面对什么样的问题呢？让我们一起来看看吧。

高龄初产——指的是35岁以上的妇女首次怀孕并分娩。白领女性通常学历较高，工作后又全身心投入事业之中，结婚晚，生育更晚，成为高龄初产妇中最大的一个群体。

易生缺钙儿——佝偻病是家长们颇为熟悉的一种小儿营养缺乏性疾病，大多是因出生后喂养不当等因素导致孩子体内缺钙造成的。而现在一些孩子从娘胎呱呱坠地就得上了佝偻病，医学上称之为"先天性佝偻病"。

奶水不足——不少白领女性在当了妈妈之后，最大的麻烦就是因奶水不足而导致喂养困难，从而影响到孩子的成长。

4. 为什么职场妈妈易生出缺钙儿

先天性佝偻病似乎更钟情于职场女性的宝宝。资料显示，先天性佝偻病患儿的母亲大多是写字楼里的白领。

缺乏日照，是造成这种恶果的主要原因。

影响佝偻病的两大营养物质——钙元素与维生素 D。钙作为人体骨骼中的重要"材料"，需要在维生素 D 的协助下才能被肠道吸收。怀孕阶段女性对钙的需求量伴随着胎儿的发育不断增加，相应的对维生素 D 的需求较平时也大大增加。而维生素 D 的一个重要来源是晒太阳。

阳光中，皮肤在紫外线的刺激下能够"制造"出大量维生素 D。如果孕妇得不到足够的阳光照射，体内维生素 D 自然"入不敷出"，最终导致钙元素吸收不良，致使胎儿因缺钙而影响骨骼的正常发育。

白领女性长期生活在密闭的空调环境里，上下班打车，户外活动少。所以更要创造机会摄入足够的维生素 D。

①孕期要纠正不良的饮食习惯，不可偏食、挑食，食谱力求广泛，荤素搭配，切不可冷淡富含维生素 D 的食物。

②孕期要与阳光经常"亲密接触"，尤其是在冬季，更要多做户外活动，不要隔着玻璃晒太阳，应让皮肤直接接受阳光照射（因为紫外线不容易透过玻璃窗）。

③必要时在医生指导下服用维生素 D 的药物制剂，以防止缺钙儿降生。

5. 为什么职场妈妈易奶水不足

◇**精神压力导致奶水不足**

现代社会竞争激烈，生活节奏快，工作环境紧张，人际关系复杂，常使职场妈妈的心态产生极大的波动，烦躁、惊喜、忧愁、抑郁等负面情绪随时都可发生。这些负面因素可以通过产妇的大脑皮层影响垂体活动，进而抑制乳腺分泌，导致奶水缺乏。

◇**晚婚晚育导致奶水不足**

由于工作原因，不少白领女性过分晚婚晚育，而婚育过晚同样可影响母乳的分泌。研究表明，女性的最佳生育年龄段为 23～30 岁，超过这个年龄，乳腺的分泌能力就将下降。

◇**饮食习惯导致奶水不足**

偏食、节食等不良习惯，导致三餐饮食结构不平衡，造成蛋白质、脂肪等养分摄取不足，不仅减少乳汁的分泌量，而且其质量也降低。

◇**过分追求"骨感"美而导致奶水不足**

白领女性常将保持苗条身段作为目标，有些人甚至到了追求"骨感美"的境界，导致形体偏瘦，乳房偏小，从而影响到奶水的质与量。

在女性的生命历程中没有比孕育宝宝更重要更伟大的事情了，为了它，什么都可以让步。保持平和的心态，减少负面情绪。合理安排食谱，保证三餐营养平衡。坚持在生命最适合的时候孕育宝宝。

6. 准妈妈开车有哪些危险隐患

不少准妈妈认为，除怀孕初 3 个月及怀孕最后 3 个月不方便开车外，孕期其他时间都可以开车。但是专家建议，从母婴健康及交通安全的角度考虑，准妈妈都不适宜开车。

怀孕期间，由于孕激素的影响，准妈妈们的脑细胞会发生一些水肿，使准妈妈们的反应变得迟钝，此时开车会给交通带来很多不安全因素。

- 开车时，准妈妈一直坐在座位上，骨盆和子宫的血液循环不好。
- 车内多为密闭环境，空气质量差，不利于胎儿发育。
- 遇到紧急刹车时，方向盘容易冲撞腹部，引起破水。

若准妈妈实在无法避免开车，也应遵守以下原则：

- 开车速度不可过快。
- 避免紧急刹车。
- 开车时间最好不超过一小时。
- 车内应保持通风。

7. 胎宝宝在交通意外中易发生哪些伤害

准妈妈应该避免在怀孕期间经常乘车，因为交通事故可能会在多方面伤害胎宝宝。

- 突然刹车。行车时，坐在车内人体的移动速度与车速相同。当汽车突然停止，人体在惯性作用下仍会以原有的速度移动，并产生出 3000 ~ 5000 千克的强力而撞向车内设施或被抛出车外。这对于任何人来说都是异常危险的，包括准妈妈和她们腹中的胎宝宝。

- 遭受撞击。在发生车祸时，准妈妈的胸腔和骨盆都会受到安全带的压迫，但是她的腹部仍可自由地活动，其活动方向取决于撞击时所产生的特定冲击力的方向。由于胎宝宝可在母体内自由浮动，因此车祸对胎宝宝往往会产生两大类型的伤害。较为普遍发生的一种伤害是胎盘部分或全部脱离，这意味着胎宝宝将无法获得足够的氧气。另一种情况是胎宝宝的头部因撞击在母亲骨盆的骨头上而受伤。

- 方向盘和突然弹出的安全气囊，都有可能在交通事故中伤害到准妈妈与未出世的小宝宝。

孕期疾病和妊娠反应

1. 准妈妈常见的轻型疼痛

◇肋骨痛

由于子宫长大将肋骨上推导致，可将双臂向头上伸展以缓解肋骨痛。

◇手腕疼

这是由于怀孕期间分泌的激素引起的筋膜、肌腱、韧带及结缔组织变软、松弛或水肿，同时累及压迫神经所造成的。手部有浮肿或过度伸屈腕时可激发症状，感到单侧或双侧手部阵发性疼痛、麻木，有针刺或烧灼的感觉。这时应减少使用电脑的时间，如果不行可以买一个腕托安在电脑键盘上（这样可以减轻对腕神经的压迫）。

当感觉手指上有针扎般的疼痛时，轻轻按摩手指5分钟。腕管综合征多在夜间发病，因此睡觉时最好在手和手腕下垫一个枕头。

◇腰背疼

怀孕的任何阶段都会出现腰背疼痛，在怀孕的最后几周尤为突出。这是因为随着胎儿的长大，腰背部肌肉张力改变了肌体的平衡而导致的。捡东西时注意弯曲膝盖，不要提重物；坐时可以用垫子垫在背部的凹处；站时要注意姿势并站直，尽量穿低跟的鞋子。有条件的，可以在疼痛的区域进行热疗或冷疗。按摩也能适当缓解疼痛。

有时肾脏感染也会引起腰背痛，严重时应找医生检查。

◇胃痛和消化不良

逐渐变大的腹部给肠胃增添了很大的压力，而性激素使隔离食道和胃的肌肉变得松弛，从而导致胃酸更容易向上翻涌并使胸部产生灼热感，在晚上或躺下时感觉更加明显。

每日少食多餐，少吃酸辣、过冷以及油炸食物；饭后半小时内不要躺下（吃饭时尽量坐直，这样胃酸就不会向上走）；睡觉时侧卧。

◇**骨盆疼痛**

由于韧带松弛和牵拉所致。出现这种情况应躺下休息，或者洗个热水澡，尝试一些柔和的锻炼。

◇**坐骨神经痛**

胎儿的重量会给背部增加压力，并且挤压坐骨神经，使在腰部以下到腿的位置产生强烈的刺痛。睡觉时采用左侧卧姿势，并在两腿膝盖间夹放一个枕头，以增加流向子宫的血液。白天不要以同一种姿势站着或坐着超过半小时，尽量不要举重物过头顶。游泳可以帮助减轻对坐骨神经的压力。

2. 准妈妈常见的严重型疼痛

◇**头痛**

有些准妈妈妊娠早期会出现轻度头痛、头晕或类似感冒的症状，此多为妊娠反应。怀孕后，母体内性激素分泌相对增加，加上植物神经功能紊乱，使脑血管收缩和舒张失衡，进而出现头痛。这时要注意适当休息，保障睡眠。不要轻易应用镇痛药。

若妊娠 3 个月后尤其是七八个月时，出现头痛，并呈进行性加重，同时伴眼花、耳鸣、心悸、严重水肿或高血压等症状，应警惕妊娠高血压综合征的发生。尤其是 A 型性格者，患高血压、糖尿病或慢性肾炎的准妈妈，一旦出现头痛应尽早看医生，检测血压、血常规和眼底。若诊断明确，应注意休息，合理膳食，稳定情绪，必要时选用利尿、镇静或降压剂治疗。对于血压过高或有先兆子痫发生时，最好住院待产。

◇**胸痛**

患有心脏病（如风湿性心脏病、先天性心脏病、心肌炎、心肌病或冠心病）的准妈妈，妊娠出现胸痛，呈针刺痛。压榨样或撕裂样胸前痛，应想到心绞痛发生。妊娠后，母体总循环血流量增加，心脏负荷加重，当心功能代谢失常时，心脏搏动出血量减少，冠状动脉缺血，可引起心绞痛。应及早诊断，注意休息，限制水和盐的摄入，酌选利尿剂治疗，必要时住院待产。

患胆囊炎或胆结石的准妈妈，妊娠期也可出现胸痛，此为胆心综合征，对此应采取相应治疗，以缓解胸痛。

◇**腹痛**

准妈妈腹痛多为病理性改变，常见以下几种：

流产：孕早期腹痛，同时并发阴道流血，尤其有外伤史者，应想到流产，应及早到医院检查，根据具体情况，决定是否实施保胎治疗或自然流产。

异位妊娠：妊娠早期，若准妈妈出现撕裂样腹痛，进行性加重、恶心、呕吐、血压降低、四肢变冷，同时伴有阴道少许流血，应想到宫外孕，要及早看医生，一经诊断应立即手术治疗。

急性阑尾炎：若准妈妈先有胃部疼痛，同时伴恶心、呕吐，以后疼痛转至右下腹，腹痛难忍，应想到急性阑尾炎。一经诊断，可酌情手术或保守治疗。

卵巢肿瘤蒂扭转：准妈妈患有卵巢肿瘤，怀孕后子宫随着胎儿发育而发生移位，此时容易造成卵巢瘤移位而蒂扭转，导致肿瘤发生出血、坏死、感染乃至破裂，坏死组织刺激腹膜而引起剧烈腹痛。一旦确诊，应手术治疗。

◇腰痛

准妈妈腰痛是妊娠晚期的常见症状。怀孕后随着子宫不断增大，身体重心向前移动，骨盆和脊柱的弯曲度加大，为保持直立不得不采取伸直姿势保持平衡，结果使腰部肌肉过于疲乏而产生腰痛。这是正常的现象。准妈妈应注意适当休息，必要时应用腹带，托起增大的子宫，减少腰肌张力。若准妈妈腰痛同时伴骨盆变形，小腿肌肉抽筋，应想到低钙症，及时补钙治疗。

◇尿道痛

怀孕后由于体内性激素水平过高，输尿管平滑肌蠕动减缓，加上增大的子宫压迫输尿管、膀胱，由此引起尿潴留，导致尿路感染，出现尿痛、尿频、尿急等症状需看医生。准妈妈除了加强会阴部卫生，多饮水外，睡眠时应尽量采取左侧卧位，减少子宫对输尿管的压迫。

3. 缓解准妈妈妊娠瘙痒

有的女性怀孕后出现皮肤瘙痒，当痒得难以忍受时，常常用力抓挠，全身皮肤留下明显抓痕，甚至抓破结痂，医学上称此病为妊娠瘙痒症。

瘙痒是由妊娠带来的。这样的准妈妈常有家族史，而且每次怀孕都会出现这种情况。准妈妈除瘙痒外，有时皮肤会发黄，化验血转氨酶增高（一般小于300单位），血清胆红素增加（一般小于6毫克/分升）。准妈妈除了上述症状外，精神状态良好，无恶心、呕吐、肝区疼痛、厌油腻等肝炎症状。到医院检查很容易明确诊断。并不影响继续妊娠，在分娩后 1~2 周便自行消除啦！

妊娠瘙痒症的发生原因主要是妊娠造成机体内分泌改变，孕激素增加，导致肝内胆汁淤积，胆盐刺激皮肤感觉神经末梢所致。那么如何预防或缓解妊娠瘙痒呢？

首先，家族中有类似病史的女性怀孕后饮食要清淡，不吃辛辣刺激食物，内衣裤以蚕丝类衣料为好。研究人员发现：蚕丝类内衣裤可以有效防止妊娠瘙痒。其次，应防止皮肤干燥，尤其秋冬季节要做好皮肤保湿，室内空气不可太干燥，否则容易诱发或加重瘙痒感。最后，出现皮肤瘙痒时，尽量使用外用药，口服药对胎儿有不良影响；如果外用药效果不好，瘙痒实在难忍时，应在医生指导下，选择副作用小、无明确致畸作用的药物，如苯海拉明、扑尔敏等，不可自行决定服药，且服药时间和剂量要严格遵照医嘱。

4. 过度发胖怎么办

肥胖准妈妈要比标准体重的准妈妈容易患合并妊娠高血压综合征、糖尿病、高血压病、贫血、产后出血等。

肥胖准妈妈应当区分是由于过多水分潴留体内引起水肿，还是脂肪增多导致的肥胖。妊娠末期如果每周体重增加超过 500 克，就要引起注意。

治疗主要以食疗法为主。一天的总热能应控制在 5000~6000 千焦，限制脂肪、糖、盐和水分的摄入量，食用蔬菜和低热能的水果。简单地说就是不吃零食，主食应减半，时常测体重。

5. 感觉不到胎动

连续几小时感觉不到胎动不要担心。胎儿的运动，一般从妊娠 4 个月开始感觉到，在妊娠后期慢慢减缓，因为胎儿越长越大，让他活动的空间越来越小。可以喝一点果汁，左侧卧，并且放松，试着计算胎动。如果跟平时相比，胎动的次数明显减少（大多数准妈妈在最后 3 个月平均每小时会有 10 次胎动）。如果在超过 2 小时以上的时间里，都感觉不到一点胎动，那么就需要多加注意了，也许还需要到医院去做相关的检查。

孕期胎教

1. 宝宝听力训练

胚胎学研究证明，在受孕后第8周胎儿的听觉器官已经开始发育，胚胎从第8周起神经系统初步形成，听神经开始发育。当胎儿发育到了第25周时其听力完全形成，还能分辨出各种声音，并在母体内做出相应的反应。

有人曾做过这样的实验：在音乐会上，当准妈妈沉醉于优美平缓的轻音乐时，腹中的胎儿也在有规律地动着，而当演奏完毕后爆发出热烈的掌声时，胎儿却受惊般的加速活动，心率也急剧加快。

胎教学者因此主张，应不失时机地抓住有利环节，对胎儿进行有益的刺激。此外，科学家们还发现，如果胎儿在母体内患有先天性耳聋，通过听力训练就可以做出初步诊断。

2. 宝宝运动训练

生命在于运动，运动可以使胎儿发育得更好。早在妊娠7周开始胎儿就可以在母体内蠕动了，但这时由于活动幅度很小，因此只能借助B型超声仪才可以观察到，当胎儿发育到16～20周时活动能力大增，并表现出多种多样的运动形式。如吸吮手指、握拳、伸腿、眯眼、吞咽甚至转身翻跟斗、练习呼吸动作，与此同时胎儿也在积极地锻炼喝水的能力。专家认为胎儿进行喝水训练主要是出于一种生存的本能，即为了训练自己的生活本领。胎儿通过对口腔吸吮能力的锻炼，以便为出生后使用口唇吃奶做好准备。同时，对胎儿进行适当的运动训练可以激发胎儿运动的积极性，促进胎儿身心发育。

此外，可以通过对胎儿活动的观察来了解胎儿的健康。现代医学已经证明，胎动强弱和胎动的频率可以预示胎儿在母体内的健康状况。凡是在母体内受过运动训练的胎儿出生后翻身、爬行、坐立、行走及跳跃等动作都明显地早于一般的胎儿。从这种意义上说，胎儿的运动训练确实不

179

失为一种积极有效的胎教手段。有些准妈妈对进行胎儿运动训练有些担心，怕锻炼会伤害了胎儿。其实这种担心是没有必要的。胎儿在 4 个月时胎盘已经很牢固了，胎儿此时在母体内具有较大的空间。而且，环绕胎儿的羊水对于外来的作用力还具有一种缓和作用，从而起到保护胎儿的效果。

胎儿的运动训练是建立在胎儿一定的自主运动能力基础上的。胎儿的运动训练可于怀孕后 4～5 个月开始。训练时准妈妈应仰卧，全身尽量放松，先用手在腹部来回抚摸，然后用手指轻戳腹部不同部位，并观察胎儿的反应。开始时动作宜轻，时间宜短，几周后，胎儿就渐渐地适应了这种训练方法，能积极做出一些相应的反应。这时，可稍微加大运动量，每次以 5 分钟为宜。到了妊娠 6 个月以后，从母体腹部已能触摸到胎儿的头部和肢体，从这时起就可以轻轻拍打腹部，并用双手轻轻推动胎儿，帮助他在宫内"散步"。

3. 音乐是启动语言的金钥匙

从本月起，可以开始有计划地进行音乐胎教，每天 1～2 次，每次 5～10 分钟。应选择在胎儿觉醒期，即有胎动的时候进行，也可固定在临睡前。可通过收录机直接播放。准妈妈应距音响 1.5～2 米远，音响强度可在 65～70 分贝；也可使用胎教传声器，直接放在准妈妈腹壁胎头部位，音响大小可依据成人隔着手掌听到传声器中的音响强度进行调试。腹壁厚，音响稍大；腹壁薄，音响稍小。千万不要将收录机直接放到腹壁上给胎儿听，噪声可损害胎儿的听觉神经。

准妈妈也可同时通过耳机收听带有心理诱导词的准妈妈专用音乐磁带，或选用自己喜爱的各种乐曲。可随音乐进行情景联想，力求达到心旷神怡的境界，借以调节精神情绪，增强胎教效果。

除了听音乐之外，妈妈还可采用给胎儿唱歌的胎教方法。著名小提琴家叶胡迪·梅纽因在 1980 年 12 月 29 日英国胎儿心理学会的成立大会上说，他的妈妈在他出生前经常对他唱歌，可能有助于培养他杰出的音乐才能。准妈妈给胎儿唱歌是一种自然的胎教，妈妈声音的自然振动，妈妈的歌声可带给胎儿和谐的感觉和情绪上的安宁感。

妈妈富有节奏的心脏搏动声，是胎儿所处环境中最先听到的声音，如妈妈心率节奏正常，胎儿就会感到一切正常，就会感到环境安全而无忧无虑。妈妈唱歌时，歌声与胎儿的呼吸、心跳、胸腔和腹部的运动是一致的。胎儿更喜欢妈妈的歌声。妈妈的歌声更能直接地刺激胎儿的听觉，促使胎儿的神经系统和感觉器官发育，促进胎儿的记忆发展。

4. 语言对话的胎教

胎儿5个月感受器官初具功能，在子宫内能接收到外界刺激，能以潜移默化的形式储存于大脑之中。实践证明，父母经常与胎儿对话，进行语言交流，能促进胎儿出生的语言及智能发育。专家们提出，早期教育应从胎儿时期开始，父母与胎儿对话要继续，每天定时刺激胎儿，每天1~2次，对话内容不限，可以问候，可以聊天，可以讲故事，读诗歌。

准爸爸每天也要在固定的时间和胎儿说话。随着妊娠期的进展，每天可适当增加对话次数。把每天快乐的感受告诉胎儿。父母亲的说话声音通过波长和频率储存在胎儿大脑的感觉区域，可以产生记忆。母子对话内容不必太复杂，而需要重复。实践证明，胎儿能接受父母亲的感情。对话时一定要把他当作家庭中的成员，认真感受他的感情，才能达到胎教的目的。经过胎教训练的胎儿，出生后3~4天就能用声音与父母交流，连续发出咿咿呀呀的声音。

5. 宝宝游戏训练

随着医学科学的发展和超声波临床的应用，人们发现胎儿在母体内有很强的感知能力，父母对胎儿通过游戏的胎教训练，不但可增强胎儿活动的积极性，而且有利于胎儿智力的发育。专家们通过超声波荧屏显示了胎儿在母体内活动的情况：胎儿在宫内觉醒时，伸一下懒腰，打一个哈欠，又调皮地用脚踢了一下子宫壁，这使他感到很满意。偶然用手碰到漂浮在身边的脐带，他会抓过来玩弄几下，有时还会送到嘴边，这些动作使他感到快乐。从这些动作和大脑发育情况分析，专家们认为，胎儿完全有能力在父母的训练下进行游戏活动。只要父母不失时机地通过各种渠道对胎儿进行早期训练，并进行特殊的训练，就可使胎儿的体育、智能的潜能得以开发。

6. 宝宝记忆训练

西班牙胎儿研究中心对"腹内胎儿的大脑功能会被强化吗"这一课题进行了研究，结果表明，胎儿对外界有意识的激励行为的感知体验，将会长期保留在记忆中，直到出生后，而且对于宝宝的智力、能力、个性等均有极大的影响，也证明了胎教是教育的启蒙。由于胎儿在子宫内通过胎盘接收母体供给的营养和母体神经反射传递的信息，使胎儿脑细胞分化，在胎脑成熟的过程中，不断接受母体神经信息的调整和训练，因此妊娠期间，妈妈的七情（喜、怒、哀、思、悲、恐、惊）的调节与胎儿才能的发展有很大的关系。胎儿是有记忆的，胎儿不是无知的小生命，宝宝聪明才能的启蒙，孕育在胎儿期，对胎儿的潜能进行及时合理的训练，可使其大脑得到全面的发展。

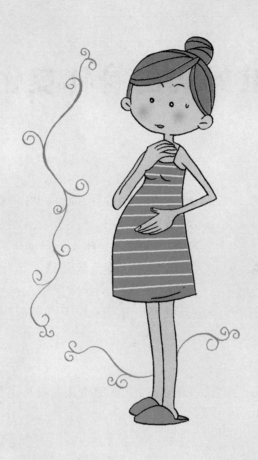

第八章

孕期第六个月(21～24周)保健指导

宝宝和准妈妈的身体变化

1. 小宝宝的发育情况

此时的胎儿身长已达 28~34 厘米了，体重在 600~700 克。此时，胎儿骨骼结实健全，关节开始发达，如照 X 片，头盖骨、脊椎、肋骨、四肢的骨骼等都可清楚显示；大脑继续发育，大脑皮层已有 6 层结构，沟回增多；胎儿面目清楚，胎儿头发、眉毛、睫毛等可清楚见到；胎儿皮下脂肪继续蓄积，但进展不大，皮肤呈黄色，身体逐渐匀称、消瘦；皮肤呈皱缩状，表面开始附着胎脂，以提供怀孕 6 个月胎儿皮肤所需营养，保护皮肤和分娩时润滑胎儿。

2. 准妈妈身体的变化

此时准妈妈体形已接近典型孕妇体形。子宫随胎儿的发育迅速增大，腹围增长为孕期中最快的阶段，下腹可见明显隆起，子宫底高 18~21 厘米。准妈妈体重急剧增加，下肢、背肌、腰部承受重量，易于疲劳和疼痛。子宫增大可压迫其周围组织和部位，使下半身血液循环不畅，下半身极易疲劳且难以缓解。胃部胀满感、腹部下坠、心悸、气短、便秘等继续存在。乳房继续发育，乳腺发达，泌乳并不少见。另外，胎儿大量从母体摄取钙质和维生素等，使抽筋现象常常发生，并可产生牙痛或口腔炎。

准妈妈饮食常识

1. 准妈妈妊娠高血压综合征的饮食对策

有的准妈妈在妊娠 20 周后出现高血压、水肿和蛋白尿等症状，称之为妊娠高血压综合征。妊娠高血压综合征与饮食有着紧密的关系，调整饮食对妊娠高血压综合征有一定的预防和治疗作用。预防和治疗妊娠高血压综合征的饮食对策有：

①蛋白质摄入要充足，以豆类及鱼、牛奶、鸡蛋等脂肪少的优质蛋白质为主，量要充足。

②蔬菜、水果进食要充足，多选用绿色蔬菜。

③控制盐和水分。菜要清淡，每天食盐控制在 5 克左右，少喝汤。

④烹调使用植物油。可选用花生油等植物油，不要用猪油、黄油。

2. 准妈妈水肿的饮食调理

准妈妈下肢甚至全身浮肿，同时伴有各种各样的不适，如心悸、气短、四肢无力、尿少等，出现这些情况就是不正常的了。营养不良性低蛋白血症、贫血和妊娠高血压综合征也是准妈妈水肿的常见原因。因此当出现较严重的水肿时，要赶快去医院检查和治疗，同时要注意饮食调理。

①进食足够量的蛋白质。水肿的准妈妈，特别是由营养不良引起水肿的准妈妈，每天一定要保证食入畜、禽、肉、鱼、虾、蛋、奶等动物类食物和豆类食物。这类食物含有丰富的优质蛋白质。贫血的准妈妈每周要注意进食2～3次动物肝脏以补充铁。

②进食足够量的蔬菜水果。准妈妈每天别忘记进食蔬菜和水果，蔬菜和水果中含有人体必需的多种维生素和微量元素，它们可以提高肌体的抵抗力，加强新陈代谢，还具有解毒利尿等作用。

③不要吃过咸的食物。水肿时要吃清淡的食物，不要吃过咸的食物，特别不要多吃咸菜，以防止水肿加重。

④控制水分的摄入。对于水肿较严重的准妈妈，应适当控制水分的

摄入。

⑤少吃或不吃难消化和易胀气的食物，如油炸的糯米糕、白薯、洋葱、土豆等，以免引起腹胀，使血液回流不畅，加重水肿。

3. 准妈妈如何选饮品

准妈妈肩负着为胎儿输送营养物质的重任，医生认为还是喝纯蔬果汁热饮比较好，既安全又有营养。蔬果汁又以新鲜的为妙，像胡萝卜汁、西瓜汁、苹果汁、橙汁、草莓汁等，能有效地补充人体所需的各种维生素、胡萝卜素等营养成分。其中苹果汁尤佳，苹果有"记忆之果"的称号，对胎儿大脑发育极有益处。牛奶和豆浆更是不错的热饮，对胎儿的好处是显而易见的。

有些饮料，准妈妈是一定要少喝的，因为这些饮料中含有咖啡因等成分，准妈妈大量喝会出现心跳加快等症状，还会使胎儿神经处于兴奋状态，甚至宝宝出生后仍会很兴奋。像咖啡、可乐类饮料等，无论准妈妈多喜欢，在怀孕期间一定要忍痛割爱，能少喝就少喝，别让腹中宝宝受伤害。

4. 准妈妈预防黄褐斑必吃食物

①富含维生素C的食物：猕猴桃、番茄、柠檬、大枣、卷心菜、花菜、豆制品和动物肝脏等。

②富含维生素E的食物：大豆、牛奶、谷皮类食物等。

5. 准妈妈食谱

❀ 西瓜鸡冻

【原料】西瓜1个（1500克左右），小鸡1只（750克左右），肉皮200克，鸡汤500克，精盐、味精、葱段、姜片各适量。

【制法】①将小鸡收拾干净，剁成五分大的块，用开水汆一下，捞出，用凉水洗净血沫，放在小盆内。

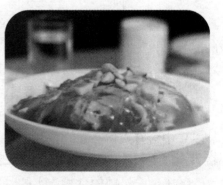

②将肉皮刮洗干净。用开水烫一下，捞出，切成小块，放在鸡块上面，然后加葱段、姜片、精盐、味精、鸡汤（没过小鸡），上屉蒸八成熟出笼。

③在西瓜蒂处切下一圆片，作盖；挖去瓜瓢（留三分厚的红瓤）。把蒸好的鸡块、肉皮、葱段、姜片、鸡汤，倒入西瓜内，调好口味，盖上瓜盖，上屉蒸5~8分钟，出笼，拣出肉皮、葱段、姜片，放在冷处凉透，成冻即好。

【特点】味道清鲜。

❋ 鸡肉皮蛋粥

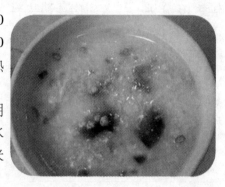

【原料】鸡脯肉25克，白米200克，腐竹16克，皮蛋1只，清水3500毫升，浅色酱油、葱花、胡椒粉、熟油、湿淀粉、姜汁、酒备适量。

【制法】①鸡脯肉洗净切细粒，用湿淀粉、姜汁、酒拌匀。腐竹用热水加食用碱水浸泡，漂清碱味，白米洗净。

②注水在粥煲内、待滚；皮蛋去壳洗净抓碎，下入粥煲，将洗净的白米、腐竹和鸡肉粒一同下入粥煲内，待翻滚改用小火煲至熟烂。

③在一盛器内，放入浅色酱油、葱花、熟油、胡椒粉各适量，将煲好的粥倒在装有调料的盛器内即可食用。

【特点】此粥味香鲜美。内含丰富的蛋白质、脂肪、碳水化合物、钙、磷、铁、维生素（B_1、B_2）尼克酸等。

❋ 鲜贝冬瓜

【原料】冬瓜500克，鲜贝100克，精盐、味精、水淀粉各适量，鸡汤适量，葱段40克，姜片30克，花生油50克，料酒30克。

【制法】①将锅内放入鲜贝、鸡汤、葱、姜、料酒，用小火焖半小时；冬瓜去皮洗净、切条，入沸水中焯一下。

②锅内放油，上火烧热，放葱、姜炝锅，煸香后捞出葱、姜不要，放入鸡汤、精盐、味精、冬瓜条及鲜贝，烧至入味即可。

【特点】口感鲜美，色彩宜人。鲜贝富含蛋白质、谷氨酸和琥珀酸，适合孕中期准妈妈食用。

❋ 雪耳肉蓉羹

【原料】雪耳25克。瘦肉150克，冬菇3朵，鸡蛋1只，上汤4杯，芫荽1棵，姜1片，盐1/4茶匙，生抽、白糖各半茶匙，芡汁料（粟粉2汤匙，清水半杯）。

【制法】①雪耳浸 1 小时，剪去脚，再剪成小朵，放入开水中煮 2 分钟，盛起。②瘦肉剁碎，鸡蛋打散。冬菇浸软去把，切粒。

③烧热锅，下油 1 汤匙爆姜片，加入上汤煮至开，下雪耳、冬菇煮 10 分钟，放入瘦肉、调味料及芡汁料拌匀，加入鸡蛋再拌匀，盛起倒入汤碗中，撒上芫荽即成。

【特点】雪耳含蛋白质，是强身食品。猪肉含大量脂肪、蛋白质和维生素 B，能助长发育。雪耳肉蓉羹不但滋味鲜美，且能开胃生津和滋润肌肤。

❋ 哈密瓜甜橙汁

【原料】哈密瓜 125 克，甜橙 1 个。

【制法】哈密瓜去皮后切细长条，橙子切成片，两者同时倒入榨汁机内榨汁，即可饮用。

【特点】该汁清凉解渴，滋阴补肾，品味甜中带酸，如同喝蜜露一样。富含维生素 C、胡萝卜素。

准妈妈日常保健常识

1. 快乐"孕"动——提膝

◇动作

①双脚分立如髋骨宽。双臂放松置于体侧，收紧骨盆。（收腹支撑胎儿和背部，保持膝盖放松。）

②保持背部挺直，抬左膝到髋高，用右手触左膝。挺胸，肩部放松下垂。准妈妈可能需要把膝略向外开，以免它碰到腹部。放下左膝，用右膝重复。按下面提示的强度指标继续。（在臀部正下方换脚，以防止臀部左右摇摆；固定支撑一侧的脚踝，以免脚转动。）

和缓：交替提膝 16 次。

适中：交替提膝 32 次。

激烈：交替提膝加"伸和拉" 32 次。

"孕"动良效：保持身体热量，提高免疫力。

2. 准妈妈更需要空气和阳光

孕期除了必要的食物营养之外，水和空气也是必需的营养物质。但是，这两样营养却经常被人们所忽视。水占人体体重的60%，是人体体液的主要成分，饮水不足不仅仅是喉咙的干渴，同时关系到体液的电解质的平衡和养分的运送。调节体内各组织的功能，维持正常的物质代谢都离不开水。所以，在怀孕期间要养成多喝水的习惯。

阳光中的紫外线具有杀菌消毒的作用，更重要的是通过阳光对人体皮肤的照射，能够促进人体合成维生素 D，进而促进钙质的吸收和防止胎儿患先天性佝偻病。因此在怀孕期间要多进行一些室外活动，这样既可以提高准妈妈的抗病能力，又有益于胎儿的发育。

3. 准妈妈应每周测一次体重

测量体重是准妈妈每次孕期检查必测项目。通过测量准妈妈体重可以间接检测胎宝宝的成长状况。如果准妈妈的体重增加过于缓慢，那么胎宝宝可能发育迟缓；如果准妈妈的体重增加过快，胎宝宝可能发育巨大，那么准妈妈就需要做好剖宫产的准备。准妈妈整个孕期体重增加约为12.5千克，孕早期准妈妈体重增加缓慢，变化不大，体重增加不超过1千克；孕中期为准妈妈分娩时消耗所需和泌乳作物质上的准备时期，因此准妈妈体重的增重可达5~6千克；孕晚期，随着胎宝宝体重增长的加速，准妈妈体重增长也很快，平均每周增加0.5千克，但是因为准妈妈个人情况不同，每个准妈妈会有不同的差异。

4. 准妈妈做孕妇体操注意事项

①开始时不要勉强自己，做操次数可依身体状况而定，以后可逐日增加运动量。

②训练的前一阶段以盘腿运动、骨盆运动为主，后一阶段重点练习呼吸运动。

③每天训练10分钟左右，在不感到身体疲劳的前提下练习，训练时最好铺上地毯。

④训练时注意动作缓慢、轻柔，强度要适度，最好在优美的音乐伴奏下进行训练。

⑤训练开始前注意排空膀胱，不宜在餐后进行，禁止过度训练。

⑥所有的运动进行完毕，不要马上躺下休息，放松身体地稍散散步，然后在椅子上安静地休息片刻。

5. 准妈妈外地分娩应注意

许多准妈妈希望到外地的亲人身边分娩，以便亲人照顾，个人也会感到安全。这对准妈妈是有利的。但是，临产前去外地需要注意以下几个问题：

①在外出前要到医院最后一次进行检查，并将去外地分娩的事告诉医生，请医生确定动身日期和提醒注意事项。

②长途旅行可能发生早产，加之进入第10个月中期（38周），随时都有可能分娩。因此，最迟应在怀孕第9月末（36周）以前动身，这样比较安全。

③换地区分娩，要预先在异地找好医院，并带好整个妊娠材料，以便到新的医院及时护理。

④去外地必须有亲人或医护人员陪同，必须带好分娩用物和新生儿用

品。以免中途分娩措手不及。

6. 孕7月准妈妈为何易脚肿

怀孕到7个月以后，增大了的子宫压迫位于腹腔内的下腔静脉，下肢血液回流因而受阻，而使小腿、双足踝部、足育等处浮肿。这种浮肿常是上午轻、下午重，经休息后，特别是经过卧床一夜后浮肿明显减轻，甚至可以完全消失。这时如果检查血压和小便都正常，出现浮肿现象后，要特别注意休息，休息时可将双腿架高，卧床时脚下垫高30厘米左右。站立时间不宜过长。

此外，准妈妈要学会辨别这种浮肿与病变引起的浮肿。因病引起的浮肿应及时治疗。因病引起的浮肿多在妊娠7个月前开始，全身都肿，休息和卧床都不能减轻，同时还有头痛、头昏和眼冒金光。检查血压时则会发现血压升高，检查尿则发现有蛋白。

7. 孕7月准妈妈不适怎么办

妊娠7个月时，骨盆因为受内分泌激素的影响，耻骨联合及骨盆关节处变得松弛及活动，以使分娩时胎头能通过，因而骨盆较不稳定，准妈妈在坐、立和行走时可能产生疼痛和不适。同时在孕晚期，腹部前凸，准妈妈为保持身体平衡和直立而双肩后耸、头部前俯，从而造成脊柱腰曲、颈胸曲度增大而出现腰背部疼痛，致使准妈妈感到行动困难，行动不适。

准妈妈可以尝试以下办法缓解疼痛和不适。

● 耻骨疼痛，可围绕两髋部缚以布带，减少行走，卧床休息缓解疼痛。

● 腰背疼痛，可用腹带兜住腹部，减少腰椎前倾的程度，避免久站及过多走路，穿柔软合适的低跟鞋，这样就可使腰背疼痛缓解。

● 可做局部和背部按摩，以放松肌肉，减轻不适。

● 准妈妈不要坐着不动，要适当进行活动，以此加强肌肉力量而减轻疼痛不适。

8. 准妈妈为什么多汗，应注意什么

准妈妈常有多汗现象。这是因为妊娠期血中皮质醇增加，肾上腺皮质功能处于亢进状态，再加上身体的基础代谢增高，自主神经功能改变，引起血管舒缩功能不稳定，皮肤血流量增加，于是出汗增多。

出汗多在汗腺较多的部位，手脚掌面、腋窝、肛门、外阴及头面部。到妊娠晚期可能还会发生多汗性湿疹。这种现象可一直延续到产后数天。

为此，准妈妈在保健上应注意以下问题。

①多饮水，多吃水果，以补充水分和电解质。

②避免过多的体力活动，以免增加出汗。

出汗影响身体卫生，准妈妈要常换洗衣服，并宜穿宽松肥大利于散热的衣服，内衣要穿棉织品以利吸汗。

④准妈妈不要怕出汗而吹电风扇或长时间待在空调房里，以免引起感冒。

9. 准妈妈小便次数增多是病态吗

子宫位于小骨盆腔的中央，其前方为膀胱，后方为直肠，子宫体可因膀胱和直肠充盈程度的不同而改变位置。正常情况下，膀胱贮存尿液达400毫升时可使人产生尿意，平时约4小时排尿1次，饮水量多则时间相应缩短。

准妈妈怀孕后，由于胎宝宝的发育，子宫逐渐增大，3个月左右的妊娠子宫尚未升入大腹腔，在盆腔里占据了大部分的空间；妊娠8个月后，胎头与骨盆相接，此时由于妊娠子宫或胎头向前压迫膀胱，膀胱的贮尿量比非孕时期明显减少，因而排尿次数增多，每1～2小时排尿1次。此种尿频现象，不伴有尿急或尿痛，尿液检查也无异常现象，不必担心，也不需要治疗。

10. 怀孕后为什么白带增多

白带是由阴道黏膜渗出物、子宫颈腺体、子宫内膜及输卵管的分泌物而形成的混合物，它的多少主要受体内雌激素水平的影响。

怀孕后，卵巢的黄体便会分泌大量的雌激素和孕激素，以维持受精卵的着床和发育。因为雌激素和孕激素始终保持着高水平状态，从而使得外阴和子宫颈的腺体一直分泌旺盛，致使白带增多，这是一种正常的生理现象。

11. 准妈妈白带增多应注意什么

准妈妈体内雌激素随着妊娠的进展逐渐增多，促进子宫颈和子宫内膜腺体的分泌，特别是到妊娠后期白带增多，这是正常生理现象，为此，准妈妈应该注意两个方面。

◇加强外阴的卫生

①每天应该用温开水清洗外阴2～3次，但不要清洗阴道内，而且要

用专用浴巾和水盆。

②每天更换内裤，洗净的内裤要在日光下晾晒，以利杀菌。

③在每次排便后，要用硼酸水浸泡过的脱脂棉块，由前向后对外阴进行擦拭。

④外阴出现瘙痒时，要避免使用刺激性清洗液，洗澡时也不要使用碱性大的清洗剂。

◇**注意观察白带的颜色及性状变化**

白带增多，护理不当，则可引起外阴炎和阴道炎，导致胎宝宝出生经过阴道时受感染。

如果阴道分泌物呈乳白色或稀薄的雪花膏的颜色，气味也不强烈，属于生理性变化，不是疾病，也不用担心。

但是，如果带下呈脓样，或带有红色，或有讨厌的气味时，或者混有豆腐渣样的东西，加之外阴部瘙痒，可能是发生阴道炎，应立即去医院检查治疗。

准妈妈职场保健常识

1. 文职准妈妈应多做伸展运动

坐骨神经痛正有年轻化趋势，30 岁左右的患者近年已增加 2～3 成，年纪最轻的只有 20 多岁，其中又以文职人员为主，准妈妈也是高危人群。所以，文职准妈妈在工作中不要坐太久，不时地站起来做些伸展运动，可预防坐骨神经痛。

2. 准妈妈尽量少加班

长期加班对女性造成的负面影响远远大于男性，工作压力会破坏正常饮食习惯和生活起居，压力使精神紧张，容易导致流产、早产等情况，对胎儿成长十分不利。

3. 职场准妈妈应避免精神焦虑

女性在怀孕期间，如果长时间处在精神紧张或压力下，很可能使宝宝在今后的生活中出现行为方面的问题。

研究人员发现，女性在怀孕的第 12～22 周期间如果出现焦虑症状，她们的宝宝也可能出现焦虑并出现注意力不足多动障碍（ADHD）。但是，准妈妈在怀孕后期出现焦虑症状就不会影响到宝宝的行为。

AOHD 是我们常说的儿童多动症，它是一种常见的儿童行为障碍综合征，其症状以注意力涣散、活动过多、冲动任性、自控能力差为特征，并有不同程度的学习困难，但患儿智力一般都正常或接近正常。多动症儿童的症状表现，很容易与正常儿童的举动相混淆，分界线不是很明显，他们之间很难找出根本的区别。有的宝宝出生后就表现得兴奋不安、哭闹不宁，注意力转移活跃；有的到一定年龄段发展得更加严重；有的到一定年龄段有所好转，到成人期某些症状消失。

为了将孕期女性经历紧张和焦虑的时间减到最小，在遇到紧张情况时尽可能试着放松自己。此外，准爸爸也应该一起努力帮助妻子保持放松状态。

孕期疾病和妊娠反应

1. 准妈妈妊娠高血压综合征

妊娠高血压综合征是准妈妈特有的疾病，也是孕期常见疾病，它对母婴危害严重。虽然各国对此病很重视，但至今为止，仍是准妈妈死亡的主要原因之一。近十几年来，由于我国实行孕产妇系统管理，绝大多数准妈妈都能做到定期检查，使妊娠高血压综合征得到有效预防，对已发生妊娠高血压综合征的准妈妈进行专案管理，指导到位，治疗及时，所以，准妈妈因为患妊娠高血压综合征而死亡的人数大大减少。

妊娠高血压综合征过去称为"妊娠中毒症"，其实并没有毒素使准妈妈中毒，而是以高血压、蛋白尿、水肿三大证候为表现。得了此病的患者全身小动脉痉挛，根据病情轻重不同，小动脉痉挛程度不同，对身体各器官损害也不同。该病对母婴危害如下。

◇对母体的影响

- 胎盘早剥。
- 妊娠高血压性心脏病伴发心力衰竭。
- 凝血功能障碍，产后出血。
- 肾功能损害与衰竭。
- 脑溢血。
- 视网膜出血或剥离。
- 产后血液循环障碍。
- 其中脑溢血，并发心力衰竭和凝血功能障碍为妊娠高血压综合征患者的主要死亡原因。

◇对胎儿的影响

- 早产。

- 胎儿宫内死亡。
- 胎儿宫内生长迟缓。
- 死产。
- 新生儿窒息。
- 新生儿死亡。

妊娠高血压综合征患者除上面三大临床表现外，如果伴有头痛、眼花、恶心、呕吐、视物模糊、怕光等症状时，要高度重视，应该立即去医院诊治。这些症状的出现是先兆子痫的表现。如果病情没有得到及时缓解，患者随时都会发生子痫。子痫时患者意识完全丧失，眼球固定，牙关紧咬，全身肌肉强直，双手紧握，双臂直伸，全身剧烈抽动，呼吸暂停约持续1分钟左右。如果患者抽搐频繁，则会发生深度昏迷。子痫时准妈妈容易坠地发生摔伤或骨折、唇舌咬伤，昏迷时如果发生呕吐，会造成吸入性窒息或吸入性肺炎，准妈妈还可能在抽搐过程中生产。子痫时胎儿会供氧不足，特别是对于频繁发作者，胎儿很容易死在宫内。

2. 准妈妈皮疹对策

皮疹常见于超重并大量出汗的准妈妈。皮疹是由于激素的变化及汗液浸渍引起。

红色的皮疹常发生在乳房下或腹股沟处被汗湿透的皮肤皱褶内。

清洗患区并使其干燥。

外用炉甘石洗剂可减轻皮肤的不适。

穿宽大的棉质衣服。

3. 如何早期诊断妊娠合并阑尾炎

阑尾炎，俗称盲肠炎。妊娠期因子宫增大，阑尾的位置向上向外移动。所以患阑尾炎时，疼痛的位置与非孕期不同，很容易误诊，一旦误诊，阑尾易穿孔而易并发腹膜炎。

准妈妈如遇右下腹痛，伴有恶心、呕吐、发烧等症状时，应马上找医生。妊娠合并阑尾炎一经诊断，应尽早手术治疗。术后给予镇静剂以抑制子宫收缩。

4. 准妈妈尿失禁怎么办

每次打喷嚏时，必须夹紧双腿，否则会有点尿失禁。这是因为打喷嚏、咳嗽或者捧腹大笑时，横膈膜会收缩并推挤腹部内容物和子宫向下压到膀胱。如果当时膀胱是胀满的，或是骨盆底部的肌肉处于疲倦状态，将会滴出尿来。不要担心，这个问题将会随着宝宝的诞生而消失的。

①经常排尿，尽可能保持膀胱是空的。

②排尿时，尽可能额外再压迫3次，使膀胱完全排出尿液。

③咳嗽或打喷嚏时，张开嘴巴，这样可减少压迫到横膈膜的机会。

④练习缩肛运动：排尿时，将尿液完全排干净，收缩肌肉几次，就像是要停止尿尿一样。

5. 准妈妈直肠静脉曲张怎么办

第6个月，准妈妈直肠内若有曲张的静脉（即痔疮），会造成直肠疼痛及流血。可以通过以下措施来预防。

①避免坐太久，特别是别坐在硬质椅子上。

②不要仰躺着睡觉。

③经常排便。

④吃含有较高纤维质的食品，喝较多的水。

⑤使用较柔软且无染料的卫生纸。必要时，也可以使用宝宝的湿纸巾。

⑥排便时，不要施加不当的压力来拉紧直肠的肌肉，轻轻地擦拭，而不是用力地摩擦。

⑦洗澡时，用莲蓬头轻轻冲洗直肠区域，千万不要用毛巾用力搓洗。

6. 准妈妈下肢静脉曲张怎么办

静脉曲张是怀孕期间许多不良反应之一。小腿更是特别容易产生静脉曲张，主要表现为下肢表浅静脉扩张、伸长和迂曲，像蚯蚓样伏于小腿或大腿部。最早可出现在妊娠3~4个月时，但大多数在妊娠后期发病，生完宝宝后的几个月内大都会消失。可从以下方面预防。

①不要揉或用力按摩静脉曲张的血管，否则会引起静脉更进一步损坏，甚至会引起血栓。

②避免长时间站着或坐着，坐着时不要跷腿，并尽可能地把脚提高。

③多走动可促进血液循环。

④靠左侧躺着睡觉。

⑤穿着较宽松的衣物。避免穿紧身裤、束腰带、吊带袜、半筒袜及任何会妨碍血液循环的衣物。

⑥早上起床前，穿上护腿长袜。但不要穿高过膝盖的长袜，因为袜子上端的松紧带，会阻碍血液回流。

⑦摄取足量的维生素 C。维生素 C 可以保持静脉的健康与弹性。

7. 准妈妈别患恐药症

一位准妈妈在妊娠 6 个月时患阑尾炎，但其家属及本人因担心药物殃及胎儿而拒绝治疗，最终导致败血症而致胎死宫内后早产。

像这样害怕用药的准妈妈在临床上已不是少数，"药物对胎儿有影响"已使很多准妈妈患有严重的"恐药症"。不可否认，由于胎盘屏障作用是有限的，某些药物对妊娠期胎儿特别是早期妊娠者确有危害，如反应停能使胎儿发生肢短畸形，四环素类药物可妨碍胎儿骨骼发育，属妊娠各期禁忌用药。一部分抗生素如磺胺类药等也对妊娠各期有不同影响。但经医生同意适当应用经选择了的药物并非那么可怕。相反，如果让感染任其发展，病原体侵犯胎盘，祸及胎儿，以及母体感染时，对胎儿的影响可能更为严重。

8. 准妈妈水肿不可忽视

准妈妈久站或久坐后，下肢可能出现凹陷性水肿，但经卧床后即能消退，这是妊娠期的生理现象。如果休息后水肿亦不消退，且有加重趋势，水肿由脚或踝部向全身发展，这就是异常现象。怀孕后出现这类情况应到医院就诊。首先要考虑是否为妊娠高血压综合征，诊断时要根据导致水肿的全身性疾病来鉴别，如心源性水肿、肾病性水肿、营养不良性水肿等。

妊娠高血压综合征是仅在妊娠时发生的一种特殊疾病，多在妊娠 20 周以后发病，随着妊娠终止将自愈。其发病过程多由轻到重，水肿一般是最先出现的症状，由下肢末端开始，严重时向上发展，还可以出现高血压和蛋白尿，凡血压高于 173/12 千帕（130/90 毫米汞柱）或比原来血压增加 42 千帕（30/15 毫米汞柱）均属正常。蛋白尿就是准妈妈的尿中含有大量蛋白质，说明肾脏功能受到一定的损害。

这三种症状可以单独存在也可以并发。妊娠高血压综合征使母体器官缺血、缺氧，对母体和胎儿均有严重的危害，准妈妈可能并发心力衰竭、肾衰竭、脑水肿、脑溢血、脑栓塞和凝血功能障碍等。严重并发症甚至造成准妈妈及胎儿死亡。妊娠高血压综合征会导致胎儿在宫内发育迟缓、窘迫、死胎、早产，新生儿的死亡率也相对增加。

因此，准妈妈应识别和重视妊娠高血压综合征的早期症状，认识其严重性，积极进行治疗，以控制症状的发展，并做好孕期与产时妈妈及胎儿的监护，顺利度过妊娠期和分娩期。

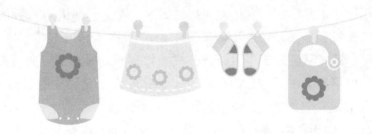

孕期胎教

1. 宝宝运动能力训练

胎教理论主张对胎儿适当地进行运动训练，以激发胎儿运动的积极性，促进胎儿身心发育。现代医学证明，胎动的强弱和胎动的频率，预示着胎儿在母体宫内的健康状况。科研人员对胎儿在宫内胎动强弱两组分别进行了观察直到出生后发现，宫内胎动强者出生后其动作的协调和反应速度均优于出生前胎动弱者。还发现在母体内，受过运动训练的胎儿，出生后翻身、爬行、坐立、行走及跳跃等大动作均明显早于一般宝宝。

触摸运动：从妊娠5个月开始，或感知有胎动时起，每次触摸5～10分钟，以后可增至每日早、晚各一次。具体的方法是：准妈妈仰卧床上，头部不要垫高，全身放松，双手捧住胎儿，从上到下，从左到右，反复抚摩10次后用食指和中指轻轻抚摩胎儿，如有胎动，则在胎动处轻轻拍打，要注意胎儿的反应类型和反应速度。如果胎儿对抚摩、推动的刺激不高兴，就会用力挣脱或者做蹬腿反射，这时应马上停止抚摩。如果胎儿受到抚摩后，过一会儿才以轻轻蠕动的方式做出反应，出现这种情况则可以继续抚摩，一直持续几分钟后再停止抚摩，或配合语言、音乐的刺激。较为理想的抚摩时间是傍晚胎动活动频繁时。但有早期宫缩的准妈妈，不可进行触摸运动。

触压拍打法：孕5个月，在准妈妈的腹部摸到胎儿的肢体，在按压胎儿的肢体后，胎儿马上会缩回肢体或活动肢体，可以通过触压和拍打胎儿的肢体同胎儿玩耍，刺激胎儿活动，让胎儿在宫内"散步"，做宫内"体操"。反复训练，可以使胎儿建立起条件反射，并增强肌肉肢体的力量。临床实践证明，经过触压、拍打肢体训练的胎儿，出生后肢体肌肉强健有力，抬头、翻身、坐爬走等大动作均早于一般宝宝。经过触压、拍打增加胎儿的肢体活动，是一种有效的胎教方法。当胎儿出现蹬腿不安时，要立即停止训练，以免发生意外。

2. 宝宝语言的教育

6个月的胎儿，不只是听妈妈的心跳了，对外界的声音也很敏感，并且具有记忆能力和学习能力，我们可利用胎儿对语言的反应，对胎儿进行智力开发。

准妈妈要时时想到胎儿的存在，并经常与之谈话，进行情感的沟通。谈话内容可有四个方面：

①要从内心想着是与胎儿谈话。

②给胎儿讲故事、背诗歌、说歌谣、唱歌曲。

③教胎儿学习语言和文字。

④教胎儿学数学、算术和图形。

这些内容可以交替使用，在进行过程中，妈妈可以细细体会胎儿的反应，这对促进胎儿的身心发展是很有益的，有利于母子情感的交流。在与胎儿开始对话时，可以给胎儿起一个乳名，一直用这个乳名呼唤他，他会感到亲切，并有安全感，对于将来健康人格的形成是很有利的。每次与胎儿谈话的时间约1分钟，不要太长，内容要简捷、轻松、愉快、丰富多彩。如父母在做什么，天气如何，有什么感想，要到哪去等都可以与胎儿说说。早晨起床了，可以告诉胎儿："起床了，早上好，今天是晴天，天气真好。"或告诉胎儿今天刮风了，阴天下雨了，飘雪花了等。在生活中还可以告诉他，天天要洗脸、刷牙，便后要洗手，爸爸要刮胡子，妈妈要梳妆等。妈妈还可以把自己每天穿的服式、漂亮的颜色、布料的舒适感觉讲给胎儿听，这也是美感胎教方式。在吃饭前，准妈妈还可以把吃什么饭菜告诉胎儿，吃饭之前深深吸一口气，问胎儿闻到香味了吗？散步时，可以把周围环境，花草树木，清新的空气，池塘中的鱼儿，讲给肚子里的宝宝听。

妈妈仰卧或端坐在椅子上，爸爸把头俯向母亲的腹部，嘴巴离腹壁不能太近也不能太远，3～5厘米为宜。爸爸同胎儿讲话的内容应是以希望、祝福、要求、关心、健康等内容为主，要切合实际，语句要简练，语调温和。就寝前，可以由爸爸通过妈妈的腹部轻轻地抚摩胎儿，同时与胎儿交谈，如"爸爸来啦，让爸爸摸摸你的小手，小脚在哪里呢"，"爸爸要走了，再见"。对话时间可以在晚上9点左右，每次讲话时间以5～10分钟为宜。内容可多种多样。

3. 色彩与宝宝的成长

准妈妈由于阴血聚以养胎，多产生阴血虚，阳气胜，往往火气大，烦躁易怒，所以要有意识地使准妈妈接触一些偏冷的色彩，如绿色、蓝色、白色等，以调节情绪，使准妈妈保持淡泊宁静的胎教心境，使腹内的胎儿也随之平和地健康成长。孕期不宜多接触红、黑、灰等色，以免产生烦躁、恐惧及悲伤的心理，进而影响胎儿的健康成长。

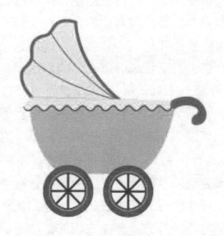

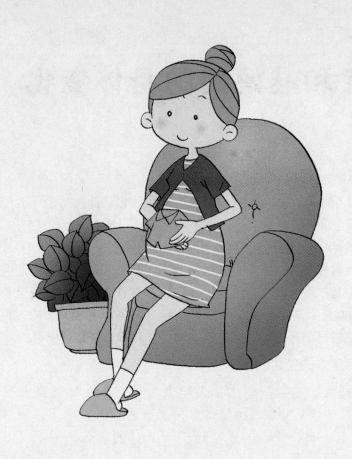

第九章

孕期第七个月(25～28周)保健指导

宝宝和准妈妈的身体变化

1. 小宝宝的发育情况

此时的胎儿重 1000～1200 克，身长 35～38 厘米。此时，胎儿大脑知觉和运动开始发达，动作能够自控，脸部有表情，听觉反应能力充分，出现记忆、意识萌芽。胎儿骨骼关节以及肌肉继续不断发育生长，心、肝、肾和肺等内脏器官相继发育成熟，并运转有力。从外表看来，皮下脂肪继续增多，皮肤由暗红变为深红，皱纹仍多；全身被毳毛覆盖，头发已长出5 厘米左右；眼睑分界清楚可见，眼睛已能睁开；男宝宝睾丸未降，但女宝宝小阴唇、阴核已明显突起。此时的胎动更加频繁，并且动作有力。

2. 准妈妈身体的变化

子宫越来越大，上、下腹部都大起来，子宫底上升到脐上三横指处，高度是 21～24 厘米。胎儿体重和羊水量的明显增加，使准妈妈肚子感到相当沉重；增大的子宫压迫下半身的静脉，下半身出现静脉曲张。子宫压迫骨盆底部，容易发生便秘和痔疮；由于下肢承担体重并被子宫压迫影响回流，所以容易出现浮肿；另外，有些准妈妈会有后背和腰部疼痛、抽筋、眼花、头晕、神志混沌等症状出现。

准妈妈饮食健康常识

1. 体重平衡增长很重要

怀孕后体重会不断增加，使原来的苗条身段变得大腹便便，这是必然的。有人说："大腹便便的准妈妈永远是最圣洁的形象。"但也要注意体重的过度增加，要经常在家测量体重，每次测体重必须做好记录，以便对比。

一般在整个孕期会增长 12 千克左右，每周约递增 500 克，其中以27～37周为快速增长期，胎儿生长发育较快。孕期测体重是谨防体重的过度增加或患妊娠高血压综合征、妊娠糖尿病、巨大儿等的发生。

因此，到 32 周后，即使没有发现浮肿现象，若出现一周内体重增加500 克以上的情形也属异常，有可能发生隐性水肿，应当去找医生检查。

2. 孕 7 月的饮食原则

孕 7 个月以后，胎儿大脑正在发育，代谢活动也增强，准妈妈的食欲增加，需要大量的热量和蛋白质。为满足这个时期的营养需要，准妈妈应在孕中期饮食的基础上，多增加一些豆类蛋白质，多吃豆腐和豆浆。这个时期的准妈妈每日约需要增加热量300 千卡，增加蛋白质25 克。豆制品如豆腐和豆浆，不但蛋白质丰富，还含有其他营养成分，应该首先选用。每日量可在50～100克。蛋每日可食 1～3 只，瘦肉、鱼虾等每日可食 50～100 克。此外，为了满足多种无机盐和维生素的需要，可吃一些动物的内脏，如心、肝、肾等；为了满足大量钙和碘的需要，应食用一些海带、紫菜等海洋植物。另外可多吃些花生、芝麻、豌豆、菠菜等含各种维生素的食物，以避免胎儿发育异常和肌肉萎缩。

3. 不可盲目进补人参

人参有大补元气、补脾益肺、生津安神的作用，对于体虚的准妈妈可在医生指导下适量服用；但人参药性偏温，若久服或用量过大，易导致出血、扰动胎儿。所以，准妈妈服用人参应在医生指导下进行，在服用过程中如果出现失眠、胸闷、憋气、腹胀、玫瑰疹、皮肤瘙痒和鼻出血等症状时，应立即停服。

4. 黄芪炖鸡不可多吃

黄芪具有益气健脾之功，与母鸡炖熟食用，有滋补益气的作用，是气虚的人食用的很好的补品，但快要临产的准妈妈应慎食，避免妊娠晚期胎儿正常下降的生理规律被干扰，而造成难产。

5. 准妈妈食谱

✿ 萝卜丝炖鲈鱼

【原料】鲈鱼1条（约750克），白萝卜200克，料酒、精盐、味精、葱段、姜片、胡椒粉、花生油、汤各适量。

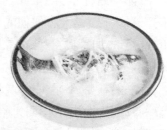

【制法】①将鲈鱼去鳃、鳞，去内脏，洗净，在鱼两侧剞几刀，入沸水锅焯一下；萝卜洗净，切丝。

②炒勺上火，放油烧热，放葱、姜炝勺，放汤，料酒、精盐、味精烧沸，调好口味，把鱼入勺烧至入味，再放入萝卜丝炖至汤汁浓稠，出勺装盘，撒上胡椒粉即可食用。

【特点】味鲜鱼嫩，萝卜酥烂。营养全面，具有益五脏的功效。孕中期准妈妈常食有利于母体健康与胎儿的良好发育生长。

✿ 卷心菜蜜汁

【原料】卷心菜150克，蜂蜜适量。

【制法】将卷心菜切长条，放入料斗榨取原汁，加入蜂蜜和温水调匀，即可饮用。

【特点】富含维生素、钾。

✿ 水果泡菜

【原料】花苹果、白雪梨各650克，圆白菜500克，葱丝、蒜末、精盐、白糖、绍酒、山楂罐头汁少许。

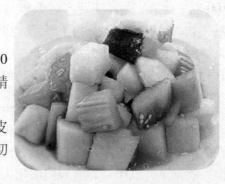

【制法】①将苹果、梨洗净，去皮去核，切成指甲片，圆白菜洗净后切成象眼片。

②把苹果、梨、圆白菜片放入盆内，再放入调料拌匀，用食用油纸将盆口封好，泡2天左右便可食用。

【特点】此菜清火生津，消食化积。

✽ 果丁小甜窝头

【原料】玉米面50克，芡粉25克，白糖20克。

【制法】①将青梅、瓜条、京糕切成小丁待用。

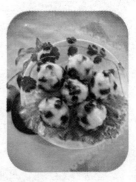

②将玉米面、芡粉加白糖、苏打水和成面团，再把各种果料丁加在一起拌和均匀，手蘸凉水，捏成小窝头生坯。

③待蒸锅上气时，将小窝头上屉用大火蒸20分钟即可食用。

【特点】松软香甜，富含维生素 B_1、尼克酸。

准妈妈日常保健常识

1. 屈膝加臂环绕

◇动作

①两腿分立比髋部宽些。脚趾朝外。双臂由内侧向上抬起（收紧骨盆）。

②脚跟着地，屈膝，双臂缓慢在身体前面放下（收腹）。

③当屈膝到最低位置时，双手交叉（屈膝时身体保持成直线，屈膝时收拢臀部）。

④缓慢伸直膝盖，双臂上抬，继续做大的绕环动作（挺身站立，抬身时感觉大腿肌肉拉紧）。

⑤伸直膝盖，双臂在上方打开。放下双臂。按下面提示的强度指标重复（注意升背部，伸直腿时膝盖不要僵硬）。

在做本动作时，如感到耻骨周围不适，可减小腿张开的宽度。如仍感不适，取消这个动作。

和缓：屈膝 8 次。

适中：屈膝 16 次。

激烈：屈膝 24 次。

"孕"动良效：结实肩部肌肉，锻炼髋部肌肉和关节。

2. 孕中期心理保健

进入妊娠中期以后，准妈妈体内已经形成了适应胎儿生长的新的平衡，孕吐等不适应反应也逐渐消失，准妈妈的情绪也变得相对稳定。所以，孕中期心理安定，其保健的重点应在于通过生活、工作和休息的适当调整，保证良好的心理状态。

◇避免心理上过于放松

身体状况的安定，可能会导致精神上的松懈，准妈妈会大舒一口气。但是，孕中期并不一定就平安无事。如由于怀孕造成各个系统的负担，可能加重原有的心脏、肾脏、肝脏等病情；孕中期也可能会出现各种病理状况，如妊娠高血压综合征和贫血等。放松对身体状况的注意，很可能会导致不良后果。所以，应定期到医院进行检查。

◇减轻对分娩的恐惧

虽然中期距分娩时间尚有一段距离，但毕竟使准妈妈感受到一种压力，有些准妈妈会从这时开始感到惶恐不安。这是因为她听信了分娩如何痛苦的传言，或受到影视过分渲染分娩场面的原因。其实，分娩无痛苦是不可能的，但过分恐惧并不是好办法，准妈妈应学习一些分娩的知识，对分娩是怀孕必然结局有所了解。另外，如果准妈妈和家人一起为未出世的宝宝准备一些必需品，也许能使准妈妈心情好转。这样做往往可以使准妈妈把对分娩的恐惧变为急切的盼望。

◇避免过分依赖

毫无疑问，孕中期准妈妈应适当做一些工作，并参加一些平缓没有危害的运动。但有些准妈妈因体形显露而不愿活动，每天不干任何事情，凡事都由准爸爸包办，以为这样才会对胎儿有利，可这样做却易引起心理上的郁闷、压抑、孤独，这对胎儿是不利的。医学界认为，孕期适当的活动可以增强准妈妈的肌肉力量，对分娩有一定帮助。所以，准妈妈可以从事家务劳动，如果没有异常情况，孕中期仍能正常上班，这样对于改善心理状态也大有益处。

3. 孕期多保健，宝宝少忽视

临床发现先天不足的宝宝中弱视的发病率较高。弱视眼的发生与先天体质有着密切关系，而先天体质的强弱则取决于妊娠期的营养与保健状况。倘若妈妈孕期注意保健，宝宝弱视是可以预防的，具体可从以下几个方面做起：

人们的心理活动是影响内脏生理功能的重要因素，当精神愉快时，血液中便增加一种有益于健康的化学物质。相反，愤怒、忧郁、悲伤时，情绪处于混乱之中，会严重干扰人体内脏器官功能，在忧郁状态下则会抑制消化液的分泌和肠蠕动，引起食欲不振，久而久之就会导致准妈妈营养不良，进而影响胎儿发育，可能导致弱视发生。因此，准妈妈要注意调节情绪，做到心情舒畅，保持良好的心理状态，避免不良情绪对机体功能的影响。

准妈妈的营养直接关系到胎儿的视觉器官发育，如果准妈妈偏食、挑食、厌食，会导致营养不良，使某些微量元素缺乏，则影响胎儿的发育，甚至导致畸形。如微量元素锌是胎儿眼球生长发育和视觉机能不可缺少的必需元素，若准妈妈体内锌缺乏，就可能导致胎儿弱视的发生。

准妈妈要使自己身体健康和胎儿发育良好，则必须保证充足的营养，要努力做到膳食平衡，不偏食、不挑食，食物以清淡富有营养为主，不要过食辛辣酸、咖啡等刺激性的食品。含锌丰富的食品有肉类、鱼虾等。酒精可消耗大量的锌，常饮酒的准妈妈可使体内微量元素锌缺乏，使胎儿视觉器官发育不良而成弱视。

4. 孕期如何进行家庭监护

在整个怀孕期间，除了要定期去医院进行产前检查，以确保准妈妈与胎儿的正常外，还需要经常性地在家中进行自我监护，以便早期发现胎儿生长发育的异常情况。

家庭自我监护包括观察胎动，听胎心音，测量宫高、腹围和体重等。当准妈妈变得大腹便便时，很难自己进行监测，这时就需要家人的帮助。未来的爸爸如能认真地做这些事情，那么准妈妈的内心就会充满慰藉。

◇**胎动**

在怀孕 18～20 周时，准妈妈开始能够感觉到胎儿在子宫内的活动。通常每小时胎动 3～5 次。随着怀孕时间的推移，胎动会越来越活跃。直到怀孕末期，胎头入盆固定，胎动会逐渐减少。

孕 28 周后，可在每天早、中、晚各计数胎动 1 小时，3 次相加再乘以 4，胎动在 30 次以上为正常。如果 12 小时内胎动次数少于 20 次，就有异常的可能，少于 10 次就是胎儿在宫内有缺氧的危险信号。胎儿死亡往往发生于胎动停止后的 24 小时。所以，一旦发现胎动减少，准妈妈应立即就医。

◇**体重测量**

准妈妈的体重包括自身体重及胎儿、胎盘和羊水的重量。妊娠 1～12 周，体重增加 2～3 千克；妊娠 13～28 周，体重增加 4～5 千克；妊娠 29～40 周，体重增加 5～5.5 千克。妊娠期准妈妈平均体重增加 11～13 千克。

妊娠中后期，每周体重增加约 500 克。超过这个增长速度时，就应去看医生了。

◇胎心音

孕16周后，用听诊器可在准妈妈腹部的适当位置直接听到胎心音；孕晚期，在准妈妈腹部直接用耳朵便可清楚地听到胎心音。一般胎心每分钟跳动120～160次。每日可数一次或数次，每次数1～2分钟。若胎心音超过160次/分或低于100次/分，应及时看医生。

◇宫高的测量

孕16周开始，从下腹耻骨联合处至子宫底间的长度为宫高。一般孕10周时，在耻骨上方刚刚可以触到宫底；到13周时，宫底居耻骨和肚脐中央；20～22周时达到脐部；28周时位于肚脐与胸骨下端剑突之间；32～34周达到剑突下1～2横指。如果连续2周宫高没有变化，准妈妈须立即去医院。

◇腹围测量

孕28周开始，每周1次用皮尺（以厘米为单位）围绕脐部水平一圈进行测量。怀孕20～24周时，腹围增长最快；怀孕34周后，腹围增长速度减慢。若腹围增长过快时则应警惕羊水过多、双胎等。当然，腹围的大小，要受准妈妈怀孕前腹围的大小和体形的影响，应综合分析。

5. 准妈妈左侧卧位好

正确的睡姿，不但保证胎儿的血液供应，还会使准妈妈恬静入睡。对一般人来说，由于心脏居于胸腔左侧，故最好是右侧卧，这样可以减少对心脏的压力。妊娠以后随着胎儿的生长，子宫不断增大，最后几乎占据了整个腹腔，致使邻近器官受到挤压，子宫不同程度地向右旋转，从而使维护子宫的韧带和系膜处于紧张状态，系膜中营养子宫的血管也同时受到牵拉。

如果准妈妈右侧卧位，势必会影响胎儿的氧气供应，很容易造成胎儿的慢性缺氧。此时准妈妈采取左侧卧姿势，则可减轻子宫的右旋转，缓解子宫的供血不足，有利于胎儿生长发育。

6. 准妈妈不可盲目保胎

对胎儿来说，环境、遗传、药物和病毒感染是引发畸形的几个关键要素。比较常见的畸形包括无脑儿、脑积水、脊柱裂、腹裂、唇腭裂等。自然界的规律是"优胜劣汰"，在胎儿身上这个规律也有体现，就是有些畸形胎儿会通过自然流产的方式脱离母体，这是因为胎儿生长不正常时，母体就出现一些像流产这样的排斥反应，所以不是所有的先兆流产都需要保胎，因为有可能即使保住了，生出来的也是在染色体方面有残缺、呆傻、智力低下、白化病、心脏畸形的。

7. 准爸爸产前特别培训

准爸爸要关心妻子的思想情绪，鼓励妻子树立分娩信心，还要对自己的工作做好安排，做到亲自陪妻子去医院，并陪伴分娩。另外，还要参加医院产科门诊举办的爸爸会，掌握孕期保健知识、胎教和分娩知识，这样就可以更称职地尽到丈夫的责任。

准妈妈就要生宝宝了，在这个关键时刻，作为宝宝的父亲、妻子的老公，准爸爸可以做些什么呢？这个无法自己生的大男人，他在女人的生育过程中，可以起到怎样的作用？

◇第一课：帮助准妈妈调节环境

在分娩前后，大多数准妈妈都希望自己处在一个舒适的环境下：光线柔和，室温适宜，环境清静，有亲人陪伴，有舒缓的音乐……去医院时，准爸爸可以带上一些让她心理安慰的东西，比如她喜欢的娃娃、衣服、小摆设等，让她即使在医院里，也能感觉到家的温馨。

准备功课：临产前，和妻子一起去了解一下病房、产房的环境，熟悉自己的医生。熟悉的环境能让人感觉舒服、放松。

◇第二课：学会放松自己

第一次迎接新生命，任何人都会感到紧张，准爸爸虽然只是旁观，但他的紧张、忧虑也是很自然的。然而，在妻子面临分娩时，作为她的精神支柱，如果准爸爸自己先紧张起来，就一定会影响到妻子的情绪，使她更加不安、惶恐。因此，准爸爸一定要学会放松自己，自己先放松，才可能去放松临产阵痛的妻子，给予她最大的安慰与支持。

准备功课：了解足够多的有关生育方面的知识，平时多与妻子所在医院的医生交流、沟通，做到胸有成竹，心中不慌。

◇第三课：给予妻子积极的心理暗示

生前，切忌自己吓自己。如果自己把分娩过程想象成可怕的经历，那么在迎接挑战之前就已经打败了自己。因此，作为妻子精神上的支持者，准爸爸一定要经常给予妻子积极的心理暗示，让她积极地面对这个自然的生理过程，而不要总是给她带来坏的消息，让她未战先怯。

准备功课：多把正确、实用的生育知识告诉准妈妈。平时可以向那些有着顺利分娩经验的人请教，并把这些好的消息带给她。还可以常和她一起想象宝宝有多可爱，有了宝宝以后，家庭是多幸福。

8. 准妈妈宫缩时准爸爸的配合

◇疼痛时的思想转移

每个待产准妈妈都要经历宫缩。宫缩给人的感觉是不适的，所有的人都会感觉到疼。刚开始宫缩时，每次宫缩时间较短，且宫缩间隔较长。然后，宫缩时间会变得越来越长，间隔时间变得越来越短，疼痛也越来越剧烈。这种疼痛要持续很久。这时候，准爸爸给妻子讲笑话什么的就起不到任何作用了，因为她完全笑不起来。

准备功课：如果准爸爸想了解妻子在疼痛时最想身边的人做什么，不妨问一下自己的妈妈以及妻子的妈妈，她们的切身感受一定有用。

◇放松妻子的身体

妻子在宫缩时，腹部肌肉紧张是很正常的，此时，身体其他地方要尽量放松，这就需要准爸爸来帮忙了。

时断时续的宫缩要持续8~10个小时。宫缩刚开始时，妻子还不需要入院，家里的环境可以让她感觉更好些。当她或坐或躺时，她的身体需要一些支撑，比如枕头、靠背。准爸爸要确保妻子的肘、腿、下腰、脖子都有地方支撑，并检查她身体各部分是否完全放松。妻子可能无法顾及这些，甚至懒得说话，所以准爸爸要主动帮忙。等到了医院，准爸爸也要随时关心妻子是否躺（坐）得舒服。

如果妻子因疼痛而感觉很紧张，准爸爸可在一旁带她深呼吸，提示她一些保持轻松的要点；准爸爸还可以为妻子按摩，以缓解她临产时的紧张与不适反应。

◇准备功课

①练习按摩：可先由妻子给丈夫做按摩。丈夫接受过按摩后，才会知道怎样的按摩最舒服有效。接下来，丈夫就可以试着给妻子按摩，双方可互相交换关于按摩的意见，使丈夫的按摩技巧逐渐改善。

②慢舞：搂着妻子在音乐下慢舞，想象着宝宝在肚子里很快乐的样子。这种方式不仅能帮妻子克服紧张、害怕的情绪，还能帮助胎儿旋转，让他调整好胎位，从而更有利于他的顺利降生。

③爱：抚摩、拥抱、亲吻、赞美，这些都是丈夫对妻子的最好鼓励。不要吝啬情感表达，经历这样一个人生关口，你们才真正融合为一家人。

④细心关怀：记得提醒准妈妈，在临产时，她需要大量喝水，注意排尿，适当走动，不要让她一直平躺着。如果她觉得不舒服，洗个澡也许有所帮助，适当的冷敷、热敷也可起到一定作用。

9. 扁平凹陷乳头巧矫正

从怀孕第8个月开始，用软毛巾蘸水擦洗乳头及乳晕，每侧乳房2下，动作从轻到重，以自己不感觉疼痛为准，直至分娩。

如果乳头扁平，可用手将乳头向外牵拉；如果乳头内陷，可做"十字操"，即将两手大拇指对称放在乳头两侧，上下左右向外拉动，陷入的乳头即可出来，每侧做5分钟，当乳头出来后，再用手向外牵拉数次。每日1~2次。大多数可以矫正，成功关键在于持之以恒。

准妈妈职场保健常识

1. 准妈妈上班三餐要定时

有些职业,如媒体、广告从业人员、医生护士等,并不能朝九晚五、定时上下班,生活不规律。即便工作不定时,三餐也一定要按时吃,也不要贪方便总是吃快餐,规律而营养的饮食对准妈妈的健康和宝宝的成长都是必要的。身边可以带些健康小零食,饿了又一下子没法吃饭的时候拿出来充一下饥。

2. 工作累了不要勉强

职场准妈妈遇到压力的时候,就不要再想了,停下来,出去走走,听一些舒缓的音乐,或是跟宝宝说说话,缓减一下紧张的情绪;如果觉得工作上的压力超过自己的承受能力时,向单位说明,适当减轻你的工作负担;不要总想着面面俱到,怀孕以后多多少少会对工作有点影响,能想通这一点,给自己留点余地,就不会有那么大的压力了。

3. 准妈妈职场社交

①无论如何,在能力范围内把工作做到最好,让上司知道怀孕不会影响到你的工作表现,也尽量不麻烦到其他的同事,这样是最好的了。

②多和上司及同事沟通,交流自己的感受,有影响工作的事情或者需要同事协助的时候也及时请求谅解,相信上司和同事都会体谅的。

③不要因为害怕上司的压力不敢争取自己的权益,也不要和老板正面冲突。作为准妈妈,温柔又坚决的态度不仅能够得到老板的同情,也能维护自己的权益。

孕期疾病和妊娠反应

1. 准妈妈早产风险

因种种原因胎儿在 28～37 周之间出生，也就是说胎儿在母体内少于259 天出生者，称为早产。早产儿虽然有生存能力，但是因为其器官发育尚不完善，同充满活力的足月儿相比，存在很多致命弱点，如肺部功能、吞咽功能和抵抗力都很差。虽然目前随着技术发展，能够提高早产儿出生前生存能力，使很多早产儿得以幸存，但生存质量大打折扣，很多留有智力障碍或神经系统的后遗症。一个妈妈养活一个早产儿要比其他妈妈付出更大辛苦，包括喂养、护理和预防疾病等的困难。

迄今为止，早产原因也不够清楚，但一些情况容易引发早产已经明确。在这种诱发早产因素中，有很多因素是可以避免的，所以准妈妈要加以注意。下列情况容易导致早产：

准妈妈现有慢性疾病如肝炎、肾炎、贫血、心脏病、甲状腺功能亢进、糖尿病和尿路感染等。

双子宫、双角子宫、子宫纵隔等子宫畸形。

妊娠高血压综合征、胎盘早剥、前置胎盘等妊娠并发症。

双胎、羊水过多、胎位不正、宫内感染等胎儿和胎盘因素。

有吸烟、酗酒习惯的准妈妈。

过去曾有流产、早产史的准妈妈。

年龄小于 18 岁或大于 40 岁，体重小于 45 千克，身高小于 150 厘米者。

2. 准妈妈早产预防

一般来讲，对于分娩已经发动的早产是没有办法阻止的，只能顺其自然。早产应从预防着手，对可能引起早产的因素都应充分重视，并予以纠正。

纠正一般情况　研究资料表明准妈妈的营养状况与早产的发生有一定

联系，故孕期应注意增加营养；另外，女性应避免年龄过小或过大时怀孕。

防止精神创伤　突然发生的精神创伤可以激发早产，所以孕期应注意身心平稳健康，如果遇到特殊情况，要注意给予准妈妈精神安慰。

卧床休息　双胎、羊水过多等高危早产者，在孕晚期应多卧床休息，且以左侧卧位为宜，这样可以有效改善子宫胎盘血流量，防止或减少子宫收缩。

戒烟　吸烟时吸入一氧化碳和尼古丁。一氧化碳与氧气争夺红细胞中的血红蛋白，使氧与血红蛋白结合减少；尼古丁可使血管收缩。两者均可导致早产，所以准妈妈应戒烟。值得注意的是，很多准妈妈自己不吸烟，但处于吸烟环境中，加上室内空气不流通，跟自己吸烟并无两样。

防止感染　重度阴道炎和宫颈炎症者可以感染胎膜，发生胎膜早破而出现早产，应加以治疗。

禁止性交　性交可发生胎膜早破及羊膜腔感染；此外，精液中的前列腺素和性交动作会促进子宫收缩，所以妊娠晚期应该禁止性交。

宫颈松弛应手术矫治　有流产和早产史的准妈妈应定期检查子宫颈，如果已经确定宫颈机能不全或内口松弛者，应行手术治疗，手术时间一般选择在妊娠12～20周。

3. 准妈妈胎盘前置怎么办

正常胎盘附着于子宫体部的后壁、前壁或侧壁。若胎盘附着于子宫下段，甚至胎盘下缘达到或覆盖宫颈内口处，其位置低于胎儿先露部，称为前置胎盘。前置胎盘是孕晚期出血的主要原因之一，是妊娠期的严重并发症，处理不当能危及母儿生命安全。每55～120个正常准妈妈中即有一个前置胎盘的患者，宫颈内口部分被胎盘组织所覆盖称为部分型前置胎盘；胎盘边缘附着于子宫下段，不超越子宫内口称为边缘型前置胎盘；完全遮盖子宫颈口为中央型前置胎盘。中央型前置胎盘多表现为在妊娠28周左右出现无痛性大量阴道出血。如遇到这种情况，请立即看医生，医生会根据具体情况进行治疗。

4. 准妈妈下肢浮肿

准妈妈在妊娠中后期常有踝部及小腿下半部轻度浮肿，经休息后消退，属于正常现象。如果下肢浮肿明显，休息后也不消退，可能患有妊娠高血压综合征或者有肾脏疾病。

对策：如怀疑有病，要及时诊断和治疗。睡觉以左侧卧位为宜，下肢垫高。

5. 准妈妈仰卧位低血压

准妈妈较长时间处于仰卧姿势，会出现低血压症状，如头晕、面色苍白等。

对策：改成侧卧位，血压随即恢复正常，症状消失。

6. 准妈妈胃口不适

子宫增大，胃部受压，使准妈妈感到胃部胀满不适、食欲差等。

对策：少量多餐，不吃不容易消化的油腻食物。

7. 准妈妈阴道分泌物增多

准妈妈感觉总是阴部湿润，但是分泌物没有异味，乳白色。

对策：如果属于生理性的，没有消除的好办法，分娩后会自行消失。如果分泌物多，同时伴有异味或瘙痒，可能是阴道炎症，需要看医生。

孕期胎教

1. 与宝宝对话

每天除与胎儿进行日常生活对话外，还可以教胎儿学文字、给胎儿讲故事、猜谜语等。

通过讲画册，可以提高胎儿的想象力、创造力。妈妈可以将画册的精彩画面加以展示、想象并用嘴说出来，这对胎儿大脑健康发育是一个促进的过程。

准妈妈在给胎儿讲故事时，也要注意语气，要有声有色，要富有感情，传递的声调信息会对胎儿产生感染效果。故事的内容最好是短小精悍、轻快诙谐、欢乐幽默。不要讲些恐怖、伤感、压抑情节的故事。

2. 让宝宝欣赏音乐

这个阶段的胎儿是有听觉能力的，他的身体能感受到音乐节奏的旋律。胎儿可以从音乐中体会到理智感、道德感和美感；准妈妈可以从美妙的音乐中感到自己在追求美、创造美，是为了生活的美、人类的美贡献自己的力量。

胎教音乐要具有科学性、知识性和艺术性。不要违背准妈妈和胎儿的生理、心理特点，也不要刻板地灌输正规理论，要在寓教于乐的环境中达到胎教的目的。

胎教的音乐内容一般可按孕期分为早、中、晚 3 个阶段。早期准妈妈应听一些轻松、愉快、诙谐、有趣、优美、动听的音乐，使准妈妈感到舒心。中期时胎儿生长发育快，营养需要丰富，胎儿的听觉能力有了明显的提高，胎教音乐的内容也更为丰富。如大提琴独奏曲或低音歌声或乐曲之类；爸爸的低音唱歌或者哼一些曲调，胎儿会更容易接受。后期的准妈妈面临分娩，难免有些忧虑紧张的感觉；由于体重的增加，准妈妈会感觉身体笨重、劳累。为此，这时期播放的音乐，音色要柔和一些、欢快一些，这样对准妈妈是一种安慰，可以增强准妈妈战胜困难的信心，由衷地产生

219

一种即将做母亲的幸福感和胜利感，并把这种愉快的感觉传给胎儿。

准妈妈在听音乐，实际上胎儿也在"欣赏"。胎儿的身心正处于迅速发育生长时期，多听音乐对胎儿右脑的艺术细胞发育是有利的。在婴幼儿期更早地接受音乐教育，可更早地开发和利用右脑，有利于宝宝成长；出生后继续在音乐气氛中学习和生活，会对宝宝智力和接受能力带来更大益处。

3. 训练宝宝的记忆

胎儿有记忆能力吗？目前关于这个问题还存有许多争议。国内外学者、专家们对这个问题进行了长期的深入的研究。有的研究者发现，当宝宝被妈妈用左手抱在怀里，听到妈妈心脏跳动的声音时很快就会安然入睡。这主要是由于胎儿在妈妈的子宫中早已熟悉妈妈的心音，一听到这种音响就感到安全亲切。有关研究表明，胎教是教育的启蒙。由于胎儿在子宫内通过胎盘接受母体所供给的营养和母体神经反射传递的信息，使胎儿脑细胞在分化、成熟过程中不断接受母体神经信息的调节与训练，因此妊娠期母体"七情"的调节与子女的才干的发展有很大的关系，根据胎儿的这一能力进行及时合理的训练使其有更进一步的发展与完善是非常必要的。

4. 和宝宝玩游戏

科学家采用电子仪器等先进手段进行监测发现，胎儿在孕中期有很强的感觉能力。妈妈对胎儿做刺激胎教训练，能激发胎儿活动的积极性，增强体质，同时有益于胎儿的智力发育。美国育儿专家提出了一种胎儿"踢肚游戏"胎教法，通过妈妈与胎儿进行游戏，达到胎教的目的。方法是：怀孕7个月的准妈妈，可开始与胎儿玩踢肚游戏，即当胎儿踢肚子时，妈妈轻轻打被踢的部位，然后等待第二次踢肚；一般在一两分钟后，胎儿会再踢，这时再轻拍几下，接着停下来。如果拍的地方改变了，胎儿会向改变的地方再踢，注意改拍的位置离原胎动的位置不要太远。每天进行2次，每次数分钟。

这种方法经150名准妈妈用来施行胎教，结果生下来的宝宝在听、说和使用语言技巧方面都获得最高分，有助于宝宝的智能发展。经过这种刺激胎教训练的胎儿出生后学站、学走都会快些，身体健壮，手脚灵敏。宝宝在出生时大多数拳头松弛，啼哭不多，比未经训练的同龄宝宝显得天真活泼可爱。

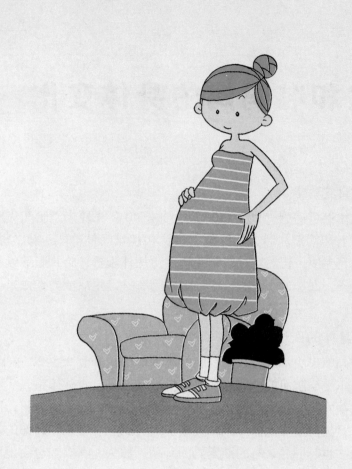

第十章

孕期第八个月（29～32周）保健指导

宝宝和准妈妈的身体变化

1. 小宝宝的发育情况

此时的胎儿体重可达到 1500 ~ 1700 克，身长 40 ~ 44 厘米。胎儿大脑皮层功能继续发育和活跃；胎儿的味觉、嗅觉和视觉已具功能；肺、肾、胃等重要器官发育完成，但器官功能都还较差。从外表看，胎儿脂继续蓄积，皮肤皱纹仍多，面部如小老头。这时胎儿已有一定生活能力，如果早产，在良好的护理下可以存活。

2. 准妈妈身体的变化

此时的子宫向前挺更加明显，子宫底的高度已经上升到 25 ~ 27 厘米，位置上升到达脐水平与膈肌的中间。准妈妈挺着大肚子，身体笨重，活动不便，甚至走路都困难。增大的子宫向下压迫肠及膀胱，向上压迫胃，准妈妈易患肾盂、肾炎及妊娠高血压综合征等疾病。到这一时期，面部的妊娠斑和腹部妊娠线也越明显，有的准妈妈的耳朵、额头、嘴周围也会出现斑点。准妈妈肚子偶尔会一阵阵地发硬发紧，这是假宫缩，是这个阶段的正常现象，但一旦发生不规则宫缩应立即停下来休息，严重时要尽早去医院诊治。

准妈妈饮食常识

1. 准妈妈食用致敏性食物要小心

准妈妈食用过敏食物不仅会导致流产、早产、胎儿畸形，还可致宝宝多种疾病。

有过敏体质的准妈妈可能对某些食物过敏，这些过敏食物经消化吸收后，可从胎盘进入胎儿血液循环中，妨碍胎儿的生长发育，或直接损害某些器官，如肺、支气管等，从而导致胎儿畸形或罹患疾病。

①以往吃某些食物发生过过敏现象，在怀孕期间禁止食用。

②不要吃过去从未吃过的食物或霉变食物。

③在食用某些食物后如发生全身发痒，出荨麻疹或心慌、气喘，或腹痛、腹泻等现象，应注意避免食用。如海产鱼、虾、蟹、贝壳类食物及辛辣刺激性食物。

④食用异性蛋白类食物，如动物肝、肾、蛋类、奶类、鱼类应烧熟煮透。

2. 准妈妈应适量补铜

胎膜由羊膜和绒毛膜组成，羊膜中有胶原纤维和弹性物质，它们决定了羊膜的弹性、脆性和厚薄。近年来随着对微量元素的重视和检测方法的改进，发现胎膜早破的准妈妈血清铜值均低于正常破膜的准妈妈。这说明胎膜早破可能与血清铜缺乏有关。铜在胶原纤维和弹性蛋白的成熟过程中起关键作用，而胶原和弹性蛋白又为胎膜提供了特殊的弹性与可塑性。如果铜含量低就极易导致胎膜变薄，脆性增加，弹性和韧性降低，从而发生胎膜早破。

胎膜早破对胎儿非常不利。首先，可引起早产。其次胎膜早破可直接导致胎儿宫内缺氧，这是因为胎膜破裂羊水流尽后，子宫收缩直接作用于胎儿，易引起胎儿缺氧；如果胎膜破裂时间较长，胎膜绒毛发生炎症，也极易导致胎儿窘迫；胎膜早破还可增加新生儿感染的机会，破膜时间越长，胎儿越容易感染，出生后最常见的感染为肺炎。最后，胎膜早破可导致体重低，这可能与营养不良、代谢缺陷导致铜不足有关。

由此可见，铜对准妈妈来说是至关重要的。入体内的铜通常以食物摄入为主。含铜量高的食物有肝、豆类、海产类、贝壳类水产品、蔬菜、水果等。若准妈妈不偏食，多吃上述食物是不会发生铜缺乏症的，也就可以减少发生胎膜早破的危险性。

3. 准妈妈不宜吃热性调料

八角茴香、小茴香、花椒、胡椒、桂皮、五香粉、辣椒粉等热性香料都是调味品，但准妈妈食用这些热性香料，其性大热且具有刺激性，很容易消耗肠道水分，使胃肠腺体分泌减少，造成肠道干燥、便秘。肠道发生秘结后，准妈妈必然用力屏气解便，这样就引起腹压增大，压迫子宫内的胎儿，易造成胎动不安、胎儿发育畸形、胎膜早破、自然流产、早产等不良后果。所以，准妈妈不宜吃热性香料。

4. 对抗孕晚期水肿的食物

准妈妈足部出现水肿，可能是因为摄食过多盐分或者饮用过多的水，假如休息后水肿仍不消失，准妈妈就可选择食疗方法，食些冬瓜、西瓜以及南瓜等帮助消水肿。冬瓜鱼汤、冬瓜蒸菌等菜肴中的冬瓜性寒味甘，水分丰富，有止渴利尿的功效，可以减轻准妈妈的下肢水肿。另外，南瓜的营养也很丰富，不但可以促进胎儿的脑细胞发育，还可以防治妊娠水肿。

5. 降低早产的饮食

研究发现，那些经常吃鱼的准妈妈出现早产和生出体重较轻婴儿的可能性要远远低于那些平时不吃鱼或很少吃鱼的准妈妈。调查还发现，每周吃一次鱼，就可使从来不吃鱼的准妈妈早产的可能性从 7.1% 降至 1.9%。鱼之所以对准妈妈有益，因为它富含 ω－3 脂肪酸，有延长怀孕期、防止早产的功效，也能有效增加婴儿出生时的体重。

6. 准妈妈食谱

※ 锦上添花

【特点】胡萝卜 100 克，冬笋 15 克，藕 10 克，黄瓜 50 克，土豆 50 克，花生米 15 克，黄色蛋花少许，葱、姜、香油、盐、鸡汤各

适量。

【制法】①胡萝卜、冬笋、藕、黄瓜、土豆均切成丁，一共为 1 盘，放精盐腌 3 分钟，加入熟花生米。

②炒锅加适量油，烧热，加葱、姜炝锅；然后各丁入锅，翻炒，加鸡汤，调汁出锅，盘中放黄色蛋花即可食用。

【特点】色彩鲜艳，营养丰富。含胡萝卜素、维生素C、维生素 B_1 和钙、叶酸等。

炒肉丝烹汤

【特点】瘦猪肉150克，菠菜100克，粉丝30克，海米10克，淀粉5克，水发木耳片、花生油、酱油、精盐、味精、香油和葱花各适量。

【制法】①将肉洗净切丝。

②把菠菜择洗干净，切成3厘米长的段。

③将粉丝用开水泡好；海米用温水泡好；把木耳洗净，切片。

④锅置火上，倒入底油，烧至油冒烟时，下入肉丝，迅速煸炒，炒至肉丝变色时，放入海米，将泡海米的水也倒入，再放入粉丝、菠菜、木耳、精盐。开锅后，用水淀粉勾芡，加味精、香油即可出锅。

【特点】肉嫩汤鲜，味香可口。含有蛋白质、维生素和矿物质。

茄汁香芹

【特点】番茄1个（要熟透的），卷心菜叶1片，芹菜茎2株。

【制法】番茄去皮切细长条，卷心菜叶也切细工条，芹菜切薄片，切好的菜倒入料斗榨汁。

【特点】富含维生素C、维生素A、叶酸等。

糖拌山药

【特点】山药250克，白糖50克。

【制法】①将山药削净表皮，切滚刀块。

②把山药炸熟，放入盘中，撒上白糖，拌匀即可食用。

【特点】色泽浅黄，甘甜可口，营养丰富。有补中益气、健脾和胃、强肾益肺之功能。

鲤鱼安胎粥

【特点】重约50克的活鲤鱼1条，苎麻根20～30克，糯米50克，葱、姜、油盐。

【制法】①将鲤鱼去鳞及内脏，洗净切片煎汤。

②将苎麻根加水200毫升煎至100克，去渣取汁，入鲤鱼汤中，加入淘洗干净的糯米，以及葱、姜、油盐等调味品，熬煮成稀粥。

③每日早晚趁热食用，3～5天为1个疗程。

【特点】安胎，止血，消肿。适用于胎动不安、胎漏下血、妊娠水肿等。

准妈妈日常保健常识

1. 走步推手

◇动作

①挺直站立，双脚分立几厘米宽。双臂置于两侧，握拳。

②左脚向前跨一步。屈双膝，屈双肘，把双臂带到前边。

③右脚在左脚旁边跨出一步，双肘用力后推。保持背部挺直，肩部放松下垂。（双脚并拢时，保证脚掌贴紧地面。）

④双脚朝前，收腹，重复跨步动作，臂的动作要大（始终拉直背部）。

⑤这次把右脚收回，双手举至肩高处击掌。转身，先出左脚重复。按下面提示的强度指标继续。（双臂向前面运动时，提升拉长脊椎，收紧骨盆。）

和缓：持续 30 秒。

适中：持续 1 分钟。

激烈：持续 2 分钟。

"孕"动良效：锻炼臂部和大腿部的肌肉力度，有助于顺利分娩。

2. 这段时间准妈妈如何放松

临睡前把脚抬高 1～2 小时，以利于下肢血液循环，减轻下肢浮肿。

准妈妈如有失眠，在临睡前练习松弛技巧并且试一下侧卧，把一条腿弯曲起来并用枕头垫高。如仍不能入睡也不要烦恼，在妊娠期间，这是很正常的。

坚持骨盆底的肌肉运动，如果准妈妈有溢尿现象则尤其重要。

产前门诊检查时应查尿中有无蛋白。B超可进一步判定胎位及胎儿发育情况。

3. 准妈妈学会腹式呼吸好

怀孕最后 3 个月，准妈妈就应学会腹式呼吸。因为这个时期准妈妈的耗氧量明显增加，并且胎宝宝生长发育最快，他居住的环境也变得越来越小，如果准妈妈练习腹式呼吸，不仅能给胎宝宝输送新鲜的空气，而且可以镇静准妈妈的神经，消除紧张与不适，在分娩或阵痛时，还能缓解紧张心理。

4. 准爸爸常为准妈妈做按摩

有条件时，准爸爸可为准妈妈做适当的按摩。睡前做按摩，有利于准妈妈休息睡眠。按摩应注意用力要轻柔，避免用力过大、过猛。按摩的部位一般选择肩部、腰部、膝部。因准妈妈常感腰酸腿痛，肩周乏力，通过按摩，可以缓解这些症状，帮助准妈妈消除紧张感、放松自己、调整心情。需要指出的是，如果不懂人体穴位的相关知识，就不要随便对穴位按压。

5. 孕晚期乳头怎么护理

妊娠晚期更要注意乳房保健，为产后哺乳打下基础。

•首先应选配合适的胸罩，保护孕期增大的乳房不致下垂和损伤。

•其次，要注意乳头的护理。初产妇乳头上皮组织薄而细嫩，授乳时较长时间被婴儿含在口中，乳头上皮浸软后易发生剥脱、破溃及裂伤。因此在孕期的后3个月，要常常用湿热毛巾轻轻擦拭乳头，不要用肥皂之类的洗洁用品清洗，以免洗掉乳头乳晕上自然分泌的润滑物和油脂。当然洗后也不用涂护肤用的油脂。

•先天性乳头凹陷的准妈妈，要继续做乳头矫正牵引。

•怀孕37周后可每日按摩乳头2次，每次15～30分钟，以防过期妊娠。

6. 孕晚期适度运动有利于分娩

有很多准妈妈在临产前不愿外出，不去散步，这样是不利于身体健康的，而且也不利于顺利分娩。坚持散步对分娩大有帮助。

①肌肉的力量通过散步得到加强，同时还可以帮助骨盆运动。这都有助于分娩时减轻疼痛。

②散步可改善脚部的血液循环，并可促进全身的血液循环，使胎宝宝血液供应更充足，使准妈妈身体更健康。

③通过散步，可刺激脚下的诸多穴位，因此而调理脏腑功能，健身祛病，减轻脚部和下肢浮肿。

④散步可安定神经系统，增加肺部换气功能，帮助消化、吸收和

排泄。

⑤散步到室外，可吸收新鲜空气，有利母子健康。

7. 孕晚期要注意查胎位

决定分娩是否顺利的主要因素，除准妈妈妈妈的产力和产道条件外，还取决于胎儿的胎位、胎儿的大小及有无发育异常等。胎位异常有可能造成难产。

胎位除了枕前位即胎儿枕骨位于母亲骨盆入口前方为正常胎位外，其余均为异常胎位。常见的胎位异常有臀位、横位、面先露、额先露以及枕横位、枕后位等。这些异常胎位如果处理不及时，或处理不恰当均可造成难产、危及母子安全。

所以，准妈妈在孕晚期产前检查时，必须注意检查胎位，以利于纠正胎位和采取有效的分娩方法。如果发现胎位异常，又不能有效纠正，准妈妈分娩就应早些入院，由医生检查，为安全分娩创造条件。

8. 注意妊晚期的自我诊断

妊娠晚期胎儿已长大，表现明显，很适合准妈妈自我检查。而且越来越临近产期，检查胎儿的动态对准备分娩和如何分娩也是有很大益处：

①腹部胀大：随着妊娠月份的增加，胎儿不断生长发育，子宫也逐渐增大，因此由下腹至整个腹部明显膨胀、隆起。当然腹部胀大的原因很多，如肥胖、腹水及腹部肿瘤等，通过参照其他症状可做出有关妊娠的诊断。

②妊娠纹：随着腹部膨胀，皮下组织及弹性纤维断裂，在皮肤表面形成不规则斑纹样的改变，纹理呈鲜红色。这大多是初次妊娠的正常表现。

③胎心音：正常为 120～160 次/分钟。可直接用耳朵贴在妈妈腹壁上听，也可用听诊器听。用听诊器在怀孕 16 周即可听到胎心音。

④胎动：正常胎动每小时 4～5 次以上。检查胎动一是准妈妈自我感觉，也可以从腹壁摸到、听到，甚至看到。一般可以从怀孕 18～20 周时准妈妈自己能感到胎动。

⑤量宫底高度：测量子宫高度可以知道胎儿生长速度是否正常。怀孕 7 个月后每 2 周测 1 次，怀孕 9 个月后每周测 1 次。如有异常应去医院诊断。

准妈妈职场保健常识

1. 准妈妈何时停止工作

究竟什么时候停止正常工作，开始休息好呢？这要区别情况，因人而异。一般说来，准妈妈健康状况良好，产前检查一切正常，所从事的又不是重体力或环境恶劣或条件差的工作，可以到预产期前 2 周左右再停止工作，在家休息待产，甚至也可以照常工作直到预产期。若工作较轻，即使工作到出现临产征兆也不为晚。但是，若准妈妈患有较严重的疾病，或产前检查发现有显著异常，或有重要妊娠并发症，则应提前休息。何时开始休息要听从医生的意见。

2. 职场准妈妈当心早产

职场准妈妈要随时找时间休息，不要让自己处于太劳累的状态，现代人工作忙碌，压力大，甚至经常加班熬夜，有很多的早产都是因为准妈妈劳累所致，随时注意自己的身体状况，有任何不适要尽快就医。子宫收缩是早产的最明显迹象，怀孕时子宫通常是松弛的，在怀孕中期，一天当中子宫可能会有 3～5 次的收缩，此时准妈妈会感觉肚子硬硬的，但如果收缩的次数过于频繁，甚至可能到达每小时 3 次以上，就要十分注意，此外，如果有下腹、下背酸痛、明显的下坠感、外阴部压迫或出血、破水等，就要立即就医。

3. 关于产假的规定

《中华人民共和国劳动法》第六十二条规定：女职工生育享受不少于九十天的产假。

《女职工劳动保护规定》第八条规定：产假为九十天，分为产前假、产后假两部分。即产前假十五天，产后假七十五天。所谓产前假十五天，系指预产期前十五天的休假。产前假一般不得放到产后使用，若产妇提前生产，可将不足的天数和产后假合并使用；若产妇推迟生产，可将超出的天数按病假处理。

对于难产的，增加产假 15 天。多胞胎生育的，每多生育一个婴儿，

229

增加产假 15 天。

晚婚晚育夫妻双方中有一方可申请增加产假天数。丈夫休护理假受是否是晚育及所在省份的影响。大多数省份《人口与计划生育管理条例》中都规定了晚育者丈夫休护理假的时间，一般在 7 到 10 天左右，有的地方甚至可长达一个月。

终止妊娠产假：怀孕 28 周以上终止妊娠的享受正常生育产假 90 天，其中包括产前休假 15 天。

4. 哺乳期的规定

为了使婴儿得到正常哺乳，保证孩子的健康成长，《劳动法》第六十三条规定"不得安排女职工在哺乳未满 1 周岁的婴儿期间从事国家规定的第三级体力劳动强度的劳动和哺乳期禁忌从事的其他劳动，不得安排其延长工作时间和夜班劳动"。

对哺乳未满 1 周岁婴儿的女职工，其所在单位每班工作时间内应给予两次授乳（含人工喂养）时间，每次授乳时间单胎为 30 分钟，多胞胎生育的每多哺乳一个婴儿，每次哺乳时间增加 30 分钟。如路途较远，可将两次授乳时间合并使用（含人工喂养）。

哺乳时间和本单位内哺乳往返中的时间，算作劳动时间。

5. 了解公司的产育规定

首先你应该清楚公司对产假的规定，一般公司的规章制度里会清楚地写明产假的相关规定。如果你手头上没有关于产假的相关规定，可以向公司的人事部门索取，也可以向已经有产假经验的同事请教。如果公司根本没有这些方面的相关规定，那么，就从你开始，趁着这个机会，建立起一套公司的产假计划。

最好在与主管沟通之前，多搜集一些同行业或其他公司的产假制度作为参考。

在了解公司产假制度之前，确定你想要清楚的事宜：

- 公司在你产假期间的薪水支付。
- 公司能不能出具留职证明，以保证你的工作机会不受剥夺？
- 公司可以给你最长多长时间的产假？
- 公司是否允许你以其他的假（病假、事假、年假）来延长产假？
- 公司对于产假延期有何相关规定：支薪？不支薪？还是部分支薪？
- 兼职在家工作的可能性如何？

孕期疾病和妊娠反应

1. **准妈妈要留意的急症症状**

①排尿频繁、疼痛。

②不能消除的严重头痛。

③视力模糊。

④严重而持续的胃痛。

⑤阴道出血。

⑥阴道液体漏出，它提示准妈妈已有胎膜早破。

⑦两手、面部及两踝部水肿。

⑧严重、频繁地呕吐。

⑨体温达38℃。

⑩妊娠28周后，胎儿连续12小时无活动，或者活动小于10次。

2. **准妈妈如何判断胎位**

有的准妈妈因自己的胎儿现在还是头朝上而担心临产时胎位不正。其实，这时的胎儿可以自己在妈妈的肚子里变换体位，有时头朝上，有时头朝下，还没有固定下来。大多数胎儿最后都会因头部较重，而自然头朝下就位的。如果需要纠正的话，产前体检时医生会给予适当指导的。

3. **胎位异常的对策**

胎位异常或多胎妊娠、羊水过多、胎儿宫内发育迟缓。有以上情况者，要增加产前检查的次数，并在接近预产期时提前入院待产。

妊娠29～32周时子宫内的胎儿位置已相对固定，一般是95%的胎儿头向下，这叫正常胎位，即头位。如果无其他异常因素，妊娠足月时可以正常分娩出。胎儿除头以外的其他部位在最下面时，统称为胎位不正。臀位是最常见的不正胎位，是造成难产的原因之一。在妊娠7～8个月时，臀位比较多见，可不必急于纠正。因为一般妊娠8个月以后，多会自行转为头位。假如妊娠8个月以后仍为臀位，则应查清原因，如无其他原因，可在医生指导下纠正。

臀位的危害：妊娠末期易伴发胎膜早破，导致难产、早产或脐带脱垂。臀位产的胎儿伤率和死亡率比头位产高 3~5 倍，且易出现新生儿窒息。分娩过程中，易导致产程延长，增加产后出血及产后感染的机会。

◇纠正方法

胸膝卧位法　空腹、排尿、放松裤带后，胸、膝着床，臀部抬高，坚持 10~15 分钟后，以稍快一点速度立起上身。每天 2 次，1 周后找医生复查，60%~70% 的患者能矫正过来。

艾灸至阴穴　准妈妈坐正，脚放在小凳上，松开脚带，用艾条灸双足的"至阴"穴，以感到小趾发热而不痛为度。宜在睡前进行，每次 15 分钟，每日 1~2 次，7 天一个疗程。

4. 准妈妈踝部及手指浮肿

由于体内积留了多余的水分，所以妊娠时，有些浮肿是正常的。表现为在热天或工作一天结束到晚间时踝部有轻度肿胀，不会引起疼痛或不舒服，准妈妈可能感到，晨间手指不灵活、肿胀，并且戒指也不合适了。

经常把脚抬高休息，做缓和的脚部运动，再把两手举到高于头部，弯曲并伸直每个手指。如浮肿明显可能是子痫的先兆症状，要去看医生。

5. 谨防胎死腹中

怀孕 5 个月后，胎儿用妈妈可以感知的动作提醒自己的活力，而且随着胎儿一天天长大，准妈妈腹部也会一天比一天隆起增大，腹部日益增大在一定意义上成为胎儿存活的指标。但是由于母体或胎儿方面的因素致使胎儿死在妈妈肚子里，医学上称为死胎。

胎儿不会无缘无故死去，原因有下列情况。

胎儿畸形，脐带病变，前置胎盘，胎盘早期剥离。胎盘供氧不足、过期妊娠、妊娠高血压综合征、高血压、糖尿病、慢性肾炎等使胎盘供氧不足，以致胎儿缺氧死亡。

胎死宫内诊断三大依据：一是准妈妈自觉胎动消失；二是子宫不继续增大；三是临床上听不到胎心。

孕期胎教

1. 抚摩宝宝

抚摩胎儿是胎教的一种形式。抚摩胎教是准妈妈本人或准爸爸用手在准妈妈的腹壁上轻轻地抚摩胎儿。胎儿可以感受抚摩的刺激,以促进胎儿的感觉系统、神经系统及大脑的发育。

专家研究报道,8个月的胎儿大部分体表神经细胞已发育,且有接受触摸信息的初步能力,可以通过触觉神经来感受母体的刺激,逐渐接受后神经渐渐灵敏。法国心理学家贝尔纳 吉斯认为:父母给予胎儿抚摩,再配合语言和声音,与子宫中的胎儿信息沟通,敏感度高,胎儿可以得到更安全、愉快的情绪。

抚摩胎教一般在6个月左右就可以进行。最好定时,每次5～10分钟,这样可以使胎儿对时间建立起信息反应。在抚摩时要注意胎儿的反应,如果胎儿是轻轻地蠕动,说明可以继续进行;如胎儿用力蹬腿强烈反应,说明抚摩得不舒服,胎儿不高兴,就要停下来。

抚摩顺序由胎儿头部开始,然后沿背部到臀部至肢体,要轻柔有序,并记录下胎儿的反应情况。

2. 给宝宝听音乐

音乐是情感的表达,是心灵的语言;它能使人张开幻想的翅膀,随着优美的旋律翱翔于海阔天空;音乐可唤起胎儿的心灵,打开智慧的天窗。

音乐胎教的作用是不可低估的。音乐的物理作用是通过音乐来影响人体的生理功能,音乐可以通过人的听觉器官和神经传入人体。母体与胎儿产生共鸣,影响人的情绪和对事物的评价,影响胎儿性格的形成,锻炼胎儿记忆能力等。

给胎儿听音乐每次5～10分钟为宜,听音乐的曲子最好是多选一些不同类型的曲目接着听,不要只给胎儿听几首固定的曲目。在听的过程中,注意观察胎动的变化和胎儿情绪的反应,这样就可以体会到宝宝喜欢听哪类的音乐，并把它记录在胎教日记中。

3. 培养宝宝性格

性格是儿童心理发展的一个重要组成部分，它在人生的发展中起到举足轻重的作用。人的性格早在胎儿期已经基本形成，因此在怀孕期注意胎儿性格方面的培养就显得非常有必要。胎儿性格的形成离不开生活环境的影响，妈妈的子宫是胎儿的第一个环境，小生命在这个环境里的感受将直接影响到胎儿性格的形成和发展。大量的研究结果表明，早在胎儿时期，母子之间不但有血脉相连的关系，而且还具有心灵情感相通的关系，妈妈与胎儿分别通过不同的途径彼此传递情感信息。首先，胎儿能够通过妈妈的梦，向妈妈传递信息；同样，妈妈的情感诸如怜爱胎儿以及恐惧、不安等信息也将通过有关途径传递给胎儿，进而发生潜移默化的影响。

比如说，当妈妈心情愉快时，胎儿随之安静下来；而当妈妈盛怒时，胎儿则迅速变得躁动不安。据报道，一些毫无医学原因的自然流产正是由于妈妈的极度恐惧和不安造成的。总之，妈妈与胎儿之间是存在情感沟通渠道的。至于这条渠道是怎样建立，这些影响又是如何发生的，目前还是一个令人费解的谜。但是充分的事实已经证明，凡是生活幸福美满的妈妈所生的宝宝大都聪明伶俐、性格外向；而生活不幸福的妈妈所生的宝宝却往往反应迟缓，存在自卑、怯弱等心理缺陷。因此，未来的父母应把握这一特点，从现在起，尽力为腹内的小生命创造一个充满温暖、慈爱、优美的生活环境，使胎儿拥有一个健康美好的精神世界，促使其良好性格发展。

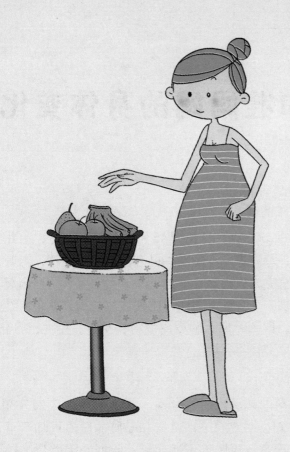

第十一章

孕期第九个月(33~36周)保健指导

宝宝和准妈妈的身体变化

1. 小宝宝的发育情况

此期胎儿重 2000 ~ 2500 克，身长为 45 ~ 48 厘米。此时，胎儿大脑发育良好，听觉已敏感，意识进一步发展，可有喜、怒等表情，内脏发育齐全、成熟，性器官发育完成，男宝宝睾丸下降，女宝宝大阴唇隆起。从外面来看，皮下脂肪增加，全身变得圆润，皮肤皱纹减少，肤色淡红，毳毛减少，指甲很快长出。这一时期大脑皮层发育得更好，胎儿已具备呼吸、吸吮等生活能力，如早产较易存活。

2. 准妈妈身体的变化

此期是准妈妈怀孕以来最烦恼的时期，这时子宫底高 28 ~ 30 厘米，位置上升至心脏正下方；增大的子宫对胃和心脏的压迫更加严重，准妈妈会出现气喘、呼吸困难、胃胀等不适症状；此期的阴道分泌物更加增多，以起到适应分娩、保护阴道的作用；子宫压迫膀胱更甚，尿频现象更加严重；此时有些准妈妈可有轻微宫缩。

准妈妈饮食常识

1. 准妈妈忌食糯米甜酒

糯米甜酒和一般酒一样，都含有一定比例的酒精。与普通白酒的不同之处是，糯米甜酒含酒精的浓度不如烈性酒高。但即使是微量酒精，也可以毫无阻挡地通过胎盘进入胎儿体内，使胎儿大脑细胞的分裂受到阻碍，导致其发育不全，并可造成中枢神经系统发育障碍，而形成智力低下和某些器官畸形，如小头、小眼、下巴短，甚至可发生心脏和四肢畸形。

2. 准妈妈喝酸奶常识

酸牛奶是将消毒牛奶加入适当的乳酸菌，放置在恒温下经过发酵制成的。由于酸牛奶改变了牛奶的酸碱度，使牛奶的蛋白质发生变性凝固，结构松散，容易被人体内的蛋白酶消化。另外，牛奶中的乳糖经发酵，已分解成能被小肠吸收的半乳糖与葡萄糖，因此可避免某些人喝牛奶后出现的腹胀、腹痛、稀便等乳糖不耐受症状。由于乳酸能产生一些抗菌作用，因而酸牛奶对伤寒等病菌，以及肠道中的有害生物的生长繁殖有一定的抑制作用，在人肠道里能合成人体必需的多种维生素。因此，酸牛奶更含有别具一格的丰富营养，对准妈妈更为适宜。但是，切不可把保存不当受到污染而腐败变酸的坏牛奶当作酸牛奶喝。

3. 准妈妈忌盲目补钙和鱼肝油

有些准妈妈为了使胎儿健康活泼，盲目地大量服用鱼肝油和钙质食品。这样对体内胎儿的生长是很不利的。因为长期大量食用鱼肝油和钙质食品，会引起食欲减退、皮肤发痒、毛发脱落、眼球突出、血中凝血酶原不足及维生素 C 代谢障碍等。同时，血中钙浓度过高，会出现肌肉软弱无力、呕吐和心律失常等，这些对胎儿生长都是没有好处的。胎儿的牙滤泡会在宫内过早钙化而萌出。因此，准妈妈不要随意服用过量鱼肝油和钙制剂，如果因治病需要，应按医嘱服用。

4. 准妈妈食谱

❋ 红枣核桃酪

【原料】红枣、核桃仁各100克，粳米50克，白糖200克。

【制法】①枣洗净，放入沸水锅内煮至膨胀时捞出，去皮去核；核桃仁用沸水浸泡后去皮，用冷水洗净；粳米淘洗干净，用温水浸泡2小时。

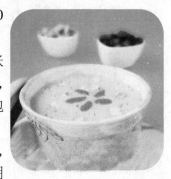

②核桃仁和红枣一起切成细末，放入盆内，加入泡好的粳米和清水200毫升搅成糊状，用洗净的小磨或多用搅肉机磨成黏稠的浆汁。

③将磨好的浆汁放入不锈钢锅内，加白糖和清水500毫升搅匀，置中火上，用勺（不锈钢勺）不断推搅，待烧沸后，盛入汤碗内即成。

【特点】甜蜜爽口。含有丰富的蛋白质、脂肪、碳水化合物和胡萝卜素、维生素B、维生素C、维生素P和钙、磷、铁等。大枣中维生素C的含量极为丰富。有补中益气、养胃健脾、养血提神等功效，是日常生活中的滋补佳品，可预防分娩后发生贫血。

❋ 黄瓜拌金针菇

【原料】黄瓜100克，金针菇100克，精盐、味精、香油和葱花各适量。

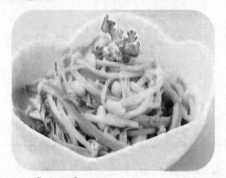

【制法】①黄瓜洗干净，用刀切成细丝。

②金针菇择洗干净，切成长约3厘米的段，放入盘中。

③将香油、精盐、味精、葱花搅匀，浇在盛有金针菇和黄瓜丝的盘中拌匀即可。

【特点】鲜嫩、清香可口。含有蛋白质、维生素和矿物质，是准妈妈上口的小菜。

❋ 莲藕花生骨头汤

【原料】莲藕250克，花生100克，猪骨500克，红枣10枚。

【制法】①将莲藕节洗净，切小块；花生、红枣（去核）洗净；猪骨洗净，切小块。

②把全部用料一齐放入砂锅内，加清水适量，武火煮沸后，文火煮3小时，调味即可。

③随量饮用。

【特点】汤香，味醇厚、鲜美。含钙量高，对于骨骼生长有很好的营养作用，还具有健脾补气、止血之功效。

❊ 香菇鸡翅

【原料】鸡翅8只，水发香菇15克，花生油、葱、姜、精盐、料酒和白糖各适量。

【制法】①将鸡翅剁去翅尖，再从骨节处切成两段，放入开水中余一下。②把葱洗净切段，姜洗净切片。

③锅置火上，倒入底油烧热，下葱、姜煸炒出香味，加入开水、鸡翅、香菇、料酒、精盐、白糖、烧开后撇去浮沫，盖上锅盖，改用小火焖至鸡翅酥烂、汤汁稠浓时，出锅装盘即可。

【特点】褐白相间，色调清雅，味鲜清香，余味绵长。此菜不仅含有丰富的蛋白质、碳水化合物、钙和多种维生素，而且胶质蛋白含量丰富。

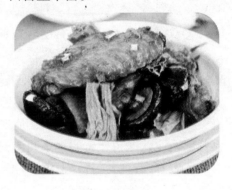

准妈妈日常保健常识

1. 双侧踏步加双臂环绕

◇动作

①双脚并拢，双臂向右摆至肩高（收腹以便支撑胎儿及背部）。

②保持髋部在正面水平位置，向左跨出一步，慢慢屈膝，同时双臂开始向下绕环，收紧骨盆。（较深地屈膝以加大运动量。）

③继续摆臂向左抬高，身体重心移至左腿。记得由脊椎带动身体，感觉右侧有向下拉伸感。注意动作流畅，尽可能做大，双臂上举时略向前以免背部后弯，保持髋骨的水平向前位置。

④右脚向左脚并拢，双臂举过头。现在，向左跨出一步，双臂再次向下左绕环；身体重心移至左腿，右脚触地，双臂举向天花板。稍停，再向右重复这一系列动作前，拉长脊椎，扩胸。按下面提示的强度指标继续。

和缓：交替 8 次。

适中：交替 16 次。

激烈：交替 16 次。

"孕"动良效：保持血液循环顺畅，增强腹部肌肉力量，能更好支撑胎儿。

2. 妊娠末期应注意睡眠姿势

孕晚期的准妈妈在仰卧睡眠时，会突然感到胸闷，喘不过气来，并且伴有头晕、恶心、呕吐等症状，而当体位改为侧卧时，这些症状就会很快消失。这是因为怀孕后，由于胎儿在母体内不断生长发育，为了满足和适应胎儿生长发育的需要，准妈妈全身生理功能和解剖结构都会发生一些变化，尤以生殖系统中子宫的改变较为明显：子宫逐渐长大，子宫体由扁平梨状变为圆柱状，在妊娠末期子宫体积可达到 32 厘米 × 24 厘米 × 22 厘米厘米大小，其容量可增大到 3000 ~ 4000 毫升，子宫本身重量也可增加到 1 千克左右。经子宫的血流量，在足月的时候，每分钟可达 500 ~ 700 毫升。偌大一个子宫，必然对周围脏器，包括心脏、肺脏、泌尿器官等都有所推移或者压迫。

准妈妈仰卧时，增大的子宫会压迫其后面的腹主动脉，影响子宫动脉的血量，造成胎盘供血不足，直接影响胎儿的生长发育。若准妈妈已患妊娠中毒症，本身已有胎盘血管痉挛，供血不足，对胎儿的生长发育已经有明显影响，准妈妈还仰卧，就会进一步加重对胎儿的影响，甚至造成死胎。准妈妈仰卧时会压迫下腔静脉，使回流到心脏的血液量急剧减少，造成心搏出量减少，对全身各器官的供血量也明显减少，产生胸闷、头晕、恶心、呕吐、血压下降等症状。

3. 母乳喂养产前准备

孕期乳房检查可以早期发现乳房发育不良和乳头凹陷等问题，以便适时矫治，使新生儿在产后不久即能通过正常途径获得母乳喂养。

◇乳头过小

对乳头过小者，用拇指和食指捏住乳头转动。每天 2 次，每次 5～10 分钟。如出现腹部明显疼痛或不适，应及时停止。为避免发生流产或早产，在下次及以后的按摩中要注意手法，持续时间也应相对缩短。

◇乳头凹陷

对乳头凹陷者，要以乳头为中心，反复地自内向外地做上下、左右的牵拉动作，使乳头自然突出，再捏住乳头颈部向外来回牵拉，使乳头凸起，每日 2～3 次，每次 10～15 分钟。

◇配置乳头罩

从妊娠 7 个月起佩戴乳头罩，通过乳头罩对乳头周围组织的恒定、柔和压力致使内陷乳头外翻，乳头经中央小孔持续突起，为今后哺乳成功作准备。

◇清洗

不要用肥皂洗乳头，要用清水及柔软毛巾洗；也不要用力摩擦。

4. 7 种方法增加顺产概率

生产时能顺利生下小宝宝，少经受些痛苦是准妈妈们共同的心愿，如何能够达到这个愿望呢？我们在这里提供 7 种方法来增加准妈妈的顺产概率。

◇方法 1：选择合适年龄分娩

满 35 岁分娩的准妈妈已经属于高龄产妇。随着年龄的增长，妊娠与分娩的危险系数升高。首先，年龄过大，产道和会阴、骨盆的关节变硬，不易扩张，子宫的收缩力和阴道的伸张力也较差，以致分娩时间延长，容易发生难产；其次年龄越大，发生高血压、糖尿病、心脏病并发症的机会越多，因此不能顺产而需要剖宫产干预的机会越多。

大多数医学专家认为，女性生育的最佳年龄是 25～29 岁，处于这一年龄段的女性顺产可能较大。

◇ **方法 2：孕期合理营养，控制体重**

宝宝的体重超过 4000 克（医学上称为巨大儿），母体的难产率会大大增加。如果在产前检查中医生预测胎儿体重超过 4000 克，一般就会建议妈妈以剖宫产方式分娩。

正常大小的胎儿可以通过正常骨盆而顺利分娩，但是巨大儿的头比较大，胎头就可能"搁浅"在骨盆入口处，难以通过骨盆而不得不做剖宫产；如果巨大儿身体比较胖，虽然能勉强通过骨盆，但是妈妈分娩时要花九牛二虎之力，最后可能不得不用产钳或胎头吸引器帮助胎儿分娩；如果胎儿的肩部脂肪较多，肩部特别宽，就可能发生肩难产。

◇ **方法 3：孕期体操**

孕期体操不但有利于控制孕期体重，还有利于顺利分娩，这是因为：

体操锻炼可以增加腹肌、腰背肌和骨盆底肌肉的张力和弹性，使关节、韧带松弛柔软，有助于分娩时肌肉放松，减少产道的阻力，使胎儿能较快地通过产道。据有关研究结果显示：坚持做孕妇体操者，正常阴道产率显著高于没有做体操的妈妈，产程也较后者短。

孕期体操可缓解准妈妈的疲劳和压力，增强自然分娩的信心。当然，怀孕毕竟是个特殊的生理过程，准妈妈在练体操时要注意运动时间、运动量、热身准备，防止过度疲劳和避免宫缩。另外，有习惯性流产史、早产史，此次妊娠合并前置胎盘或严重内科合并症时不宜进行孕期体操锻炼。

◇ **方法 4：定时做产前检查**

准妈妈定期做产前检查的规定，是按照胎儿发育和母体生理变化特点制定的，其目的是为了查看胎儿发育和母体健康情况，以便于早期发现问题，及早纠正和治疗，使准妈妈和胎儿能顺利地度过妊娠期和分娩。

整个妊娠的产前检查一般要求是 9～13 次。初次检查一般在怀孕 3 个月，在怀孕 4～7 个月内每月检查 1 次，怀孕 8～9 个月每 2 周检查 1 次，最后 1 个月每周检查 1 次。如有异常情况，必须按照医生约定复诊的日期去检查。

◇方法5：矫正胎位

胎位是指胎儿在子宫内的位置与骨盆的关系。正常的胎位应该是胎头俯曲，枕骨在前，分娩时头部最先伸入骨盆，医学上称之为"头先露"，这种胎位分娩一般比较顺利。除此以外的其他胎位，就是属于胎位不正了，包括臀位、横位及复合先露等。

通常，在孕7个月前发现的胎位不正，只要加强观察即可。因为在妊娠30周前，胎儿相对子宫来说还小，而且妈妈宫内羊水较多，胎儿有活动的余地，会自行纠正胎位；若在妊娠30~34周还是胎位不正时，就需要矫正了。下面为准妈妈介绍可自行在家进行的矫正方法——膝胸卧位操。

准妈妈排空膀胱，解松腰带，在硬板床上，俯撑，膝着床，臀部高举，大腿和床垂直，胸部要尽量接近床面。每天早、晚各1次，每次做15分钟，连续做1周，然后去医院复查。这种姿势可使胎臀退出盆腔，借助胎儿重心改变，使胎头与胎背所形成的弧形顺着宫底弧面滑动而完成胎位矫正。

◇方法6：做好分娩前的准备

预产期前一个月，准妈妈就应通过医生或书本来了解有关分娩的知识，做好心理准备。预产期前2周，准妈妈每天可能会感到有几次不规则的子宫收缩，经过卧床休息，宫缩很快就会消失。这段时间，准妈妈需要保持正常的生活和睡眠，吃些营养丰富、容易消化的食物，如牛奶、鸡蛋等，为分娩准备充足的体力。临产前，准妈妈要保持心情的稳定，一旦宫缩开始，应坚定信心，相信自己能在医生和助产护士的帮助下安全、顺利地分娩。

◇方法7：导乐分娩

导乐是陪伴准妈妈分娩全过程的专业人员，她的工作是指导准妈妈进行顺利自然地分娩。分娩过程中，导乐会时刻陪伴在准妈妈身边，对准妈妈进行指导、观察，进行"一对一"护理。通常当准妈妈子宫口开2厘米时，导乐就会开始全程陪伴。整个产程中，导乐要指导准妈妈分娩的每个步骤，解释宫缩阵痛的原因，为准妈妈打劲鼓气；同时还为准妈妈进行心理疏导，帮助准妈妈克服恐惧心理。

孕期疾病和妊娠反应

1. 准妈妈产前五大失眠原因及对策

医生建议准妈妈每天晚上 10 点前就寝，睡足 8~9 个小时。可事实上许多准妈妈恰恰由于多种原因而苦于无法安眠，让我们共同寻找失眠的原因和对策，让准妈妈夜夜好眠。

◇激素变化

怀孕的女性在精神上和心理上都比较敏感，对压力的耐受力也会降低，常会忧郁和失眠。这是由体内激素水平的改变引起的。在孕期影响人体的激素主要是雌激素和黄体酮，有报道指出，情绪不稳、压力过大会使胎儿早产，或者出现视力、听力和智能的缺陷。因此，适度的压力调适以及家人的体贴与关怀，对于稳定准妈妈的心情十分重要。

◇饮食习惯的改变

饮食习惯的改变也会影响孕期睡眠质量的好坏，均衡的饮食很重要。必须尽量避免影响情绪的食物，例如咖啡、茶、油炸食物等，尤其是食品中的饱和脂肪酸会改变体内的激素分泌，造成很多不适。医生建议，只要在入睡前 3 小时吃些东西，多数情况下能提高睡眠质量。而准妈妈更要留心自己的"助眠食品"，比如睡前不要吃太冷的食物等。

◇尿频影响睡眠

准妈妈常发生尿频。怀孕初期可能有一半的准妈妈尿频，但是到了后期，将近 80% 的准妈妈为尿频困扰，晚上会起床跑厕所，严重影响了睡眠质量。生殖泌尿道的感染常常表示身体抵抗力不足，因此准妈妈必须同时注意是否有其他感染同时存在，比如感冒、念珠菌阴道炎等。抵抗力不足可能源于免疫系统的过度负担，情绪不稳定、压力过大就是其中的原因之一。

◇食物过敏

过敏是比较容易被忽视的失眠原因，尤其是对食物的过敏反应会造成免疫系统的负担。

有的人可能知道自己吃了某些食物会马上皮肤发痒起疹子，当然就把这些食物排除在菜单之外了。但是，还有一种过敏反应称为迟发性过敏反应，是长期重复摄取某种食物所致，比如牛奶、乳制品、鸡蛋、芝麻等食物，症状不十分明显，常见的有失眠、焦虑、头痛、肌肉关节酸痛等。此时准妈妈会产生情绪上的紧张和失眠，此时要特别注意食物的选择。

◇半夜容易抽筋

到了妊娠后期，许多准妈妈常常会发生抽筋，这也影响到睡眠的质量。医学认为抽筋应为缺钙有关，通常脚掌向下时较容易发生抽筋。另外，也可能和局部血液循环、血液酸碱度有关。一般正常的血液是处于微碱性，如果情绪不稳定，饮食中甜食和肉食过多，都很容易让血液偏酸性，引起电解质的不平衡，造成局部肌肉抽筋。

2. 宝宝脐带缠绕怎么办

脐带缠绕是脐带常见并发症，20%～25%的胎儿会发生这种情况，缠绕的部位以颈部最多，其次为躯干和肢体。缠绕多为1～2圈，3圈以上者少见。缠绕的松紧与缠绕周数与脐带的长短有关。对胎儿的影响视缠绕的程度而不同，严重者可影响脐血的通过而造成胎儿缺氧，甚至死亡。这种情况更容易表现在临产时，此时胎儿下降会将缠绕的脐带拉紧，脐血管受压加重。存在脐带缠绕的胎儿在子宫阵缩时，表现为胎心减慢且程度较重，恢复慢。引起脐带缠绕的原因主要有脐带过长和胎位的大幅度改变，而与准妈妈是否摔过跤并无很大的关联。这是因为在妊娠中期，子宫腔的体积较大而胎儿相对较小，它们有很大的活动范围，如果此时脐带过长或者胎儿在做由头位变为臀位或由臀位变为头位的大幅活动时，就有可能发生脐带绕颈；而准妈妈摔跤时由于有子宫韧带的支撑和宫腔内羊水的缓冲作用，对胎儿不会造成太大的冲击，对胎位的影响也不会太大，因此，脐带缠绕并不是妈妈摔跤惹的祸。

3. 过期妊娠与过期产儿

正常妊娠的胎儿经过37～40周的子宫内发育，便达到成熟，应当离开母体开始"子宫外的独立生活"。如果超过预产期2周后仍不出生，叫作过期妊娠；超过预产期2周以上才出生者，叫作过期产儿。因为过期妊娠对胎儿有许多危险性，因此产科不主张过期产。

要想知道过期妊娠对胎儿带来的威胁，这还得从养育胎儿发育成长的胎盘说起。胎儿在子宫内生活依靠胎盘提供营养,胎盘像一块肥沃的"土壤",为胎儿生长发育提供了丰富的营养物质(激素、酶及各种营养)。但是,胎盘的功能和寿命是有限的,超过预产期2周后,多数胎盘功能迅速减退,呈现出衰老变化,表面形成许多白色斑块,有时还可形成坚硬如石的钙化点。这种衰老的胎盘,不能再供给胎儿足够的氧气和营养,使胎儿在子宫内缺氧,萎靡不振;胎儿心音失常,心律紊乱;同时,缺氧严重时可使胎儿肠蠕动加强,肛门括约肌松弛,引起大便失禁,排出胎便于羊水中,使羊水被胎粪污染成黄绿色混浊的浆样物。

胎儿在这种"贫瘠"而污染的"土壤"里,使原来已经发育良好、生机勃勃的胎体,变得形体消瘦、皮肤被胎粪染黄而多褶,颅骨变得坚硬。这样的胎儿经过屈曲的产道时,往往因头颅不易变形,而造成难产或产伤。

这种过期产儿比正常足月娩出的新生儿死亡率高2~3倍。因胎盘功能障碍,引起胎儿宫内缺氧,从而使有的胎儿死于宫内,有的于临产后突然死亡,也有的在分娩过程中吸入混有胎粪的羊水,引起新生儿窒息,以及由于窒息而造成的多脏器损害及其并发症,如缺血缺氧性脑病、吸入性肺炎、低血糖、低血钙、低血镁等代谢异常性疾病及心力衰竭、肾衰竭等,远期随访可发现部分宝宝智力落后。

4. 准妈妈腰背痛的对策

妊娠期间,要好好注意自己的身体姿势,避免背部的弯曲是非常主要的。因为这个时期准妈妈患有腰背痛的可能性要比平时多得多。

胎儿的重量使准妈妈身体重心向前,因此,准妈妈身体要稍稍向后倾以抵消向前的重力。妊娠期间,背部下方以及骨盆的肌肉都会拉紧,接近妊娠末期时,这种现象尤为明显。不要提重物,设法保持背部的挺直,时间越长越好。穿低跟鞋,因为高跟鞋会加重准妈妈向前倾的重量。

在某种程度上说,准妈妈腰背痛是正常现象,没有什么好办法使其好转,待胎儿娩出后便自然消失。

5. 巨大宝宝如何分娩

当胎儿体重达到或超过4千克者,称为巨大胎儿。常见于父母体格高大、过期妊娠、准妈妈患有糖尿病等。

准妈妈在孕期检查时可发现腹部明显膨隆,子宫底部位置很高,超声波测量胎头双顶径达10厘米以上,应考虑为巨大胎儿。分娩时,巨大胎儿可因头盆不称引起难产；如处理不当，可发生子宫破裂；胎儿也常因难产发生宫内缺氧，手术损伤甚至死亡。

因此，巨大胎儿伴有骨盆狭窄、胎位不正，宜行剖宫产术；如骨盆较宽大、胎位正常可考虑经阴道分娩。临产后应严密观察产程，注意头盆之间的关系，若产程进展缓慢，可改行剖宫产。若第二产程延长，必须在胎头停滞在骨盆出口时，方可会阴侧切，用产钳助产；同时，还要注意胎肩娩出困难。

6. 产后静脉栓塞的原因

传统观念认为，妈妈在月子里不要过早活动，不然会伤身子，一辈子落下病根。其实，这样做是好心办坏事，对妈妈的健康很不利，容易引发多种不良后果，静脉栓塞就是其中之一。产后易发静脉栓塞的两大缘由如下：

◇**血液处于高凝状态**

怀孕时，血液中的凝血因子会增多，溶解血块的因子会减少，这种现象在产后会持续一段时间，使血液处于容易形成血栓的高凝状态。

◇**静脉血管中的血流变慢**

怀孕后期增大的子宫压迫深部静脉，使血液回流受到阻碍，造成血流缓慢，淤滞在静脉中；加上分娩造成的血管损伤，或妈妈因做剖腹产手术，阴道受伤较为严重而较长时间地躺在床上休养，未能及早起来活动，这样，易导致血液循环变得缓慢，血液淤积在深部静脉血管中，在静脉血管中凝结并形成血块，造成栓塞。

7. 产后静脉栓塞的不良后果

◇**引起下肢发生血栓性静脉炎**

当血液循环变得缓慢时，非常容易在下肢的静脉血管中形成血块。由此，引起静脉曲张或进一步加重孕期原有的静脉曲张，导致血栓性静脉炎。栓塞发生在小腿的静脉时，可在小腿皮肤上见到一条条血红的肿胀血管，不仅使妈妈感到发胀，并在小腿弯曲时引起疼痛；当大腿形成血栓性静脉炎时，整个下肢的皮肤都会变得肿胀、发硬、发白，造成疼痛和行走困难。

◇**引起盆腔静脉发生栓塞**

当栓塞发生在盆腔静脉中时，妈妈出现腹痛、高烧等症状，并伴有下肢压痛、皮肤发红和水肿等不适。

◇引起可怕的肺部栓塞

最可怕的是，如果血块随着血液流动跑到肺部，就会引起深部静脉栓塞。深静脉发生栓塞是围产期的一种严重并发症。因为，深静脉中的栓子小，容易脱落游走，当栓子阻塞肺动脉时，就会发生肺栓塞，导致妈妈猝死。

8. 产后静脉栓塞早预防

◇孕期避免久站久坐

怀孕后期，在脚和腿刚出现静脉曲张，或已形成静脉曲张，应注意不要长久地站立，不要久坐不动或盘腿而坐，也不要时常步行走远路。

平时要注意经常变换体位，如果不得不久站或久坐，如白天在办公室久坐时，半小时就要站起来走动一下，使脚部得到活动。

条件允许时可把双腿抬起放在桌子上，久站时要注意不时地调整姿势，如让一条腿略为弯曲地站立，这样，就可把身体的重心轮流放在两条腿上，促进下肢静脉血液回流到心脏，减轻静脉曲张。

◇孕期生活细节促进静脉血液回流

内衣、内裤要宽松一些，不要过紧地勒腹部，影响静脉血液回流。如果刚刚形成静脉曲张，每天起床后趁着静脉曲张和下肢水肿较轻时，穿上高弹力的袜子，或在小腿由下而上地缠上弹力绷带，待晚上临睡前取下。当下肢出现静脉瘤时，平时行动要小心，避免磕碰静脉瘤；避免用过冷或过热的水洗澡，与体温相同的水最为适宜。

为了减轻静脉压力，要防止或及时纠正便秘，每次蹲厕时间不要太长，有咳嗽或气喘时应积极治愈。

睡眠时，要用枕头将脚垫得略高一些，促进下肢静脉血液顺畅回流。

◇避免发生孕期并发症

资料显示，妊娠高血压综合征、前置胎盘及难产等并发症，都会增加静脉栓塞的概率。因此，孕期要充分注意避免这些并发症。

定期去做孕期检查，这是及早发现妊娠高血压综合征的最好方法。避免过度劳累，每天保证充足的睡眠，至少在 8 小时以上；情绪不要大起大落，感到不适时赶快去看医生；安排均衡合理饮食，不要让体重增长过多，过胖容易引起妊娠高血压综合征；睡眠或躺卧取左侧卧位，促使下肢静脉血液回流，避免发生静脉曲张或静脉瘤；避免胎儿长得太大，胎位不正时在医生指导下坚持做胸膝卧位，以矫正胎位；从孕期开始接受无痛分娩的健康教育，了解分娩过程，选择减轻产痛；消除恐惧的各种方法，避免发生难产。

按时做产前检查，通过 B 超检查及早发现前置胎盘，以做恰当处理。

◇孕前及产后都应积极运动

对于准妈妈来说，预防深静脉栓塞的最好办法是运动。运动可加速全身的血液循环，预防产后静脉淤血及血栓形成。因此，即使在怀孕后期，也不要因行动不便而停止运动，还应继续坚持散步或做适量家务。

为了防止血栓性静脉炎的发生，可在每天起床前，先做一些活动脚趾头的运动。

产后第一周是栓塞多发期，妈妈应及早下床，并做适量运动；掌握由小到大，逐步增加的运动原则，以不感到疲劳为限度，特别是剖腹产分娩的妈妈。

如果会阴部无裂伤，疲劳已消除，身体没有其他严重疾病，可在产后 12 小时坐起进餐进水。自然分娩的妈妈，可在产后 6~8 小时坐起来，在床上靠靠；12 小时后由家人陪伴去卫生间如厕；24 小时后可根据自己的情况在医院的长廊里或家中卧室随意走走，并做一些轻微的活动，如床上翻身、抬腿、绕床行走等，也可站起来为小宝贝换尿布。

起床第一天，早晚先在床边坐上半小时；第二天起在房间里慢慢地走走，每天 2~3 次，每次 30 分钟；随后逐渐增加活动次数和时间，半个月后开始做些轻微家务。

即使是剖宫产手术后也不宜静卧，术后在知觉恢复后应及早起来活动，可在 24 小肘后练习翻身和伸屈肢体，从床上坐起并下床慢慢地活动，保证深部静脉血液不停流动。

◇剖宫产术后采取恰当举措

防止身体发生脱水，使血液浓缩。剖腹产分娩的妈妈，身体消耗大，进食较少，血液容易浓缩，加之孕期血液呈高凝状，故易形成血栓。因此，术后应注意补足水分，纠正脱水状态，如术后 1 天常规输液；术后 24 小时开始进食一些流质食物，如蛋花汤；6 小时可少量饮水、藕粉等。术后第 2 天肠道正常排气后，进食一些稀粥、鲫鱼汤等半流质。

输液时尽量采用上肢静脉输液，以防补充液体中的葡萄糖和某些药物刺激静脉壁，诱发血栓形成。下肢静脉如果被损伤，更容易促使血栓形

249

成，不能仅为了方便就向医生要求在下肢输液。

一旦妈妈出现发热，必须警惕是否发生静脉炎。特别是发现下肢出现肿胀、疼痛等现象时要及时就医。如果早期采用抗凝药物就不需要开刀治疗。对妈妈来说，及早预防是最佳策略。

9. 什么是胎盘钙化

胎盘钙化是由于准妈妈晚期胎盘发生局灶性梗死所致，梗死灶越多，出现钙化点就越多，B超下表现的较强光斑点就越多。胎盘钙化表明胎盘发生过问题，有可能影响到胎儿，应采取一切可能的手段检测胎儿的情况，已决定对妊娠的处理。妊娠33周后，一半以上都开始有不同程度的胎盘钙化现象，此钙化可从超音波显示出来，胎盘钙化与胎儿肺部成熟有关。如果准妈妈已届妊娠晚期，应严密监护、数胎动，发现异常应及时去产科，不必等待自然分娩，而应该在适当的时候提前分娩，使胎儿脱离险境。

孕期胎教

1. 三大指标自测宝宝健康

了解胎儿在子宫内的安危情况可以通过胎心监护仪、B超、生物化学等监测方法，但是这些都必须到医疗保健单位才能检查。准妈妈如在妊娠期内能够做好自我监测，也能随时发现问题。

所谓自我监测，就是准妈妈自己来监护胎儿在子宫内的生长情况，做自己腹内胎儿的监护人。自我监测的主要内容为：胎动、胎心及自我感觉等。

胎动是自我监测方法中的主要项目。胎动是胎儿情况良好的表现。准妈妈于18～20周开始自觉胎动，每日胎动次数的多少与胎儿神经类型有关系。

人的个体差异在胎儿期就已显露出来，有的老实文静，有的活泼好动，这既与先天神经类型有关，也与胎内、外环境有关。正常情况下胎动多是好事，不但表明胎儿发育正常，而且也预示着出生后的抓、握、爬、坐等各种动作将发展较快。但必须注意，准妈妈的情绪过分紧张，极度疲劳，腹部的过重压力等，都可使胎儿躁动不安，产生强烈的活动，这种反应是不好的征兆，它不但易引起流产、早产，而且易出现胎儿畸形或给出生后宝宝的行为带来不良影响。

胎动自测法：从孕28周开始，应每天进行胎动计数3次。

胎动计数力法：准妈妈在安静的室内集中精神，最好侧卧位进行自数胎动次数，分早、中、晚3次，每次1小时，并将胎动次数记录于表格内，3次数胎动数之和乘以4为12小时的胎动总数，胎动计数≥30次为正常。如发现胎动减少或与原来的胎动规律有悖，应及时去医院接受进一步检查和治疗。

胎心监护法：妊娠28周以后每天听2～3次，每次1～2分钟。正常胎心规律而有力，似钟表嘀嗒声，为120～160次/分，如果<120次/分

或 > 160 次/分时，可间隔 10 ~ 20 分重复听 1 次，如果还不正常，就是提示胎儿宫内缺氧；若胎心率在异常范围并伴有胎心律不规则，提示胎儿缺氧更严重。不过也得结合每个准妈妈的基础胎心率来看，若比基础胎心率增减 30 次/分，虽然胎心率仍在正常范围也应视为异常。一旦发现胎心率异常，应及时去医院接受进一步检查和治疗。

2. 对宝宝的美学培养

美，能陶冶性情，净化环境，开拓眼界，具有奇妙的魅力。生活中处处都充满了美，把美的信息传递的过程就叫作美育。美育是妈妈与胎儿交流的重要内容，也是净化胎教氛围的必要手段。胎教中的美育是通过妈妈对美的感受来实现的。具体地说，对胎儿的美育就是音美、色美和形美的信号输入。轻快柔美的抒情音乐能转化为胎儿的身心感受，促进脑细胞的发育，好处是很多的；大自然的各种声音对促进胎儿大脑细胞和神经的发育也是十分重要的。另外，准妈妈可欣赏一些绘画、书法、雕塑以及戏剧、影视文艺等作品，接受美的艺术熏陶，准妈妈可把内心的感受描述给腹中的胎儿听。准妈妈还应具有高尚的人生理想和良好的修养，爽朗大方，举止文雅，具有内在美。选择色调淡雅、舒适得体的孕期装束。准妈妈应以舒适为美，利索的短发、明快的服装都能使自己感到精神大振，充分享受着孕育美，使腹内的生命也深受感染，获得无比愉快的审美情趣。

3. 对宝宝的音乐熏陶

音乐对陶冶人的性格，协调人品、生活，加强人的修养，增进人体健康以及激发人的想象力等方面都具有很好的作用，人们常把那些适合于妈妈和胎儿听的音乐称为胎教音乐，胎教音乐对于促进准妈妈和胎儿的身心健康具有不可低估的影响，而这种影响又通常是通过心理作用和生理作用这两条途径来实现的。在心理方面，胎教音乐能使准妈妈心旷神怡，浮想联翩，从而改善准妈妈的不良情绪，产生良好的心境，并通过某种途径把这种信息传递给腹中的胎儿，使其深受感染。安静悠闲的胎教音乐还可以安定准妈妈的心率和呼吸频率，使之与子宫相邻的大动脉的血流声和横膈膜的活动相适应，给胎儿创造一个平静的环境。同时，优美动听的胎教乐曲能够给躁动于腹中的胎儿留下美好的印象，使他朦胧地意识到这个世界是多么和谐。在生理作用方面，胎教音乐通过悦耳怡人的音响效果，对准妈妈和胎儿听觉神经器官的刺激，促使母体分泌出一些有益于健康的物质，能较好地加强人的大脑皮层及神经系统的功能。而且，胎教音乐中的节奏，还能与母体和胎体的生理节奏产生共鸣，进而影响到胎儿全身各器官的活动。

我们知道，不同类型的胎教音乐，对人的心理行为产生的影响也不尽相同，并不是所有的音乐都是有益于胎儿身心健康的。我们所说的胎教音乐主要有两种，一种是给妈妈听的，特点是优美、宁静，以 E 调和 C 调为主，可使妈妈感到轻松愉快，情绪安静；另外一种则是供胎儿欣赏的，以 C 调为主，基调是轻松、活泼、明快，能较好地激发胎儿的情绪和反应。但具体到每一个胎儿还须采用相应的胎教音乐，如对于那些胎动频繁的胎儿可侧重选一些缓慢、柔和的曲子；而对那些胎动比较弱的胎儿，则应侧重选择一些轻松活泼、节奏感强的乐曲。一般来说，那些轻松愉快、活泼舒畅的古典乐曲、圆舞曲以及摇篮曲等乐曲比较适宜。目前市面上也有大量胎教音乐磁带可供选用。

妈妈在听音乐时应取舒适的位置，精神和身体都应放松，精力要集中。必须强调的是，妈妈应与胎儿一起投入，逐渐进入艺术氛围，而不能以局外人的身份出现，认为胎儿自己听就行了，于是一边听一边胡思乱想，或是一边做一些与此无关的事情。如果妈妈能亲自给胎儿唱歌，将会收到更为令人满意的胎教效果：一方面，妈妈在自己的歌声中陶冶性情，获得良好的胎教心境；另一方面，母体在唱歌时产生的物理振动，和谐而又愉快，使胎儿能从中得到感情上和感觉上的双重满足。而这一点是任何形式的音乐所无法取代的。有的准妈妈认为，自己五音不全，没有音乐细胞，哪能给胎儿唱歌呢。其实，完全没有必要把唱歌这件事看得过于神秘。要知道，给胎儿唱歌并不需要什么技巧和天赋，要的只是妈妈对胎儿的一片深情，只要带着对胎儿深深地母爱去唱，歌声对于胎儿来说一定是十分悦耳的了。因此，未来的妈妈在工作之余，不妨经常哼唱一些自己喜爱的歌曲，把自己愉快的信息通过歌声传递给胎儿，使胎儿分享喜悦的心情。唱的时候尽量使声音往上腹部集中，把字咬清楚，唱得甜甜的，胎儿一定会十分欢迎。

4. 为宝宝准备物品

◇环境

宝宝睡觉的地方，以妈妈的视线能够看得见的地方为先决条件。

其环境应注意的事项是：不会有东西摔落到床上或被子上，而且挂在天花板上的玩具，最好不要在宝宝的正上方，可以稍微偏离一点。宝宝睡觉的地方，最好安静明亮，不过，千万不要选择阳光会直接照射的地方。室内温度以 20～25℃ 最为理想，湿度最好维持在 50%～60%。

◇婴儿床

让宝宝睡在婴儿床里，可以说是最安全舒适的。不过，有的妈妈会为了晚上喂奶及换尿布方便，而将宝宝放在身边睡觉。父母亲睡觉的床与婴儿床，最好同样距离地板约 50 厘米的高度。因为这么一来，妈妈即使不弯着身子也可以看到宝宝，可以说是相当方便的。选择小床时要注意床的大小和安全性能。床的大小可根据房间的大小而定。小床应以结实安全为原则，婴儿床的四周要有围栏，栅栏的间隔不能太大，否则宝宝头就会伸出来；其高度以高出床垫 50 厘米为宜，不要太低，以免宝宝抓住栅栏站起时，会有翻出床栏掉下来的危险。

床上的用品与成人相仿，有盖被和褥子，被子最好用棉布做成被套，便于洗涤；褥子上可垫一块塑料布或尿不湿，以避免大、小便的污染。被子盖完后最好拿开，否则当宝宝睡醒时，宝宝会踩着被子当台阶往栅栏上爬，弄不好就会掉下去。如果新生儿同妈妈睡一张床，至少也应和妈妈分盖两条被子，以免妈妈在熟睡中压到新生儿身上，那是很危险的。

宝宝出生之后，一定要有一个柜子专门放置宝宝的尿布、内衣、毛巾等。不过为了有效地节省空间，最好能够巧妙地运用原本就有的家具或器物。譬如：经常使用的毛巾及纱布等，不妨分别放入小篮子里。至于经常要换洗的尿布，则可以放入藤制的笼子里，无论是拿或放都相当地简单方便。其实，宝宝即使没有专用的柜子，也可以充分利用放置小东西的抽屉。如此一来，不但不占空间，而且也不会和其他家具有不协调的感觉。

◇尿布

尿布是宝宝的重要用品，因此用料以柔软、吸水性好、耐洗的棉布为好；颜色宜淡，最好用白布，以便于观察大小便的颜色。有人用旧被单做尿布，如果柔软也可以使用，但必须进行消毒处理；有人使用纸尿片，比较方便、卫生，但价格较贵，可根据自身经济条件选择使用。

尿布形状有两种：长方形和正方形。最普遍的采用正方形。正方形尿布的边为 70～80 厘米，多折成三角形使用，故也称三角形尿布；长方形尿布宽约 35 厘米，长 100～120 厘米，对折成细长条，做成圈形使用。

尿布的折叠有许多方法，新生儿最好以三角裤式为宜。不要用缠腰布似的垫尿布法，因为既不利于防止髋关节脱位，也不利于宝宝的活动；即便使用，则男孩可将厚的垫在前面，女孩可将厚的垫在后面。另外，有时还可以做一些棉尿布，垫在单尿片的下面，可做成方形，内絮旧棉花。

一个宝宝约需要单尿布 20 块，棉尿片 6 片，还需要勤洗、多晒才够换。

◇衣服

新生儿的内衣，好选择吸水性好，柔软不伤皮肤的棉布织品，颜色宜浅淡以便容易发现污物。式样以我国常用的斜襟式为合适，最好前面稍长些，后面稍短些，可避免大便的污染；衣袖宜宽大，因为新生儿四肢屈曲，袖子较细，不容易伸入；衣缝要少，且要将缝口往外翻；衣服上不宜钉扣子，以免擦伤皮肤，可用细布条系在侧身；因宝宝颈部较短，加之新生儿容易吐奶，因此衣服最好不要有领。

◇洗澡用品

由于宝宝的分泌物很多，所以每天都应该洗澡。为了避免抵抗力弱的宝宝受到细菌感染，宝宝最好有自己专用的盥洗用具。

宝宝可以在塑料浴盆（买一个边沿较宽的浴盆，可以将胳膊依托在上面）、盘状器皿或盥洗盆里洗澡，妈妈可以在低矮的桌子旁坐着，或在较高的桌子旁站着，或坐在高凳上在洗涤槽里给宝宝洗澡、穿衣。

要买药性不大的肥皂、香皂。要准备一卷消毒脱脂棉，可以做成较长的棉签，用来清除宝宝鼻孔里的干鼻涕；或者用潮湿的手纸揉成卷，用来擦净耳朵外部。商店里可以买到这种棉球和棉签。

婴儿爽身粉对避免皮肤摩擦有点用处，但是这样就不会在宝宝面部周围扬起一阵粉雾，免于宝宝吸入肺内而引起肺部炎症。

◇调乳用品

奶瓶——奶瓶至少也要买 3 个，用于偶尔喂些奶制品、水和果汁；奶嘴固定在塑料螺圈里，在不喂奶的情况下，应该把奶嘴头朝里放入奶瓶，开口处用塑料盖盖上。耐热玻璃奶瓶的价格要贵一些，但不容易因突然加热或突然冷却而碎裂，从长远的观点来看，购买这种奶瓶还是比较合算的。如果不用母乳喂养宝宝，还需要至少买上 9 个能装 240 毫升的奶瓶。开始的时候得用 6～8 个奶瓶，还得有备用的。也可以用 240 毫升的奶瓶喂水，喂果汁。不过，有些家长喜欢用 120 毫升的奶瓶喂水，喂果汁，这种奶瓶有 2～3 个即可。还有一种薄软塑料做成的一次性消毒奶瓶，一买就是一大串，放在一种可以买到的硬塑料托器上使用，令家长爱不释手。

奶嘴——如果宝宝用人工奶喂，那就需要 11~12 个奶嘴，如果用母乳喂养，5~6 个奶嘴就够用了。还需要几个备用的，以防掉在地上或将奶嘴的吸孔扎得不合适。

硅酮橡胶奶嘴价格是贵一些，但它不怕烫，也不怕受奶脂腐蚀。多数人使用奶嘴时喜欢在上面扎一个或几个孔。如果奶嘴吸孔经常堵塞，可以购买那些有"＋"字吸孔的奶嘴，还可以自己在奶嘴上扎上"＋"字吸孔。

其他用品如长把勺，用于搅拌；量勺，要准备一套，如果要自己配制奶制品，或者要调奶粉和其他粉状食品，可用它来量一量白糖或糖浆。

奶瓶刷和奶嘴刷，二者都很有用。

开罐刀，打孔式的开罐刀使用最方便。

夹钳，这种夹钳在夹住奶瓶的部位包着一层塑料或橡胶，用来夹热奶瓶很实用。

5. 胎儿期的记忆对宝宝非常重要

胎教中反复的对话，使胎儿产生了神经条件反射，使出生后的新生儿能有所熟悉和记忆。父母的优良行为、高尚的行动，会在胎儿大脑留下痕迹，这直接影响胎儿的生长发育，更会利于出生后培养良好的情绪。所以父母在孕期中要多看育儿教育等各种书籍，以充实早期教育对话的资料。

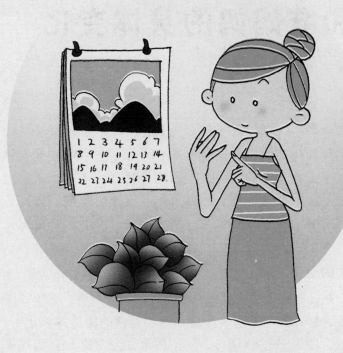

第十二章

孕期第十个月(37~40周)保健指导

宝宝和准妈妈的身体变化

1. 小宝宝的发育情况

此时的胎儿已达到新生儿的标准长度和重量，身长约为 50 厘米，体重可达到 3000～3200 克。此时，胎儿头盖骨变硬，内脏和神经系统的功能健全，手、脚肌肉发达。从外表来看，胎儿外形、模样已形成，头发长 2～3 厘米，指甲超过指端，皮肤呈粉红色，皱纹消失，皮下脂肪蓄积完成，体态圆润。

2. 准妈妈身体的变化

随着胎头入盆，胎体下降，子宫底也有所下降，子宫对胃、心脏的压迫减轻，呼吸、食欲好转；然而子宫对膀胱和盆腔器官的压迫却加重了，尿频、便秘更加明显。阴道分泌物增多，阴道口湿润，阴道和会阴部皮肤、黏膜变厚，肿胀，柔软而有弹性。

准妈妈饮食常识

1. 分娩前准妈妈吃什么

医生过去都希望准妈妈分娩时不要进食或是喝饮料，以免准妈妈临时需要全身麻醉进行剖腹时不方便，但现在还是建议分娩中的准妈妈进食少量容易消化的食物。

早一点进食：在分娩初期进食以储存能量。

进食次数多一点：以小吃代替正餐（少量多餐或吃零食）。

吃高热量食物：分娩初期，尽量往肚子里填些复合碳水化合物（谷类、面食）；分娩晚期，小口吃或喝一些简单的碳水化合物，如水果、果汁、蜂蜜等。

吃容易消化的食物，避免脂肪太多或是油炸、油腻的食物。

尽量多喝水：分娩初期，每小时补充水分至少240毫升。

2. 准妈妈临产前应补充食物

初产妇从有规律性宫缩开始到宫口开全，大约需要12小时。如果是初产妇，无高危妊娠因素，准备自然分娩，可准备易消化吸收、少渣、可口味鲜的食物，如面条鸡蛋汤、面条排骨汤、牛奶、酸奶、巧克力等，让产妇吃饱吃好，为分娩准备足够的能量。否则吃不好睡不好，紧张焦虑，容易导致产妇疲劳，将可能引起宫缩乏力、难产、产后出血等。

3. 准妈妈食谱

❋ 豆腐瓤果

【原料】苹果250克，豆腐40克，鸡蛋1个，面粉25克，植物油8克，香菜10克，精盐、胡椒粉各适量。

【制法】①苹果切成两半，去核。把豆腐搅成泥，将蛋清、胡椒粉、精盐与豆腐泥拌匀，作为瓤，放入苹果内。

②将蛋黄与面粉搅匀逐一糊上有瓤苹果，然后放入八九成热的油锅，炸10分钟取出盛盘，撒香菜

259

末即可食用。

【特点】外脆里嫩，微带酸辣，刺激食欲。含碳水化合物和有机酸等。

炒腰花

【原料】猪腰250克，木耳25克，青蒜100克，酱油、葱各25克，醋、料酒各5克，味精2克，水淀粉50克，姜水少许，花生油500克（约耗50克），清汤少许。

【制法】①猪腰从中间切开，片去腰臊，切麦穗花心，每片按大小改成4～6块。葱切丝，青蒜切段，木耳撕成小片，一起放小碗内，加酱油、料酒、姜水、醋、味精、水淀粉和少许清汤，兑成芡汁。

②腰块用开水焯一下，捞出沥水。

③炒锅上火，放油烧热，下腰块稍爆，倒入漏勺内。

④炒锅留底油置火上，倒入芡汁，待汁浓，下爆好的腰块，翻炒均匀，淋少许明油，装盘即成。

【特点】此菜色泽金红，脆嫩爽口，含有丰富的维生素 B_1、维生素 B_2、维生素 C、尼克酸、铁、磷、钙、蛋白质、脂肪等多种营养素，具有健脾生血、补中益气、养肝明目、补肾益精等功效，可用于预防和辅助治疗维生素 B_2 缺乏症。

乌鸡籼米粥

【原料】乌鸡1只（约500克），籼米10克，葱、姜末、料酒、精盐各10克，味精2.5克，胡椒粉15克，麻油25克，清水1500毫升。

【制法】①乌鸡去毛和内脏，洗净，放入碗中，加姜、料酒、精盐等，上笼蒸烂，除去骨、头、脚、翅等物。

②籼米淘洗干净，下锅加清水烧开，熬煮成粥，再加入乌鸡肉及汤汁、味精、胡椒、麻油等调料，稍煮片刻即可食用。

【特点】性味甘温，富含蛋白质、脂肪、无机盐和维生素，对妊娠肿胀亦有疗效。

钙味剂

【原料】鲜嫩小黄瓜1根，胡萝卜4根，甘蓝菜100克，圆青椒1/4个。

【制法】①黄瓜切成段，再切成片；胡萝卜削皮切片。

②青椒去籽切细条，加入甘蓝菜后一起榨汁饮用。

【特点】本品钙质含量很丰富，特别适合晚期准妈妈食用。

准妈妈日常保健常识

1. 呼吸法练习

眼：正式生产的时候，如果眼睛闭着，意识就会集中在疼痛上面，因此要张开眼睛，练习集中于一点凝视。

肩：如果能技巧地解除肩膀的力量，就能完全放松。伸直背肌，比较容易吸进氧气。

足：持续保持盘腿的姿势时，由于股关节是张开的，所以会帮助产道的扩张。也可以用其他的姿势，只要自己觉得轻松就可以了。

手：双手轻松地放在腹部，再配合呼吸抚摸。从两侧向下腹部抚摸时就能缓和疼痛。

服装：练习时尽可能穿轻松而不束缚身体的衣服。如果手表或装饰品会妨碍练习，就先拿下来。

2. 安可呼吸法练习

◇第一阶段

阵痛即将开始，但还可以待在家里；子宫颈扩张的程度：1～3厘米；阵痛的间隔：5～10分钟。

以3拍子的节奏开始呼吸，身心都会安定下来。

子宫开始收缩后，首先开始做深呼吸。接下来，慢慢地用鼻子吸气，再从口中慢慢地吐气，在子宫收缩期间，一再地反复"吸气、2、3，吐气、2、3"的3拍子节奏，慢慢地呼吸。

◇第二阶段

疼痛越来越强，应去医院了解子宫颈扩张的程度：4～7厘米；阵痛的间隔：5～6分钟。

◇配合疼痛的频率稍微加快速度

阵痛逐渐变强后，有些人觉得加快呼吸比较轻松。遇到这种情形时，先做深呼吸，然后以"吸气2，吐气2"的2拍来呼吸。可以放点音乐来练习。

阵痛变强，只做吸气慢慢吐气的呼吸也赶不上时，就用像说英语"out"的发音来动嘴巴吐气。

◇第三阶段

出现想用力的感觉，但还差一点；子宫颈扩张的程度：8～9厘米；阵痛的间隔：2～3分钟。

集中精神，模糊疼痛：开始收缩时，先做深呼吸；吸气后，短暂吐气；第3次大大地吐气。节奏变快后容易"过呼吸"，因此必须注意。

以这种呼吸来避免用力：以鼻子轻轻吐气的感觉，轻轻加上腹压，以从鼻子吐气的感觉进行。在这个阶段还不需要用力使劲。

任何时期都可以的基本呼吸：在移动到分娩台之前可使用呼吸。先做深呼吸，其次再吸气或短吐气，然后长吐气。收缩停止后以深呼吸放松身心。

◇第四阶段

在分娩台进行的呼吸终于要开始用力。

子宫颈扩张的程度：10厘米；阵痛的间隔：1～2分钟。

慢慢地用力将宝宝送出体外。

子宫颈全开而被告知"用力"，就吐气，在胸口用力（练习时实际上可不以用力）；吐完气后吸气。用力时不要停止呼吸。

进行短促呼吸来放松身体的力量被告知"不要用力"时就停止用力，立刻改为短促的呼吸。双手放在胸前，放松全身力量，持续到宝宝诞生。

3. 分娩冲刺倒计时

预产期马上就要到了，准妈妈可能会觉得日子过得很慢，自己又大又笨，很不舒服。不过再坚持几天，就可以和宝宝见面了，准妈妈现在要做的只是：充分休息，做好一切准备，耐心等待分娩的来临。

虽然有预产期，但这只是大约的生产日期，在预产期前后2周内分娩都是正常的。因此在预产期到来前的3～4周，准妈妈就有必要开始着手入院的准备工作了。

4. 入院物品清单

保健卡、孕妇健康手册、准生证、身份证及挂号证。

两件前开口的睡衣、一件长袍和一双拖鞋。

长条卫生纸5～10包、2包超长卫生巾和几条换洗内裤。可根据自身需要选购合身的哺乳胸罩和一次性乳垫、洗浴用品包。

准备好碗、吸管、水杯等餐具；准备脸盆、毛巾等洗浴用品；准备一只极柔软的牙刷，避免分娩后对牙齿造成伤害。

5. 制订生产计划书

借由填写生产计划书，可以更清楚地知道整个生产的过程，越周详的生产计划书越能减轻对生产的紧张及恐惧。可以就计划书上的问题在生产前和医生进行讨论，找出最适合自己的方式，同时，这份计划书也是医生接生时各种判断的依据。一份详细的生产计划书应包括：产前准备、待产过程、分娩时分及产后护理四大方面。

◇产前准备和分娩时分

谁可以在我有分娩征兆时，立刻送我去医院？

医院是否让陪产者进入产房？

我打算使用何种生产方式？

我是否要在怀孕期间练习呼吸和放松的方法，以减轻生产时的疼痛？

生产时，我是否介意有实习医生或实习护士在我身旁？

生产时，我是否愿意接受会阴切开术？

宝宝出生时是否会先让我看看他？

接生医生是否即是产检医生？

会阴缝合是否由有经验的医生来完成？

◇待产过程和产后护理

分娩时是否需要活动？要完全躺着或可以起来走动吗？

一定要用胎儿监视器吗？

是否可以进食？

若产程过长，我愿意接受催生吗？

我应接受哪一种分娩方式？

我是否能够通过导乐分娩来缓解紧张情绪？

我要使用无痛分娩吗？医生会向我建议吗？

医院将使用何种方式让我的胎盘剥落？

生产后，多久时间可以第一次正式与宝宝见面（哺乳）？

分娩后如何才能使乳汁分泌增多？

如果一切顺利，我何时可以出院？

出院后多久应回医院复查?

做完这份计划书后要及时与医生交流,不懂的问题还要积极请教,这样才能真正发挥它的作用。

6. 准爸爸的准备

准妈妈就要生了,在这个关键时刻,作为宝宝的爸爸、妻子的老公,准妈妈的重要性在分娩前后更是无人可以替代。现在要做的事还真不少,让我们一起来理一理。

◇ 入院物品清单

换洗的衣服,因为产后将会大量出汗。

要想到家中无人时突然发生阵痛或破水的情况,必须事先建立好各种紧急联系方式,在预产期的前、后2周应尽量避免出差。

为准妈妈准备好饮用的热水、饼干、巧克力,在准妈妈进入产房前交给护士,以便准妈妈在生产过程中及时补充能量。

准备好照相机、摄像机,可以随时记录下宝宝的可爱影像,这可是非常珍贵的。

当然也不能忘了带上身份证。

◇ 准爸爸能够做的

给她按摩,帮她放松,妊娠后期,可以坚持每天给妻子按摩,使她感到放松,帮助她更好地适应分娩。

脊柱按摩:让妻子侧躺,用两手在她背部沿着脊柱由上而下地滑动。注意力道应适中,太强的力道会使准妈妈肌肉紧张,太弱又会使她感到酥痒。

腹部按摩:让妻子盘腿坐在地上或是垫子上,坐在她身后,将手放在她的腹部,轻轻地绕着腹部画圆,用手指做腹部按摩。

大腿内侧按摩:让妻子放松平躺在地上,用手指在她的大腿内侧画圆。此种按摩可放松会阴,避免腿部痉挛。

和她一起适应环境,给她最细心的关怀。记得提醒准妈妈,在临产时,她需要大量喝水,注意排尿,适当走动,不要让她一直平躺着。适当的冷敷、热敷可起到一定作用。住院后,护士会教给准爸爸应该做一些什么,比如说记录宫缩时间,千万不要把它当作差事应付一下,或者是认为一板一眼地按要求去做显得太"傻",要知道,这时的一举一动都会极大地影响准妈妈的心情,而且这种影响是极其深远的。

给她积极的心理暗示，作为妻子精神上的支持者，准爸爸一定要经常给予妻子积极的心理暗示，让她积极地面对这个自然的生理过程，勇敢地面对这一刻。

7. 分娩前准妈妈的准备

个人卫生：勤洗澡，修剪指甲，要注意安全，不宜长时间热水浴。

性生活：临产前严禁性生活，防止胎膜早破和早产。

运动：禁止做大动作，如追赶、拥挤、登高等。

外出：外出要有人陪伴，独自外出时间不要过长，并告知家人。

营养：保证营养，多食牛奶、鸡蛋、鸡汤。睡眠充足，积累体力。

物品：清点入院用具，妥善安排分娩回家后所需的用具。把出院时自己和所需物品放于显眼位置。

日常训练：进一步熟练分娩的辅助动作，练习呼吸技巧。

8. 提肛运动有助分娩

轻吸气，以中断排尿的方法用力收缩肛门和会阴部肌肉，并尽可能维持一段时间，然后呼气放松，每次做 10～15 次。该动作可增强肛门和会阴部肌肉的弹性，利于分娩。

9. 孕 10 月乳房保健

从 37 周开始，可以试着挤出初乳，这样有利于乳管开通、乳汁通畅，预防产后乳汁淤积。挤奶方法是：将拇指和食指分别置于乳晕两侧，朝胸壁方向内压，挤压乳晕下方的乳房组织，依各个方向将乳窦中的乳汁排空，切不可捏挤乳头。

孕期疾病和妊娠反应

1. 早期破水有哪些危害

早期破水是妊娠期较为常见的异常现象，对准妈妈和胎儿危害较大，应引起准妈妈的重视。早期破水是怎么回事呢？原来，胎儿在子宫的时候，周围包着薄薄的一层膜，叫作胎膜。胎膜里包着的液体叫作羊水。临产后子宫收缩，压迫胎膜中的羊水作用到子宫口，宫口逐渐开大，在宫口开大的过程中，胎膜逐渐增大，一直到被胀破，羊水流出称为"破水"。在正常情况下破水是在宫口开全前后，破水时由阴道流出一股羊水，以后还会不断地向外流出。若是在临产前12小时就破水了，这就叫早破水。

早期破水时，胎儿还没有生出来，胎儿的脐带会顺着羊水外流。脐带是母体向胎儿输送营养物质和氧气的通道，含有两根脐动脉和一根脐静脉。脐带脱垂后，脐带里的血管受压，从母体来的血液和氧气不能顺利地进入胎儿体内，或进入很少，使胎儿因缺氧而发生宫内窒息，有时脐带血被完全阻断，可致使胎儿迅速死亡。早期破水还容易拖长分娩的时间，造成准妈妈子宫感染。羊水流干了，也可以引起子宫收缩无力，分娩更加延长。宝宝迟迟生不下来，随时可能发生危险。

准妈妈无论什么时候破水，都务必躺下休息，不能再起来活动了。因为破水后起来活动，羊水势必要流出更多，脐带也容易掉出来。为了避免羊水流出过多和脐带脱垂，准妈妈应躺下，后臀部可以稍高一些。若是破水时间很长（超过24小时）宝宝还不生的话，准妈妈要吃点消炎药，预防子宫发炎。

2. 预产期迟迟不生该怎么办

如果妊娠超过预产期2周以上（预产期必须准确，不少自己认为是过期的并非过期，而是记错、算错了预产期）而不生者，医学上称之为过期妊娠。

一般说来，凡是确定为过期妊娠者，都要进行引产，即想方设法让宝宝早日出生。这是为什么呢？随着胎龄的增长，胎盘会变老，表现是胎盘表面的绒毛断裂脱落，留下的缺损往往由纤维蛋白沉着，并且局部还有钙质沉着而变成钙化灶。此外，绒毛上皮和毛细血管的基底膜还会增厚。由于发生这些变化，胎盘的物质变换和传输能力就相应下降。倘若妊娠继续到42周以后，胎盘的退行性变将加剧，而且范围扩大，血流量进一步减少，胎盘功能将更加减退，直接影响胎盘的氧气和营养物质供应。胎儿因而不再生长，羊水量逐渐减少，脐带血的含氧量慢慢降低。严重时，胎儿可因缺氧、窒息而死亡。

过期产儿出生时窒息的发生率为足月产儿的2～4倍，其死亡率随胎龄增高：胎龄43周时，为足月产儿的1～4倍；44周时，则为2～6倍。正因为胎内环境不良，供应不足，存活的过期产儿往往貌似"小老人"，皮肤干燥、多皱褶，皮下脂肪缺乏，身体瘦长，头发浓密，指、趾甲都长。不过，妊娠过期还不一定个个胎盘都老化到功能大大减退的程度，也有可能胎盘功能尚属正常，不影响胎儿的供应，甚至胎儿反而过大，体重超标准而够得上巨大儿（大于4000克）资格。

鉴于上述情况，对过期妊娠必须慎重对待。准妈妈学会自数胎动，通过计数胎动次数，可以了解胎儿的宫内处境。因为胎动减少是胎盘功能减弱的重要信号，也是胎儿宫内慢性缺氧的一种征兆。当胎动每12小时少于10次时，提示胎儿宫内缺氧，这时应立即到医院检查，请医生决定是否进行引产或立即剖宫产。

3. 择日分娩不可取

俗话讲"十月怀胎，一朝分娩"，这如同瓜熟蒂落一样，是一个很自然的生理过程。然而，如今却见到了这样的景象：有的准妈妈临产时，不论住进或未住进医院妇产科，其家属就开始忙开了，千方百计托熟人，找关系，要求医生在他们自己择定的"良辰吉日"里给准妈妈做剖宫手术，这就是现今刮起的"择日分娩"风，实在让人不安。剖宫产手术的陡增已引起有关方面的关注。那么，择日分娩为何在一些地方屡禁不止呢？分析起来，大致有以下几种原因。

有些人喜欢挑谐音数字，如电话号码、汽车牌照号码、门牌号码等，只要是谐音吉祥的数字，就有人去争、去挑，甚至不惜花大钱去买一个所谓的吉祥号码，以至于像挑吉祥号码一样去选择剖宫产手术的日期，实在是够荒唐的了。

在医院里进行手术，是有严格要求的。要具备某种手术所要求的指征

（又叫手术适应证），就是说，准妈妈的病情适合不适合做手术，应不应该做手术，手术对准妈妈的病情利多还是弊多，能否选择损伤更小的办法，这些通常应由主管病人的医生做出决定。剖宫产手术也是如此。当准妈妈没有阴道分娩条件时，为了保护母婴的安全，不得已采取剖宫产手术，来解决分娩难题。不论手术大小，本身就有一定的风险性，可能会出现麻醉意外、羊水栓塞、术后感染等并发症。即使这样，也须征得家属同意并签字后，方可施行剖宫产手术。据有关统计，与剖宫产有关的准妈妈病死率比经阴道分娩者高出 10~20 倍，新生儿病死率也比阴道自然分娩高。

由于一部分年轻的准妈妈害怕疼痛，再三要求剖宫产，而医生迁就病人，放宽了剖宫产手术的指征。对于挑选日期要求剖宫产的病人和家属更是过分迁就，碍于人情世故或来自方方面面的压力，违心地满足这种不科学的要求。

要禁止择日分娩的发生，减少对准妈妈的创伤，一是应了解自然分娩的好处，自然分娩对准妈妈和胎儿都是有益的；二是医生要坚持原则，不要过分迁就，要耐心说服准妈妈及其家属。只有共同努力，才能减少剖宫产手术给准妈妈带来的不必要的创痛。

4. 容易被忽视的分娩征兆

多数准妈妈能预测预产期是哪一天，但却无法预测是什么时刻。一般说，即将分娩时子宫会以固定的时间周期收缩。收缩时腹部变硬，停止收缩时子宫放松，腹部转软。另外，还有一些变化也许不为人们所重视，举例如下：

①准妈妈感觉好像胎儿要掉下来一样，这时胎儿头部已经沉入产妇骨盆。这种情况多发生在分娩前的一周内到数小时。

②阴道流出物增加。这是由于孕期黏稠的分泌物累积在子宫颈口，由于黏稠的原因，平时就像塞子一样，将分泌物堵住。当临产时，子宫颈胀大，这个塞子就不起作用了，所以分泌物就会流出来。这种现象多在分娩前数日或在即将分娩前发生。

③水样液体的涓涓细流或呈喷射状自阴道流出，这叫作羊膜破裂或破水。这种现象多发生在分娩前数小时或临近分娩时。

①有规律的痉挛或后背痛。这是子宫交替收缩和松弛所致。随着分娩的临近，这种收缩会加剧。由于子宫颈的胀大和胎儿自生殖道中产出，疼痛是必然的。这种现象只是发生在分娩开始时。

5. 真假分娩的辨别

有的准妈妈会时而出现分娩的假象，或子宫无规律地收缩。一般来讲，真假分娩是难以辨别的。通常假分娩宫缩无规律，且宫缩程度不如真分娩剧烈。辨别的办法是检查阴道，看子宫颈的变化。还有就是进行宫缩计时，计算连续 2 次开始宫缩间的时间间隔，持续记录 1 小时。

真分娩假分娩、宫缩时间有规律无规律、宫缩间隔有固定的时间间隔，随着时间推移，间隔越来越小，每次宫缩持续 30～70 秒钟，越来越大宫缩强度稳定增加比较弱，不会越来越强，有时会增强，然后又会转弱宫缩疼痛。

部位先从后背开始疼痛，而后转移至前方。通常只在前方疼痛。

运动后的反应。不管如何运动，宫缩照常进行准妈妈行走或休息片刻后，有时甚至换一下体位后都会停止宫缩。

6. 到医院去分娩

正规医院的设备、技术、经验是保证母子平安的地方。一旦出现分娩的征兆，就立即到医院去，等待分娩。分娩随时可能发生，不管是白天还是晚上。临产的先兆，也通常是在准妈妈似乎感觉到什么又似乎什么也没感觉的状态下出现的。

先是有小便次数增多、走路不适的感觉，接下来准妈妈就会感到下腹部一阵阵发硬或腰部有些疼痛，与月经痛感觉相似。这种感觉告诉准妈妈，初次宫缩开始了，最初每阵宫缩持续 10～30 秒钟，间隔时间较长。渐渐地宫缩持续时间延长，并伴有咖啡色、粉红色或鲜红色的血从阴道内流出，这称为"见红"。见红是分娩即将开始的第一症状。见红通常是发生在分娩前 24～48 小时。

在分娩前数周，因胎头入盆，准妈妈会感觉上腹部轻松了一些，呼吸和胃口也明显好转，但小便次数增多，走路也不太舒服。这是子宫底下降的原因。

分娩前数天，准妈妈会感到腹部一阵阵变硬，可伴有轻度坠胀感，这就是子宫在收缩。这时的子宫收缩往往持续时间短，间隔时间长短不一，常常在夜间出现，清晨消失，宫口不会扩张。所以，准妈妈不必紧张。

分娩前 24～48 小时，出现见红。见红可能持续几天，每天有少许排出；也可能突然见红。如果见红量较多，超过平时月经量，应及时去医院与医生或助产士联系。

孕期胎教

1. 剖宫产的宝宝聪明吗

是否聪明、其智力的高低，取决于遗传、脑神经发育、后天的教育及是否受到疾病的影响等因素，而与其出生方式无关。不管是剖宫产还是阴道分娩，只要胎儿不发生缺氧、窒息或颅脑损伤等问题，其智力的发育都不会受到影响。对婴儿来说，剖宫产没有经过产道的挤压，特别是肺部未得到锻炼，在出生后肺部就显得被动和不自然，这是非常不利的，剖宫产手术还增加了婴儿感染的机会，使之患病率明显增加，但剖宫产作为一种助产方式，可迅速解决难产等问题，从而保全妈妈及宝宝的性命，也可以避免难产对宝宝造成的种种危害。

2. 剖宫产宝宝的训练

剖宫产属于一种干扰性分娩，缺乏胎儿的主动参与，所以宝宝出生后容易出现各种生理和病理问题。对于必须采取剖宫产分娩的要提早进行预防训练，越早训练效果越好。准妈妈要进行适当的运动，促使胎儿在羊水中摇晃，给予胎儿平衡觉、本体觉和触觉的刺激。出生后家长应该将感觉统合训练纳入到日常的生活中，只要家长采取科学方法育儿，在大自然的环境中为宝宝提供最充分的探索和放手操作的机会，就可以弥补宝宝因剖宫产出现的问题。

3. 准妈妈分娩情绪与胎儿教育

在分娩过程中，子宫是一阵阵收缩，产道才能一点点地攻开，才能由此生下来。在这个过程中，母体产道产生的阻力和子宫收缩帮助胎儿前进的动力相互作用，给产妇带来一些不适，这是十分自然的现象，不用害怕、紧张。母亲的承受能力，勇敢心理，也会传递给婴儿，是胎儿性格形成的最早期的教育。

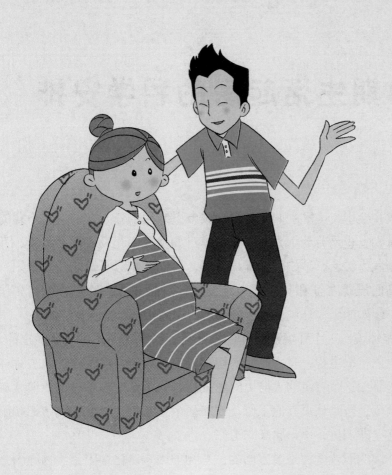

第十三章

孕期生活起居保健

孕期生活起居的科学安排

（一）工作中的注意事项

在现代社会里，家庭主妇非常少，城市里绝大部分妇女从事着不同的工作，农村妇女也是劳动主力。有些工作对妇女及胎儿没有什么危害，而有些工作却危害较大，孕妇不能继续从事，否则影响母子健康，对孕妇可诱发妊娠高血压综合征和其他妊娠并发症，对胎儿可致畸形、流产和早产。所以，孕妇的工作环境、工作性质就应引起重视。

1. 工作环境　工作环境对人体的影响是长时间的、慢性的、潜在的。我国对职业危害很重视，有害作业环境都要定时监测，对工作人员进行体检，但作为孕妇这个特定的人群更应重视。有些工作在怀孕后不能继续从事，需要调离，暂时从事其他工作，或加强孕期监护，一旦发现孕妇和胎儿异常，则立即调离，停止原来的工作。

生产环境的职业危害是多方面的，有物理因素、化学因素。物理因素包括高温、低温、高气压、低气压、微波、高频电磁场、X线、噪声、震动等。化学因素包括各种有毒的物质，如铅、苯、二硫化碳、有机磷农药、废气。其他和管理有关的因素，如工作强度过大、工作时间过长、长时间的一种体位（站立、坐位、蹲位）作业或某系统过度紧张（视力紧张、脑力活动紧张）等。不同的因素对人体产生的危害是不同的，以下着重介绍可引起孕妇和胎儿损害的相关因素。

（1）化学因素：化学元素铅对胚胎、胎儿及孕妇有害，铅作业女工妊娠并发症的发病率高，容易出现先兆流产、妊娠高血压综合征、早产。还可使新生儿体重低、婴儿死亡率增高、婴儿发育迟缓和智力低下。与铅有关的职业有铅矿和含铅金属矿的开采、冶炼，制造业，印刷业，蓄电池工业的熔炼，焊接和熔割含铅金属，陶瓷、搪瓷、景泰蓝制作中使用含铅釉料，塑料加工，油漆生产使用含铅颜料等。为了防止孕妇和胎儿受损，如果孕妇从事职业有以上情况，应引起注意。当胎儿血铅低于每 100 毫升 30 微克以下，孕妇血铅也在这个标准以下则危害小；如超过这个水平，孕妇必须停止原来接触铅的工作。我国关于铅及其化合物的最高允许浓度分别为：铅烟为每立方米 0.03 毫克，铅尘为每立方米 0.05 毫克。如果孕妇工作环境铅的浓度在这个范围以下，则孕妇和胎儿比较安全，但仍需严密监控。

化学元素汞可引起孕妇自然流产、早产和妊高征，可使产妇分娩时产程延长。对胎儿可以引起脑性麻痹、精神迟钝。与汞有关的职业有汞矿的开采、冶炼，汞齐法提炼金、银等贵重金属，仪表、仪器、荧光灯、汞整流器制造业，化学工业中用汞做电极、催化剂。此外，如用升汞印染、鞣革，用硝酸汞制毛毡。农药中有机汞的应用，如用甲基汞、氯化乙基汞做农药杀虫剂，进行种子消毒等。凡孕妇从事的工作有类似情况，应引起注意。而且，当汞蒸气超过每立方米 0.01 毫克，无机汞和汞盐超过每立方米 0.02 毫克，苯汞超过每立方米 0.02 毫克时，则可危害孕妇和胎儿。

有机溶媒中的二硫化碳可导致孕妇妊娠高血压综合征的发病率增高，初产妇分娩无力和产后出血。与二硫化碳有关的职业为粘胶纤维、玻璃纸的生产，制造四氯化碳的原料，橡胶工业中用其做溶剂。由于二硫化碳对孕妇和胎儿发育有影响，所以应注意其空气中的含量，一般车间空气中最高不超过每立方米 3 毫克（美国的标准），我国目前规定的车间空气中二硫化碳最高允许浓度为每立方米 10 毫克，前苏联的标准是每立方米 1 毫克。

三氯乙烯可引起孕妇先兆流产、自然流产、早产发病率升高和妊高征发病率增高，而且可引起产妇分娩无力及子宫复原不全。与三氯乙烯有关的职业，如工业中用其做金属的脱脂剂，用作脂肪、油脂、石蜡等的萃取剂。我国目前规定的最高允许浓度为每立方米 30 毫克。

（2）物理因素：放射线对孕妇和胚胎及胎儿的影响是肯定的，其损害和放射线的剂量、妊娠周数及胚胎对辐射的敏感性有关。放射线常见的伤害是流产、畸形、胎儿功能性障碍和先天性放射病。畸形和出生缺陷的类型有发育迟缓与智力低下、小头症、小眼球症、泌尿生殖器及骨骼畸形、白内障等。与放射线有关的职业，如医疗中的 X 线检查、放射治疗，放射性同位素、原子能的研究和利用，放射性矿物的开采、冶炼，发光材料的使用等。我国为保护第二代的健康，规定从事放射性工作的孕妇、乳母每年受照（指内照射）应低于职业性放射线工作人员最大容许剂量当量的3/10，并不得接受应急照射。美国规定孕妇在怀孕前接受的剂量不得超过0.5雷姆（rem）。

震动对生殖能力无影响，但孕妇在震动的影响下自然流产率会增加，这与震动的强度和性质有关。所以，孕妇不应从事强烈震动的作业。我国目前对生产性震动无卫生标准。

物理的、化学的因素繁多，有些因素是否对孕妇和胎儿有影响还没有定论。有些虽然在动物试验中出现有损害作用，但不能直接推断对人类有影响。而且，职业性有害因素必须在量上达到一定的阈值，其生殖毒性和胚胎毒性才会显现出来。总之，凡是有害因素具有亲性腺作用和亲胚胎作用，就有可能对胚胎和胎儿发育产生不良影响，就应当引起注意。我国在对孕妇和乳母的劳动保护中明文规定：①女工一经确定妊娠，原则上暂时调离职业性有害因素的作业环境。②如职业性有害因素的浓度（或强度）已达到国家卫生标准时，孕妇可以不调离，但要加强孕期监护，一旦发现孕妇和胎儿有异常，要采取相应的保护措施，必要时仍要暂时调离有害作业环境。

2. 工作性质和时间　为了做好妇女劳动保护，我国对孕期保护有明文规定。如孕期不得加班，满7个月后不得上夜班。对有2次以上自然流产史、又无子女的已婚女职工，应暂时调离有可能直接或间接导致流产的作业岗位，而且规定女职工在孕期不得降低基本工资和解除劳动合同等。孕期也不宜从事装卸、搬运等重体力劳动和野外作业以及高空低温环境作业，并规定孕妇在劳动时间进行产前检查，按劳动工时计算。孕期也不应从事长时间站立，频繁上、下楼，震动或冲击大的工作。工作当中自己应当适当休息一下，哪怕是10~20分钟，活动一下身体或去室外走一走，都是必要的。孕妇是一直工作到分娩，还是提前休息，可根据工作性质及因人而异，一般工作到32周为宜，因为这时孕妇的心、肺均承受很大的负荷，脊柱、肌肉、关节也承受着很大的重力，如果继续颠簸上班负担有些重，特别是原来有必肺疾病或体质较差的孕妇，提前休息为宜。如果工作轻松，体力能支持下去，上班路程又近，不用挤公交车或骑很远的自行车，也可以量力而行，推迟休息，甚至直到临产。

（二）对环境的要求

人类生存在地球上，地球上的空气、水、土壤和日光与人类有直接的关系，这些物质给人类带来了生存条件。如果这些物质的质与量发生改变，也就直接危及到人类。这些也就是我们常说的生存环境。环境可以分为原生环境和次生环境。原生环境指的是天然形成的环境条件，也称为地质环境条件。如有的高山地区水及土壤中缺碘，可引起地方性甲状腺肿；有的地方高氟或高钙等易引起相应的病变。次生环境是指人为造成的污染环境，如工业废气、废水引起空气、水源的污染等。以上这些统称为大环境。而孕妇的健康状况、遗传基因，可得到的医疗保健服务等，称其为小环境。大、小两个环境对胚胎、胎儿均可造成影响。如缺碘地区可引起克汀病，100分贝（dB）以上大强度噪声可使胎儿发育迟缓、胎动活跃等。环境污染物进入孕妇体内，通过胎盘可引起胎儿畸形。以上的大环境污染是个人不能左右的，但孕妇本人可以高度重视自己周围的环境，尽量保护好自己和胎儿。以下几点可供孕妇参考。

1. 居室及办公室　居室及办公室应当保持清洁卫生，空气流通和新鲜。清扫时不要尘土飞扬。室内禁止吸烟。在看完电视或用完电脑后要开窗通风。室内可以养些花卉、盆景、鱼等，既可保持空气湿润，又能美化居室。但有报道室内不宜养郁金香，因其花蕴含一种毒素，可引起人的毛发脱落。另外，紫荆花、百合花和月季花也不宜室内养植。

室内温度一般应保持在20～22℃，太高易引起头昏、全身不适、精神不振。冬季室温在17～23℃，有空调的室温宜在22～28℃。冬季室内温度过高与外界温差太大易患感冒。冬天睡眠时被窝内的温度宜在32～34℃，过高易出汗，容易受凉，醒后也不舒服，往往会感到困倦、乏力；温度过低则睡得不踏实，易醒，影响睡眠质量，且易做噩梦。居室的湿度也很重要，湿度过高、过低均会使人体不适。湿度过高，容易造成微生物过度滋生，污染空气，易引起呼吸道和消化道疾病；过低，则可引起咽部发干、疼痛和流鼻血。

室内还应通风，空气应有一定的流速。室内空气不流动，空气中各种有害物就不能排出室外，室内空气质量就差，长期会损害人体健康，对孕母和胎儿均不利。特别是夏天，更要通风换气，通风还可以使人体散热，不致中暑。室内新风量越多，对人体越有利，可使室内空气有充足的氧气，能调节室温，能排出室内空气的污染物，但冬季通风超过一定限度，会使室内温度过低。此外，空气不流通的房间，空气中的细菌和病毒可在空气中飘浮很长时间，容易引起疾病，特别是呼吸系统疾病。正常成人每分钟要呼出6~9升二氧化碳，如果室内人多，空气污染会很严重。冬季是呼吸道疾病多发季节，如流感、肺炎、腮腺炎等。当有人患这些病时，其上呼吸道黏膜会有大量的致病微生物，当他们呼吸、咳嗽、打喷嚏和高声说笑时，通过飞沫，均会将细菌和病毒排到空气中，造成其他人受感染。

孕妇家内不能养猫、狗等宠物，因为这些宠物可能是一些人畜共患病的传染源。它们的身上可能寄生弓形虫，这种微生物可引起人体患弓形虫病。孕妇一旦患上了弓形虫病，虽然本人无症状，但弓形虫可以通过胎盘感染胎儿，引起流产、早产、死胎和胎儿畸形。弓形虫病引起的畸形有小头、小眼、无肛门、无耳郭、脑积水等，也可出现智力低下、斜视、失明和癫痫。

怀孕前后不宜装修居室，因为许多装修材料含有毒物质，甚至有致畸物质。居室应布置得整洁舒适、幽雅安静，利于孕妇心理保健。室内可挂些字画，如山水画、风景画或可爱的小宝宝画。

厨房是空气污染最严重的地方，加热的油、各种燃料的烟雾均是厨房的污染源，孕妇久留其内做饭会受影响。因此，一定要有排风设备，如排风扇、抽油烟机等。而且，要多开窗户，以利空气流通。

室内如有空调，温度不宜太低。用电风扇时，也不要直吹，否则容易感冒。

2. 活动场所　孕妇并不是什么也不能做，只能待在家里，而是应该继续外出活动，比如上街、散步、逛公园等。

孕妇不宜去空气污浊、人多拥挤、嘈杂的地方，特别是孕早期，要避免去人多的地方，如舞场、电影院等。否则，容易患上呼吸道感染。一旦患流感、风疹等疾病，可致胎儿畸形。孕期去人多的地方也有一定危险，如拥挤不堪易造成早产、流产等。可以去公园、植物园，那里空气新鲜、氧气充足、景色宜人，对身心均有好处。可以带上饮水、食物、营养丰富的小食品、垫子等，以便随时休息和补充热能。逛商店不要时间太久，一般商场内空气污染较重，通风又不好，人员拥挤，各种致病菌也多，停留时间久对孕妇、胎儿均有害。应多去有花丛和树木的地方。研究发现在这些地方心率每分钟可减慢 4 ~ 8 次，从而减轻心脏负担，并且还能降低体温，孕妇的心情也会舒畅，一些花香还能改善人的情绪。如桂花香可使人消除疲劳，水仙花、玫瑰花香能使人心情愉快，茉莉花、丁香花之香可使人心情宁静、轻松。

(三) 家务劳动

怀孕 10 个月，一般正常的工作、家务劳动、外事活动还是可以进行的，但有些事情应注意。孕期毕竟是个特殊时期，做什么事情应以安全为主，以对自己和胎儿无损害为原则。家务劳动应由家人，特别是丈夫多分担些，而孕妇从事一些轻微的、力所能及的劳动。

家务劳动中避免做过重的体力活，不要登高攀梯，不要做过度剧烈的劳动，要量力而行。过重、过剧烈的劳动，可诱发流产或早产。干活时，中间可以休息一会儿。总之就是要随意，想干就干，不想干就休息，不要强迫自己干不愿意干的活和干不了的活。干活时，要比平时放慢速度，不要紧张。孕中期以后，由于腹部膨大，不要做弯腰的家务活，也不要站立太久，否则容易压迫腹部和引起下肢水肿。怀孕后，避免用冷水洗衣服，也不宜一次洗太多，以免受凉和过度劳累。不要用腹部承重或用腹部去顶东西，以免引起流产、早产或胎盘早剥。也不要让腹部受剧烈震动。

(四) 睡眠和休息

睡眠对孕妇非常重要，如果睡眠不好，第二天会心情烦躁、乏力，严重睡眠不足会影响孕妇和胎儿的身心健康。

孕妇一定要保证睡眠，要比平时多睡 1 个小时左右，每天保证睡 8 小时，而且应午休 1 ~ 2 个小时。平时工作中或干家务时注意适当休息和放松，要劳逸结合，精神放松。不要长时间坐着看电视，可以多听些旋律轻快的音乐，以调整情绪，放松身心。为保证有好的睡眠，要选择噪声小的房间做卧房，实在难免，可以试着用耳塞，以减少噪声的干扰。窗帘宜选用深色的，达到遮光的目的。卧室内不要摆放闹钟。

枕头最好选用天然物品充填的枕芯，不宜太高或太低，以睡着舒服为宜。如两人合睡一张床，有条件者床应大一些，否则会因翻身相互影响。

孕早期睡眠姿势无要求，只要自我感觉舒适即可，平卧位时，也可以

277

在膝关节下垫一个薄枕头。但孕中期、孕晚期要避免仰卧位，宜采取侧卧位，特别是左侧位为宜，这种位置可以增加子宫胎盘的血流量，利于胎儿的生长发育。如果下肢水肿或发胀，可以将脚抬高，下边垫枕头或垫子。或者，下边的腿伸直，上边的腿屈曲，在膝关节处垫枕头。

为了入睡容易，睡眠安稳，睡前可以用热水泡脚或洗个热水澡（淋浴），但水不宜过热。亦可饮杯热牛奶，养成按时就寝和按时起床的好习惯。睡前不要吃得过饱或感到饥饿，也不要吃难消化的食物。不要饮茶和咖啡类等容易引起兴奋的饮料。睡前不宜运动，但可以听听柔和的音乐。室内温度不宜过高或过低。德国格罗斯汉斯多夫睡眠障碍治疗医院院长霍尔格·海因博士为提高睡眠质量，提出如下几个好建议：①足部保暖。研究结果表明，双脚凉的妇女睡眠质量比足部暖和的妇女要差。因此，睡觉感觉足部凉的人可穿着厚袜子睡。②不开窗。引起人们过敏的物质和影响睡觉的噪声，通过开着的窗户进入卧室。关上窗户睡觉可以避免噪声和过敏物质对睡眠的影响。③晚上不打扫卫生。清扫房间使用的喷雾剂和化学清洁剂都可能刺激呼吸道，从而影响睡眠。④卧室里不要摆放花卉。卧室里摆放花卉可能引起人们的变态反应。一般的绿色植物晚上还会与人争夺氧气。⑤擦掉化妆品。带着化妆品睡觉会导致皮肤发炎，夜间抹香水的人，应该考虑到引发哮喘的可能性。

孕妇的休息应以自我感觉为主，只要感到乏力，不管是上班，还是在家干活，均要立即休息一下，哪怕是十几分钟也有好处。这种休息，可以是坐一会儿，也可以是躺一会儿。如果是从事脑力劳动的，可以去院子里散散步，呼吸一下新鲜空气，也可以伸伸胳膊、踢踢腿或活动活动身体的各个部位，达到积极休息的目的。

（五）其他事项

1. 旅游和外出　怀孕早期容易出现流产，而且还有早孕反应，所以最好不要出远门。怀孕早期外出，由于生活的不方便，旅途的劳累，发生意外的可能等，均不利于孕妇及胚胎的发育。孕晚期，大腹便便，行动不便，更不能出门旅游。否则，容易发生各种妊娠并发症，况且外出时就医也不方便，很容易发生意外。如果在孕中期孕妇及胎儿各方面均正常，要去的地方条件也比较好，而且不劳累，则可以考虑。但在旅途中，应格外小心，不能单独而行。乘车船时，不要去拥挤热闹的地方，应选条件比较好的车船。乘坐汽车和飞机时，要系好安全带，妊娠7个月后最好别乘飞机。感到劳累时，就地休息1~2天，待体力恢复后再继续旅行。不要急于赶路，搞得精神紧张，精疲力尽。同时，要避免拥挤和颠簸。穿的衣服和鞋子应当是休闲型的，鞋要穿平底防滑的，而且要合适，最好是系带的。旅行时应该携带一些营养丰富的食品，比如牛奶、熟鸡蛋、新鲜水果、干果等。

　　旅行时应注意饮食卫生，否则易发生旅游性腹泻。因一般旅游点卫生条件相对较差，如饮食不卫生，容易引起此类疾病。因此，孕妇应做好"病从口入"的预防工作，不可暴饮暴食，不新鲜、不干净的东西别吃。

　　2. 娱乐活动及聚会　应该安排好孕妇的生活，做到丰富多彩，这有利于孕妇的心理平衡，也有利于胎教。孕妇的丈夫及家人应当努力为孕妇创造一个良好的家庭氛围，尽量使家庭生活丰富多彩。孕期可以读书、跳舞、唱歌、周末郊外小游、逛公园、散步、谈心、垂钓、看展览，或与家人欣赏音乐。也可以邀请几位知心朋友一起聚会，大家在一起玩一玩，但人不宜太多，也不宜嘈杂，更不能接触有感冒、发热或者患流感的人。孕妇不能只是睡觉、休息、看电视，将自己封闭起来；也不宜长时间打麻将，这样不利于下肢血液循环。听音乐以古典音乐、轻音乐、浪漫派音乐为宜，不宜听过于激烈、嘈杂的摇滚乐。跳舞也不宜跳迪斯科、霹雳舞或者蹦迪。根据观察发现，摇滚乐音量大，节奏紧张激烈，声音刺耳，很不利于胎儿生长发育，可引起胎儿心率加快，活动频繁。就是出生后听到这种音乐时，也会出现烦躁和肢体扭动。而优美的音乐听后，可使人感到轻松、愉快、情绪安静。轻松、活泼、明快的音乐，可以起到陶冶情操、调节情绪的作用。

　　散步应注意选择时间、地点，早晨宜在太阳出来以后，下午要避过4~7时这段时间，因为这段时间是城市空气污染比较厉害的时间。地点宜选择安静，有花草、树木的地方，这里空气新鲜，氧气充足。雾天不要散步，雾天锻炼有如下弊端：①雾气水蒸气含量多，影响人体肺内的气体交换，会出现胸闷气短、眩晕乏力现象。②雾气中的有害物质含量高，会刺激鼻、眼，引起流泪、眼痛及鼻塞。③雾气中的其他有害物质也很多，如含酸、碱、盐、胺、苯、酚、尘土、细菌和虫卵等，锻炼时因呼吸加快，吸入的有害物会增多。雾天外出时，也应戴口罩防护。最好和家人一起散步，可以一边聊天，一边散步，出现特殊情况也不致惊慌，比较安全。冬天散步时应找向阳避风的地方。读书要选一些使人愉快、身心健康的书籍，不宜选令人沮丧、悲哀或者恐惧的书籍，而且不要长时间阅读，睡前不要读令人兴奋的书，以免影响睡眠。

大声朗读可以使人情绪感到兴奋，大脑感到放松，可以使人心情愉快。朗读还可以使血压降低和消耗热能，据说朗读 20 分钟，可以使全身热能消耗增加 10%。朗读时用腹式呼吸，这样使膈肌的活动幅度增加，肺呼吸深度增加，利于二氧化碳的排出。还能使胃肠的血液循环流畅，有利于消化吸收。朗读时稍稍束紧腰部，选择抒情散文和叙事诗为宜。

衣着打扮

　　妇女怀孕 10 个月，不能不修边幅，也不能像平时随意打扮和穿着，应该考虑孕期的特殊性，要有利于自己的身心健康和胎儿的生长发育。

（一）衣 着

　　1. 内衣　孕妇的代谢旺盛，汗腺分泌增加，易出汗，有时还会出现汗疹，夏天易长痱子。因此，孕妇的内衣应选择通气性和吸湿性好的面料，最好是纯棉的。寒冷季节还应注意保暖性，着装应选用棉的或毛的，不要用化纤的。内衣选薄的、有弹性的，既能起到支持作用，也利于产后恢复体形，可以到孕妇用品专卖店去购买。内衣最好选用浅颜色的，不宜过于紧身，紧身衣服不利于血液循环，而且不舒适。

　　胸罩对孕妇来说很重要，随着乳房的发育、增大，应逐渐加码，选用贴身侧为纯棉的胸罩，而且应是宽背带、前开口的，这样穿脱方便，也不会勒痛肩部。

　　内衣、内裤要勤洗勤换，保持干净、干燥。孕期阴道分泌物增加，如果不勤换洗，一方面有异味，另一方面局部潮湿，有利于微生物生长，容易引起感染，导致外阴炎或阴道炎。孕妇穿的裤衩应是孕妇专用的，能保护住下腹部，可防止腹部着凉，又有一定的支撑作用。

　　2. 外衣　孕妇的外衣应适当宽大，选择舒适、美观、大方、颜色明快的。夏季以纯棉 A 字连衣裙为好，式样简单，易洗易脱。不要穿化纤类或聚酯纤维类衣服，这类衣服既不舒服又不透气。也可以穿上下分体的衣服，这类衣服穿着也方便，上身可穿无领 T 恤衫。上衣应显出胸部线条，而腹部又不突出的衣服样式，也应是 A 字形的。冬季应穿轻便、保暖的衣服，避免着凉和感冒。春秋季可以穿短大衣、外套、长夹克等。选择衣服价钱不一定要贵，因为产后就不穿了。也可以向亲朋好友借用，或穿丈夫的裤子。穿裤子时腰带不要系得太紧，否则影响呼吸和消化功能，也不利于胎儿的发育。衣服穿多少，要随着气温和季节变化而增减。如果孕期在早春，应做到"春捂"，就是春天棉衣不要脱得太早。因为早春气温变化大，呼吸系统疾病又多，稍不注意就会受凉感冒，一般认为15℃是"春捂"与不捂的临界温度，只有当气温达到15℃以上且相对稳定时，才可以不捂。气温上升后根据具体情况，依个人体质而定。此外，昼夜温差大于8℃以上时，还需要捂。捂的时间以7～14天为宜。

3. 袜子　选棉质、袜口松的短袜。不要穿尼龙袜，尼龙袜既不吸汗又会因袜口勒得太紧引起脚肿。也不宜穿到膝关节处的长筒袜，否则袜口在小腿肚上会形成一个窄环，影响下肢的血液循环，造成下肢水肿或静脉曲张。

4. 鞋　孕妇宜穿平底或低跟的防滑鞋，鞋跟宽大些，厚度为2～3厘米，这样重心比较稳，不易跌倒。孕妇不能穿高跟鞋，特别是怀孕中晚期，由于腹部增大，本身重心前移，为了保持平衡，孕妇往往要将上身代偿性后仰，使背部肌肉处于紧张状态，如果再穿高跟鞋，会使上身更加后仰，加重背部肌肉的紧张和劳累。而且，孕期的脊柱、骨盆和韧带处于松弛状态，易失去正常稳定性，这是造成孕妇腰背痛的原因，穿高跟鞋会加重腰背疼痛。

鞋应当是休闲鞋或便鞋，质地轻，穿起来比较舒服。鞋和脚结合应密切，最好是松紧扣的，比较好穿好脱，也跟脚。系带子的鞋虽然也跟脚，但孕晚期因腹部膨大，弯腰不便，穿起来不方便。其次，鞋号应大一码，以免挤脚，引起脚肿。

5. 腹带　无特殊情况不必佩戴腹带。如果腹部特别大，出现悬垂腹，孕妇感到难受时，可以佩戴腹带，起支撑作用，可减轻腰背痛，但不宜太紧，否则影响孕妇的呼吸、消化功能，也影响胎儿的生长发育。此外，当胎位不正纠正后，为防止再次出现胎位异常，可以佩戴腹带束缚。腹带也应用纯棉制作的，而且要保持清洁、干燥和透气。

6. 帽子　孕妇在夏天外出时应戴遮阳帽或用遮阳伞，以防止面部妊娠斑颜色加深。孕妇由于内分泌的关系，在面颊部会出现蝴蝶状色素沉着，一般在产后可自行消退。但妊娠期间，如果被日光直接照射，可使其由浅褐色变得颜色加重，影响美观。天冷时，外出也应戴帽子和围巾，避免着凉感冒。况且，孕妇因穿衣受到一定的限制，选择美丽、漂亮的帽子戴上，能增加孕妇的魅力，改善自己的心情。

7. 睡衣　睡衣可用连衣的，亦可用上下分体式的，但一定要选用纯棉的，因其具有无刺激和通气性、吸湿性、保暖性好的优点。如为分体式的，裤子的松紧带不宜太紧，否则不舒适，影响睡眠。

(二) 打 扮

孕妇为了自身的身心健康，在孕期也要进行修饰打扮。但孕期皮肤易过敏，所以打扮时，应当多加注意。

1. 清洁　卫生孕妇在孕期易出汗，同时由于皮脂腺分泌增加，原来油性皮肤可能会加重，原来干性的皮肤会变为中性。因此，要根据情况选用适合的洗面奶和香皂。为防止过敏，最好沿用孕前使用的品牌。孕妇每天应用洗面奶或香皂仔细洗 2 次脸（早晚），夏季出汗多，可以多洗几次。总之，应保持皮肤清洁。洗脸后不宜用粉底，因粉底油性大，易将毛孔、皮脂腺孔堵住，不利于汗腺、皮脂腺的分泌。可以用些刺激性小的润肤膏或扑粉。

孕妇应每天洗澡，最好洗淋浴，水温不宜太低或太高。太低容易着凉，太热容易出现虚脱。水太凉、太热还易引起流产。洗澡的时间也不宜太长，不要超过 30 分钟，否则容易疲劳，特别是妊娠后期。水流不宜过大，水流过大可引起心率加快，血压升高。洗澡后要尽快擦干身体，特别是头部，穿好衣服防止受凉，否则易感冒。洗澡后待头发完全干后再睡觉。洗澡时注意不要滑倒，孕晚期应有人陪护，或者坐着洗。孕期最好不要洗盆浴，以免引起阴道感染。如果家中没有洗澡条件，也应每日用温水擦浴，但在冬季应注意保暖，避免感冒。会阴部清洗是非常重要的，应每晚清洗 1 次，用温开水洗。洗时，从前向后洗，亦可按比例加入专门的洗涤液，洗后用干净毛巾擦干。用洗涤液不但能止痒、舒适，而且可防止外阴炎及阴道炎的发生。

2. 化妆　孕妇可以上些淡妆，不宜浓妆艳抹，唇膏颜色选明快的、亮丽的，眼影也应淡些。但去医院检查时不要化妆，特别是不要涂唇膏和眼影，否则影响医师的判断，如贫血时，医师往往看口唇的颜色，一旦涂上口红就不是孕妇真正的口唇颜色，则会影响诊断的正确性。当外出时，要在面部、外露的皮肤上涂些防晒霜，以保护皮肤。

3. 头发的护理　孕妇头皮的头屑及油脂增多，又易出汗。为了好梳理及保持清洁，一般应剪成短发。而且，产褥期出汗更多，所以不如孕期就

283

剪短发，便于清洗。孕妇应经常洗发，每天洗也可以，最少2～3天洗1次。经常洗发，可使头发清洁光亮，能去屑，好梳理。孕晚期大腹便便不好洗发时，可以淋浴时一起洗，或由家人协助。孕期最好不要烫发、染发，一方面头发卷曲不易梳理，容易积尘土；另一方面烫发、染发药水容易引起过敏，因为孕妇的皮肤比较敏感，也许还会给胎儿带来伤害。孕妇腹部及大腿内侧容易发痒，注意不要抓伤，可用婴儿洗液按摩皮肤，并经常保持清洁、干燥，可适当涂些爽身粉。孕妇的指甲较平时生长快，但比较脆，容易断裂，所以孕妇不宜留长指甲，应常修剪，也不宜涂指甲油。干粗活时，可以戴手套加以保护。

孕妇在孕早期体形无明显变化，完全可以穿原来的外衣，装饰打扮不受明显的影响。孕中晚期体形有所变化，但只要修饰得体，仍然可以让人有全新的感觉，自己也会心情愉快、惬意。这主要取决于孕妇的心态，孕妇应感到自己正在哺育一个新的生命，要有光荣感、使命感，不应难为情或自卑。平时只要精神饱满，加上适当的修饰，即可达到理想的效果。孕妇衣着适当宽大，但不要臃肿。在衣服色泽、帽子、手袋上下些功夫，可以起到画龙点睛的作用。特别是头发、鞋子最能反映人的精神面貌和品位，头发理得充满朝气，鞋子的式样得体，颜色美观、漂亮，可以一下子把一个人衬托出来，显现出不同的风度，展现出特殊的魅力。

孕期性生活

孕妇处于婚育阶段，十月怀胎期间不可能不过性生活。正常情况下过性生活是可以的，但孕期过性生活应有节制，有些注意事项应当了解。性生活不当可引起不良后果，如流产、早产、胎盘早剥和胎膜早破，给孕妇和胎儿带来不必要的痛苦和危险。孕妇的丈夫在妻子怀孕期间应多理解、关心和体贴，要知道夫妻间除了性爱以外，还可以通过亲吻、抚摩、拥抱等方式表达爱，这样也能密切夫妻之间的感情。

（一）孕期的特殊性

怀孕后女性生殖器官会发生一系列的变化，这些变化对正常的性生活有一定的影响。怀孕早期阴道黏膜充血、水肿、变软并着色，阴道内分泌物增加，并呈酸性。宫颈也充血、水肿，并在宫颈管内形成黏液栓子，有阻挡致病微生物进入子宫防止感染的作用。到临产时，宫颈管又会变短，出现轻微扩张。子宫随着妊娠月份的增加而增大，相继超出盆腔，腹部增大，到妊娠 38 周时宫底可达剑突下，这时孕妇腹部明显膨隆。怀孕后乳房也逐渐发育增大，质地坚实，孕妇感到发胀或胀痛。

孕早期胎盘未形成前，当有强烈宫缩时，可以引发流产。性交时，对阴道黏膜和宫颈的刺激，可以反射性引起孕妇神经体液的调节作用，出现子宫内源性前列腺素分泌的增加，前列腺素有诱发子宫强烈收缩的作用，加之男子精液中也含有大量的前列腺素，这些精液进入阴道，其中的前列腺素也会起作用，所以孕早期性交有诱发流产的可能。

孕早期由于内分泌的作用以及早孕反应，孕妇多有精神不振、乏力、对性生活不太感兴趣的现象，丈夫应予以理解。孕中期由于早孕反应已过，孕妇已经适应怀孕的一切变化，子宫还不太大；而且由于激素水平的增高，孕妇往往性欲增强，这时胎盘已形成，流产的可能性较小，所以过性生活一般不会引起不良后果。

孕晚期孕妇腹部明显增大，仰卧位时增大的子宫会压迫腹部血管，而影响子宫、胎盘的血液供应，引起胎儿缺氧，所以采用仰卧位性交似为不妥。

（二）孕期性生活注意事项

1. 孕早期和孕晚期时性生活应节制，在次数、姿势和时间上应有所注意，阴茎不能进入阴道太深，性交时间宜短，动作应轻柔，不可粗暴。

2. 过性生活前夫妻双方均应清洗外阴，过性生活后孕妇应再次清洗会阴部，使外阴保持清洁卫生，以免引起阴道炎。特别是孕晚期如果不注意卫生，可能诱发产后产褥感染。丈夫不可以将手指深入孕妇的阴道内，以免手指甲将阴道黏膜损伤，引起感染。

3. 孕妇乳房肿胀、胀痛，过性生活时不要挤压，触摸时亦要轻柔，否则会引起疼痛。

4. 注意性交时的姿势，孕晚期不能挤压孕妇腹部，如挤压可引起孕妇不适、气短，甚至会引起早产、胎膜早破、胎盘早剥等。丈夫可用双侧上肢支撑自己的身体，亦可以采用其他性交体位。

5. 禁止过性生活的情况

（1）有习惯性流产或本次怀孕后出现阴道出血及腹痛时，绝对不可过性生活，如有后种情况需要立即看医师。

（2）有早产史者，妊娠晚期不可过性生活。

（3）怀疑或确诊为前置胎盘的孕妇，不能过性生活，否则会引起不良后果。

（4）宫颈口松弛者或已做过宫颈口缝扎者，亦不能过性生活。

（5）多胎妊娠，孕晚期不能过性生活，否则会造成早产，因新生儿低体重，会使新生儿死亡率明显增加。

（6）胎膜已破或已见红后不能过性生活，否则会造成早产，使其死亡率明显增加。

（7）患有妊高征的孕妇应避免性生活。

（8）妊娠36周至临产这段时间，不宜过性生活。

（9）有其他妊娠病理情况者，也不宜过性生活。

但亦有人认为孕期只要无特殊情况，可以过正常的性生活。持这一理论的人认为阴道呈酸性，宫颈管内有黏液栓，不会诱发阴道炎或宫内感染。还有人认为胎儿在羊膜腔内，有羊水保护，羊水起着缓冲作用，就是孕晚期过性生活也比较安全。但不管各自的理论如何，孕期是特殊时期，予以足够的重视和注意是必不可少的，是有益无害的。

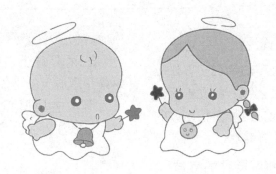

孕期接种疫苗的注意事项

孕妇用药有许多需要注意的问题，预防接种也不能不注意。有些疫苗不能应用，而有些疫苗能起到预防疾病的作用，对胎儿、孕妇有好处，则应当使用。但如果孕妇有流产史，则应尽量避免预防接种。

(一) 咨询

遇有接种疫苗的情况，首先应向医师说明你已怀孕，而且告诉医师你的妊娠周数，医师会根据你的具体情况决定能否接种。

(二) 孕妇可接种的疫苗

1. 狂犬疫苗 狂犬病发病率、死亡率高，孕妇一旦患病，母婴均会死亡，因此，如果孕妇被猫、狗或其他动物咬伤，应注射狂犬疫苗。如果咬伤严重，甚至需要注射人血狂犬病免疫球蛋白或抗狂犬病血清。

2. 破伤风类毒素 在我国新生儿破伤风的发病率较高，特别是在农村，卫生条件差的地方，或未开展新法接生的地方，更是发病率、死亡率高。如果孕妇接种破伤风类毒素，则可以预防新生儿患破伤风。如孕妇已患破伤风，则可用人血破伤风免疫球蛋白进行治疗。

3. 丙种球蛋白 如果孕妇有感染甲型肝炎的可能，即在小范围流行区或有甲型肝炎密切接触史时，可以注射人血或人胎盘丙种球蛋白。

4. 乙型肝炎疫苗 如发现丈夫、家庭其他成员乙肝表面抗原阳性、e抗原阳性时，对有患乙型肝炎危险的孕妇可以注射。

5. 流感疫苗 国外主张怀孕3个月的孕妇可以进行流感疫苗注射，以防止流感引起早产的不良后果。但也有人认为不接种为好。其实应在决定怀孕前注射为好。

(三) 孕期不宜接种的疫苗

孕妇不能接种风疹、麻疹、水痘、腮腺炎等病毒性减毒活疫苗，也不宜注射百日咳菌苗和口服脊髓灰质炎糖丸疫苗。

戒除一些嗜好

（一）烟

以往我国妇女吸烟的较少，但现在吸烟在年轻女性中成为时尚，时髦女子在社交场合手指夹一支香烟，以为很赶潮流。另外，在我国某些地区妇女吸烟的也较多。其实，吸烟对人有百害而无一利。吸烟能引起许多疾病，如肺癌，这是肯定的。此外，吸烟同心脑血管病、慢性支气管炎、肺气肿、肺心病、脉管炎均有关。孕妇吸烟除对本人有害外，还殃及胎儿。研究发现，香烟燃烧后的烟雾中有 50% 的气体对人体是有危害的，比如一氧化碳、尼古丁、氰化物等。这些有害气体有使末梢血管收缩的作用，这种作用同样可以在胎盘血管上显现，造成脐血氧含量降低，二氧化碳含量增高，引起胎儿缺氧、发育迟缓等。观察发现，吸烟孕妇的流产、早产和死产发生率比不吸烟的孕妇要高，如果孕妇每天吸烟 20 支以上，其围生儿的死亡率可增加 35% 。此外，孕妇本人患妊娠并发症的概率也高，新生儿多为低体重儿，甚至为缺陷儿，出现唇裂、腭裂、幽门狭窄等情况。即使新生儿无缺陷，其身长、胸围、头围也不及不吸烟孕妇所生的孩子，有时还会出现智力低下，大脑发育差等情况。

此外，吸烟包括被动吸烟，均会增加不孕和宫外孕的危险。吸烟还能损害卵巢功能，造成女性激素分泌异常，不排卵或无月经。也就是说，吸烟可影响女性的正常孕育。烟草中的尼古丁可抑制卵子的输送和受精卵的着床，使受精卵着床部位发生异常，造成不孕或异位妊娠。吸烟能降低人体的免疫力，使女性生殖道感染的机会增加。吸烟还能使孕妇发生胎盘早剥、前置胎盘、胎膜早破等。吸烟还可致胎儿生长发育障碍、流产、早产、体重低下和畸胎等，所以建议年轻夫妇在孕前半年戒烟。

（二）酒

我国女性饮酒的不多，特别是酗酒的更少。孕妇饮酒对胎儿也有危害，酒精主要伤害神经细胞，使神经细胞数量减少，发育停滞，引起小头畸形、小眼裂畸形、面部畸形、先天性心脏病、智力低下等。孕期最好滴酒不沾，因为孕期没有饮酒安全量这一说法。但是，饮酒的损害和饮酒精量呈正相关。所以，在社交活动中，一次过量饮酒也许就可引起对胎儿的损害。

(三) 茶及咖啡类饮料

我国人民素有饮茶的习惯，茶有红茶、绿茶、青茶、花茶和砖茶之分。茶叶内均有茶多酚，具有解毒、杀菌、生津、收敛的作用。但饮茶，特别是晚上饮茶影响睡眠，夜间也易起夜小解，所以孕妇饮茶应淡一些、少一些，睡前别饮茶。此外，浓茶含鞣酸多，影响铁的吸收，不利于胎儿对铁的需求。为防止茶叶加工中不干净，孕妇宜饮二道茶，将第一次冲泡的茶水弃之。

国人饮咖啡的少，但年轻人生活新潮，也有饮咖啡的，而且现在有速溶咖啡，既方便又好喝。但建议孕妇还是少喝为佳，因为咖啡中含有咖啡因。据报道，咖啡因有致畸作用，孕妇每日摄入800毫克咖啡因，就可引起新生儿低体重或小头畸形。同样道理，因为可乐饮料中也含有咖啡因，所以也应少饮或不饮。

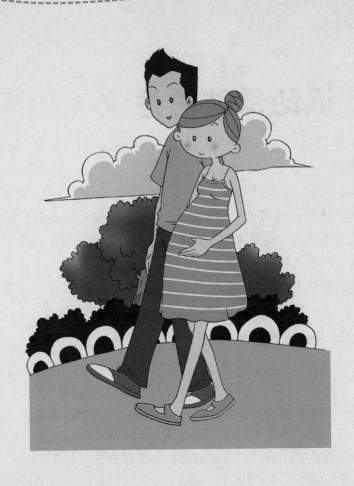

第十四章

孕期运动和心理保健

运动保健的意义

生命在于运动，说明运动对人类的生命有着极为重要的作用。运动能增强体质，提高人的生存质量，延长寿命，还可以使人精神焕发，从而达到身心健康。对孕妇来说，适当的运动也是有百利而无一害的事情。

（一）运动对孕妇的保健作用

怀孕初期，由于不适应或未做好心理准备，孕妇可能会出现一些思想问题，如紧张、焦虑、害怕等。孕早期的妊娠反应使孕妇纳差、乏力，这些都可能影响孕妇的身体健康。随着妊娠月份的增加，肚子越来越大，身体笨拙，行动不便，就更不愿意运动。而且认为，本来已经很劳累，又辛苦，再去运动会更加疲劳。其实，孕妇如果在整个孕期懒散和不运动，对孕妇和胎儿是非常不利的。在此提醒孕妇和家人，孕期运动也是孕期保健的重要组成部分，对孕妇及胎儿有许多好处。

1. 运动时，四肢、躯干的肌肉交替收缩和舒张，对中枢神经系统是一个很好的刺激，可以使神经系统的功能更加灵敏、准确和协调。运动时，机体会释放出内啡肽之类的物质，使人情绪高昂，感到心情愉快，活力增加，自信心增强。这些对改善孕早期的不良心理状态有积极的作用。

2. 运动时，机体血液循环加快，呼吸加深加快，心肺功能能得到锻炼，可以使心脏和肺的储备能力增加，这对于孕妇承担孕期的负荷和顺利分娩有积极的作用。运动还能使机体的新陈代谢增强，能刺激胃肠蠕动，使孕妇食欲增加，摄入的营养物质丰富，利于满足孕妇对营养素的需求。

3. 孕妇适量运动，能使机体抵抗力增加，体质增强，少患病或不患病。即使患病，病情也较轻，也容易康复。一般运动多在室外，室外空气新鲜，运动时呼吸又加深加快，所以能获得更多的氧气，这同样也利于孕妇身体健康。在室外运动时，能接受较多的日光照射，有利于7－脱氢胆固醇转化为维生素 D，从而促进钙的吸收，而且运动对钙在骨的沉积有作用。观察发现，运动员的骨密度大于长期静坐的人的骨密度。

4. 运动时体力消耗必然增大，所以运动后睡眠状况往往较好，良好的睡眠能使孕妇消除疲劳，恢复体力。孕期不适宜服催眠药，运动能促进睡眠，这是一举两得的好事。孕妇坚持适当的体育锻炼，可以增强肌肉的收缩力、耐力和弹性，能增强肌肉和关节的柔韧性，这不但对孕妇孕期和孕后的健康有益，而且有利于分娩的顺利完成。因为分娩不但需要子宫肌肉的收缩力，也需要腹肌、膈肌和提肛肌收缩力的参与，而且这些肌力是第二、第三产程的主要产力。孕期锻炼还能减轻孕妇的腰背痛、便秘及下肢水肿。坚持孕期锻炼还可以避免机体脂肪堆积而引起的肥胖，孕妇过度肥胖是有害的。孕期锻炼对孕妇产后体形的恢复、产褥期的顺利度过也有好处。

(二) 孕期锻炼对胎儿的益处

胎儿出生前完全依靠孕母供给营养和氧气，完全依赖母体为其提供一切良好的或不良的生存条件。因此，孕期锻炼对胎儿有益还是无益也是值得关注的问题。

孕妇锻炼时，新陈代谢增加，血液循环加快，心肺功能增强，吸入的氧气增加，饭量增加，营养摄入丰富，消化吸收功能增加，睡眠状况好，这些均有利于满足胎儿对氧及营养素的需求。

孕期适当的体育锻炼，能使孕妇心情愉快，自信心增强，这对胎儿也很重要。妊娠期间母儿之间是息息相关的，不仅仅是氧气、营养的摄入和废物的排除。母体的任何身心变化均会影响胎儿。观察发现，母亲情绪稳定、心境平和时，胎动是和缓而有规律的；当孕母情绪激动时，胎儿的心率会加快、活动增多。母儿之间虽无直接的神经联系，但通过神经体液可以影响和干扰胎儿。统计资料显示，孕妇长期处于过度紧张、惊吓、发怒等负性心理状态下，可导致胎儿下丘脑的损害，出生后患精神病的概率大。这种胎儿出生后易哭闹、情绪不稳、消化功能差、患病率也高。体育锻炼能改善孕妇的精神状态，克服不良情绪，从而利于胎教，利于胎儿的正常生长发育。孕妇锻炼时释放出的内啡肽是身体内的天然吗啡类物质，还有肾上腺素均可以通过胎盘影响胎儿，使胎儿情绪活跃、感觉良好。

胎儿在宫内的正常发育也需要适当的刺激，孕妇运动时，不但能为胎儿提供更多的氧气及营养物质，还可加快羊水循环，对胎儿的感觉器官、平衡器官、大脑、呼吸、循环功能均有刺激作用，可促进这些器官功能的发育和完善。胎儿虽生活在腹内，但对外界的刺激是有反应的，良性刺激有良性反应，反之则出现恶性反应。恶性反应增多，势必影响胎儿的生长发育，这也是胎教的机制所在。孕妇锻炼时的动作对胎儿是极大的安抚，使胎儿如在摇篮中，感到很舒适。孕妇腹壁对子宫的摩擦，使胎儿也感到舒服和安慰。瑞士研究人员发现，孕妇在孕期的有些习惯明显影响着新生的孩子，喜早起的孕妇生的孩子也有早起的习惯；而喜晚睡的孕妇，生的孩子也喜欢晚睡。那么，未来的妈妈们就赶快在孕期进行体育锻炼吧，否则你未来的宝宝也会懒于运动的，这可对他们今后的身体不好哦。

孕妇运动保健注意事项

　　孕期是特殊时期，有其特殊性，如孕早期胎盘未形成前剧烈运动可能导致流产；孕中晚期由于子宫增大，行动不便，勉强运动会加重孕妇的负担，造成过度疲劳，影响孕妇健康。运动方式不妥，可能会引起早产、胎盘早剥、胎膜早破等。所以，有些注意事项一定要了解。

(一) 运动方式适宜

　　孕妇的运动方式很重要，运动方式适宜则益于母儿，否则会产生不良后果。孕妇适合做不太剧烈、运动量相对小、不负重和不跳跃的活动，如散步、跳舞、孕妇体操、游泳、床上运动、上肢运动、工间操、按摩等。孕期快速跑、跳会加重心脏负担，使心率加快，胎盘供氧差，造成胎儿缺氧，也易出现意外，造成不良后果。孕妇不宜参加激烈竞赛，如篮球赛，一方面易被别人碰撞，另一方面精神太紧张，对孕妇不利。孕妇也不宜做负重憋气的运动，如举重、俯卧撑、仰卧起坐、拉力器、握力比赛等。因用力憋气时，胸腹内压会明显升高，血液循环也会受影响，这些会造成胎儿缺氧，易引起流产、早产或胎膜早破。

(二) 运动时间适当

　　孕妇不能一次运动时间太长，要运动和休息交替进行。多利用零星时间，如工作或做其他事情时配合进行一些锻炼。可以一天进行几次锻炼，每次活动时间不要太长。

　　锻炼时注意室外温度的高低，天气的冷暖。宜在阳光充足（但不要在正午）、空气清新的时候运动，不要在清晨阳光未出来时锻炼，特别是在有树木的地方，这时因植物尚未进行光合作用，空气中二氧化碳含量偏高，氧气含量偏低。

(三) 运动量适合

开始锻炼时运动量要小，以后可以逐渐增加，运动量以个人感觉适宜就行，以不感到疲劳、气短为宜。感到气短时，胎儿往往会缺氧。如感到身体某部位痛或抽筋，则立即停止锻炼。

(四) 运动安全要诀

1. 听从医师的意见根据孕期不同，每个人的具体情况不同，听从医师的意见，做到尽量掌握适当的运动方式和运动量。

2. 循序渐进运动时，从小运动量开始，逐渐增加。动作要柔和、缓慢，不要过分劳累和激烈，达到全身活动的目的即可。

3. 掌握运动负荷运动量的大小可用心率、呼吸次数来衡量，感到气短时要停止活动，感到心跳快时也要停止运动。

4. 正确选择运动环境。在室外运动时，选空气清新、地面平坦的地方，日出后在有树木、花草的地方，这样比较安全，而且空气中氧气充足。

5. 注意安全孕晚期运动时，尽量有人陪伴，防止发生意外。为了安全，孕妇在锻炼时一定要注意自我控制，动作不要剧烈，身体扭动不要太快，因为怀孕后由于腹部增大，行动笨拙不灵活，平衡掌握不好，容易摔跤。

适合孕妇的运动方式

(一) 散 步

散步是适合各个孕期的一种运动方式。散步不需要特殊场地，不受时间限制，运动量可大可小，可因人而异，散步如果在空气新鲜的地方进行更好。散步时两足交替移动身体，能锻炼下肢肌肉，促进血液循环。如果有人陪同一起走，还能边走边聊天增加情趣。散步也能增加新陈代谢，改善呼吸功能和缓解紧张情绪。

散步时上身保持正直、挺胸，不要低头含胸，要目视前方，两臂自然前后摆动，亦可两臂前举，然后肘关节一屈一伸地运动，或两臂上举而后进行上臂屈伸运动。手指也可以做握拳、张开的运动，这样连上臂也活动了。走路时要和呼吸配合，每两步呼吸 1 次，要进行深呼吸。散步速度可以自行掌握，可分为慢、中、快三种速度，慢者每分钟 100 步以下，是真正的散步，这种速度可使脉搏略增；中速为每分钟 100 ~ 110 步，脉搏可加快到每分钟 100 ~ 110 次；快速为每分钟 120 步以上，心率可达到每分钟 120 次以上。开始应慢速散步以后逐渐增速，量力而行。时间在 20 ~ 30 分钟为宜，也可以快慢交替进行。孕早期、孕中期可快速散步，孕晚期以慢速为宜。

(二) 甩 手

甩手运动是以上臂活动为主，有消除疲劳和减轻精神压力的作用，对神经衰弱和失眠还有一定的治疗作用。

方法是两腿分开与肩同宽，站稳，两手自然下垂，两肩放松，两眼向前平视，掌心向内，先将两上臂向上向前伸直与肩平，而后用力向后甩，使两臂与身体的直线不要超过 30°，如此反复。开始时每次甩 20 ~ 50 下，以后可增加至每次 100 下。每日甩 2 次。注意甩手时全身要放松，精神集中，呼吸自然，心平气和，轻松愉快。要在腰腿活动的带动下，两臂来回摆动。

甩手运动主要是运动上肢，活动肩、肘关节，达到锻炼上臂的目的。中医认为，手三阴经（手少阴心经、手太阴肺经、手厥阴心包经）均循行上臂，甩手运动能使手三阴经络气血通畅，对人体心肺健康有益，并能消除紧张情绪。甩手运动还能使人体产生内啡肽，从而起到镇静、安神、稳定情绪的作用。

甩手运动的特点是不受时间、地点的限制，随时可以甩几下，活动一下两肩。运动量可大可小，对腹内胎儿干扰少，孕晚期也可以进行，但运动时不要太用力。

(三) 跳 舞

现在为了健身，好多地方开展户外跳舞活动，有的在公园，环境好，空气好。孕妇只要不感到吃力，可以跳舞，最好跳慢节奏的，如慢三步、慢四步。不要跳快三步、快四步，不要跳旋转步，以免摔倒，更不要跳迪斯科和街舞。迪斯科是一种节奏快而强、活动剧烈的运动，不适合孕妇。而且长期听这种激烈的音乐，会使孕妇神经系统受到强烈的刺激，体内去甲肾上腺素分泌增多，引起宫缩，造成胎盘、胎儿供血不足，影响胎儿正常发育，也许会引起流产和早产。观察发现，胎儿听到迪斯科音乐时，心率也会加快，胎动频繁，烦躁不安。跳舞时要端庄大方，身体要保持平、正、直、稳，不要耸肩摇臂，也不能扭曲歪斜。

跳舞既能达到运动的目的，还能欣赏音乐，对孕妇的身心健康有利，也利于胎教。因为健康的音乐能使人精神兴奋，精。力旺盛，血脉流通，经络畅达；可使孕妇体内分泌一些有益于健康的激素和酶，这些物质能兴奋神经，调节大脑，调节血压，并能改变胎盘的供血状况，利于胎儿的生长发育。观察发现，胎儿听到轻音乐时，胎动和缓，心率平稳。跳舞对孕妇是一种适宜的体育锻炼，跳1小时华尔兹相当于步行2000米，跳舞和散步的健身效果相当。孕妇跳舞时间每次不宜太长。

(四) 游 泳

游泳时，人体置于水中，受水的浮力的作用，能克服妊娠时体重增加造成的负荷，也不易扭伤肌肉和关节，能进行全身锻炼，对增进体质、增加耐力有许多好处。游泳时，每次时间不要太长，以半小时为宜。游泳前，要做好准备活动，手腕、足踝和各关节都要活动一下，做些热身运动，这样就不会一进水感到很冷。游泳时，一旦小腿抽筋不要惊慌，可将抽筋侧的大拇趾用力向足背侧屈，一般可缓解。游泳时一定要结伴同行，有人保护。游泳时应选择卫生条件好的游泳场所。

(五) 工 间 操

这里所说的工间操，是指在工作、干家务、看电视等的同时，利用短暂的时间活动活动身体。见缝插针，既能消除疲劳和调整情绪，又能起到锻炼身体的作用。这种方式更加灵活，可依个人的爱好和条件丰富多彩地进行。比如刷牙时，对着镜子扭一扭腰，做做腰部的运动。以下几种方式可供参考。

1. 腰部运动　两腿分开站立，与肩同宽，臀部依次向左、向右摆动，每分钟 50 次左右。摆动的幅度可以自己掌握，动作要柔和，从小幅度开始，别扭伤腰部。而后让臀部顺时针方向旋转，带动腰部活动，做 30 次以后再逆时针方向旋转 30 次。腰部活动后，站直，上身向左侧弯曲，右肩上提，恢复直立，而后身体向右侧弯曲，左肩上提，交替运动 20 次。最后两上臂做扩胸和在胸前交叉背弓运动 20 次。这种运动能继续活动腰部，而且能锻炼两肩部、肩胛区和背部肌肉，可消除肩背部肌肉的疲劳。孕妇随着妊娠月份的增加，腹部增大，为维持身体平稳，往往需挺胸，腰背肌肉经常处于紧张状态，容易疲劳，利用零散时间做做以上运动，可缓解腰背部肌肉的紧张，活动后会感到腰背部轻松、舒服。

2. 四肢关节部位的运动　坐位、站位和卧位均可以进行，先活动足部的踝关节。我们除了睡眠时间外，站立、行走时足踝均处于紧张、持重状态，孕妇体重增加，足踝部负重必然增加，活动活动有好处，可增加踝部灵活性、柔韧性，不易扭伤。方法是足背先弓，而后背屈，反复活动双脚 20 次。然后以足踝处为中心，尽量让足尖做顺时针或逆时针的旋转 30 次。手腕也是先做背屈、前屈，而后旋转，增加腕部的灵活性，消除疲劳。坐位、站位均可做肩关节的运动，有上臂前举、外展、后伸、旋转（从前向后旋转和从后向前旋转），前臂的屈、伸运动，膝关节、髋关节的屈伸运动。在这些运动过程中，上肢、下肢的肌肉都能进行活动。

3. 盆底肌肉的锻炼　妊娠期间，由于孕激素的作用，盆底肌肉变得柔软、松弛，所以要做这方面的锻炼。一方面，能保护盆底有良好的肌力；

299

另一方面，也能增加提肛肌的张力，利于分娩时产力的增加。方法是收紧阴道和肛门周围的肌肉，类似憋尿和大便时的动作，而后放松，重复做20～30次。产后也应继续做这项锻炼，能增加阴道的弹性，利于盆底肌肉组织的恢复。

4. 头颈部的锻炼　坐位、站位均可进行，动作要柔和，速度可放慢。头向前屈，尽量让下颌抵住胸，然后复位，一共做8次。而后，头向后仰，再复位，也做8次。接着头向左侧屈，再向右侧屈，各做8次。头向左后侧旋转，眼睛尽量向后看，复位。再向右后侧旋转，各做8次。做完上述动作后，再做加阻力的上述动作，就是用手掌推头部，手的力量和运动方向相反，这样能进一步锻炼颈部肌肉，使其力量增加。

5. 下肢的运动　取仰卧位。两腿伸直，做蹬自行车的动作，每次做20下。将腿放下休息一会儿。两腿伸直，稍离开床面，或髋关节屈曲和上体成90°。将两腿分开（分开的角度自行掌握），而后并拢，这种运动不但腿的肌肉在运动，腹肌也在用力，每次做10下左右。两腿伸直交替抬高（和上体成90°角）放下，抬高放下，共做20次。两腿弯曲，大腿贴近腹部，双手臂抱住膝，稍用力让身体在床上转动，先向左，而后向右，转动90°，对背部肌肉是个锻炼和按摩。两腿伸直并分开30厘米，而后两腿同时做内旋和外旋的动作20次。平卧，两腿伸直收臀，使臀部离开床面，并坚持一会儿，如此反复做10次。

站立手扶椅背或窗台，先让左腿伸直向前抬高（尽量抬高），放下后，再向后伸，每次做10下。再换右腿，次数一样。抬腿让髋关节和膝关节均成90°位置，两腿交替做同样动作各10次。

(六) 床上运动

进行以下床上运动，可以增强主要肌肉的力量，有助于分娩时正确姿势的掌握。

1. 前屈　站立位，两腿分开，相距约30厘米，双手在背后扣住，而后从髋部开始，上身向前屈，背部要保持平直，进行几次深呼吸后，慢慢恢复直立状态。做完上述前屈后，如果身体可以适应，则可以在向前屈后将在背后扣住的双手尽量向头上方举高，高度量力而行。为了避免摔倒，做以上动作时两脚要保持平行。

2. 盆骨收缩　两上臂伸直，托于床上，两膝跪下分开30厘米，背部向上拱为弓状，而后收缩臀部肌肉，使骨盆收缩，保持一会儿后放松。如此收缩、放松动作，反复数次。活动时注意不要让背部下沉。

3. 后背运动　平卧于床上，两臂放在身体两侧，手心向下，膝关节屈曲使两足蹬在床上，将臀部抬高，尽量抬高，使腰、胸部离开床面，抬高时吸气，然后逐渐下降并呼气，可以反复数次。做以上运动时，须两手臂支撑协助抬高身体。这项运动可以锻炼背部和下肢肌肉。仰卧位，双手轻抱膝部并做数次深呼吸，而后恢复平卧位，可伸展背部肌肉，而后左右大腿（单腿）交替做上述运动，每次保持几分钟并做深呼吸。平卧床上，两臂放在身体两侧，膝关节屈曲尽量靠近上体，两脚在踝关节处交叉，臀部做顺时针、而后逆时针方向的转动，次数自行掌握。

4. 脊柱扭转　仰卧于床上，两上臂一字摆开，手心向下，双膝屈曲，随着呼气将双膝转向左侧，头则转向右侧，达到轻轻扭转脊柱的目的。保持数分钟后，恢复到中间位置，再向相反方向扭转，反复数次。做这一动作时，双足并拢即可。

5. 踝关节运动　坐于床上，两臂伸直，置于臀部两侧床上起支撑作用，两腿伸直，先将左腿抬高离开床面，足外翻，而后用踝关节在空中做画圆圈的动作，再换右腿做同样动作。

6. 腰、腿运动　坐的姿势同5，两腿伸直，然后两腿交替做以下动作：慢慢弯膝，而后伸直，反复做20次，可增强腰、腿肌肉并有缓解下肢肌肉痉挛的作用。

7. 分娩前的形体锻炼　形体锻炼有助于骨盆的血液循环，使骨盆充分伸展，使会阴部组织放松，关节更柔韧，利于分娩。

（1）坐在床上或地板上，两腿伸直，两肩及颈部放松，做深呼吸。而后将双膝屈曲，让两足掌心相对合拢。双手握足踝帮助双足向身体侧靠近，大腿外展，使双膝尽量向下压。呼气时全身放松，吸气时脊柱伸展，保持骨盆不动。

（2）找一个高度合适的椅子，足后跟垫一块折叠的毛巾，使足后跟高一些，以帮助保持平衡。站立，两足分开45厘米，向下蹲，双膝尽量分开，足跟着地，使身体的重量尽量均匀地分布在脚掌上。蹲一会儿，当感到累时站立，亦可坐下或跪下。站不起时，可以扶准备好的椅子。蹲下时，骨盆处于放松状态，但背部肌肉和大腿肌肉要绷紧。

（3）侧卧位躺在床上，头下枕一枕头，两上肢弯曲放在枕头上，类似趴在枕头上；靠床一侧的下肢自然伸直，另一下肢膝部下垫一枕头或垫子，膝部稍弯曲，全身放松做深呼吸。这种姿势可减轻增大的腹部对腹内血管的压力，更适合妊娠晚期，可避免子宫对盆腔血管的压迫。亦可以仰卧，头下枕一枕头，双足抬高放在椅子或矮凳上，以减轻足、踝部位的水肿。

（七）按 摩

按摩可以健身防病，使肌肉放松，解除疲劳并促进人体机能的恢复。所以，孕妇也可以应用按摩的方法进行保健。按摩皮肤能促进皮肤的血液循环，利于代谢产物的排出并刺激神经末梢，产生一些利于人体的激素。按摩肌肉，能防止肌肉萎缩，加强肌腱、韧带的弹性，增强其灵活性，消除肌肉痉挛。按摩还可以增强体质，增加机体的抵抗力。

1. 按摩的基本手法

（1）擦摩法：用手指或手掌反复摩擦皮肤。本法能促进皮肤血液循环，具有改善汗腺、皮脂腺的功能，并有镇静作用。

（2）推摩法：用手指或手掌向前后推动。这种方法可作用于皮肤和皮下，有促进较深部位血液和淋巴液循环的作用。

（3）揉捏法：用拇指和其他四指将肌肉捏起。本法不但能作用于皮肤、皮下，还可作用于肌肉，促进血液和淋巴液循环，促进肌肉的新陈代谢，使肌肉放松。

（4）按压法：用手指或手掌按压某些部位，按一段时间后松手，再按压，可起到解除疲劳和消除疼痛的作用。

（5）捶击法：用手指或半握拳捶击某一部位，刺激深层组织，促进血液循环并增加局部营养。

（6）抖动法：用手指压迫某一部位，而后手轻微地抖动，能刺激按摩部位放松，增加肌肉的弹性。

按摩是最好的放松方式，可以自己按摩，也可以由家人按摩。按摩既能达到放松、缓解肌肉疲劳，使全身舒适的目的，也能通过刺激皮肤的神经末梢，起促进血液循环的作用。按摩前，应去掉戒指、手表、手镯等物，并使手润滑。孕妇采取舒服的姿势，全身放松，闭目养神，做深呼吸。

2. 面部按摩

（1）热面及按摩眼：双手掌相对互相摩擦至两手掌发热时，将手心贴于脸上，并进行上下滑动，反复数次直到面部发热。而后，再将双手互相摩擦产热后，将掌心置于双眼处，用掌心做往外吸一样的动作，在眼部轻轻按摩数次，能缓解眼肌疲劳和视力疲劳。

（2）按摩鼻：将两手中指指腹置于鼻根两侧，做画圆圈的动作。要领是指腹和皮肤不摩擦，而是推动皮下组织，一边画圆，一边将指腹沿鼻两侧逐渐下移至鼻翼两侧。此按摩还可预防感冒，治疗鼻塞。

（3）按摩下颌：用两手手背交替向上轻拍下颌，以促进血液循环。并用双手拇指和食指轻轻挤压颌骨周围的皮肤，但不要牵拉。

（4）按摩额及面颊：双手食指、中指、环指指腹置于额部中央，做环形按摩，并逐渐向两侧鬓角移动，按太阳穴直到发际处，可以重复数次。亦可以将手背置于额中央，用手背做环形按摩。将两手掌摩擦发热后，将手掌心置于面额处，停一会儿两手向耳部方向擦摩，如此反复数次。

（5）按摩唇、齿龈：将双手的食指、中指、环指指腹置于上唇处，做按压和上下滑动动作。按摩完上唇再按摩下唇，方法一样。孕期由于雌激素的作用，齿龈易增厚、出血，牙齿松动，易患牙龈炎。按摩齿龈有促进齿龈血液循环的作用，利于以上改变的减轻和好转。

（6）按摩头皮：两手五指分开，从额部、颊部发际处开始，像梳头一样从前向后滑动至颈部，有利于头皮血液循环，有减轻头发胀的作用，能缓解疲劳。

3. 背部按摩　孕期因背部、腰部负重多，容易引起腰背痛，家人适当予以按摩可缓解上述症状。

孕妇坐在床边或凳子上，体位要舒适。按摩者位居孕妇背后，将两手掌置于骶骨两侧，手指指向头部，然后手掌向肩部滑动。注意要用柔力，不可猛推。达肩部后再将双手从肩部沿身体两侧下滑到原处，如此反复进行。亦可将两手手掌置于孕妇脊柱两侧，做环形推摩，并从上到下依次按摩。可以用手掌或松握的拳头轻轻叩击背部、腰骶部，以缓解背部、腰部肌肉的紧张，使其放松，达到缓解腰背痛的目的。

4. 叩腰　两手半握拳，以拳眼轻轻叩击腰部，叩击 30 ~ 40 次，而后拳变掌，从腰部向下搓到骶部，反复上下搓 20 ~ 30 次，对缓解腰背部酸痛有效。

5. 浴腿、浴臂　两手紧抱大腿根部，用力向下擦摩到足踝处，而后再擦回到大腿根部，来回擦摩 20 次，两腿均要擦摩。此法能促进双下肢血液循环，缓解下肢肌肉的疲劳，对减轻足踝水肿亦有好处。

以左手按压右手腕内侧，用力沿臂内侧向上按摩到肩部，从肩部沿臂外侧再按摩至右手臂，共 20 次，而后按摩左臂，方法一样。

按摩注意事项：按摩时，要顺皮肤纹理按摩，具体按摩次数以个人感觉良好为宜。按摩时，指甲要剪短修平，防止损伤皮肤。

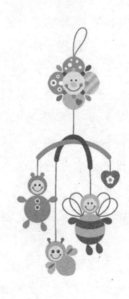

孕妇常见的心理障碍及危害

　　任何人遇到一些问题均会产生相应的想法，这是人类的正常思维。如果思维过度产生各种不良心理状态，即为心理障碍。中医学认为七情（喜、怒、忧、思、悲、恐、惊）均可引起疾病，并且指出，七情是成年人致病的重要因素之一。现代医学也认为，长期抑郁或有重大精神创伤者，容易患癌症。心血管病人在暴怒时，会发生脑梗死、心肌梗死等，因为在这种情绪下，人的免疫力会下降，人体的生理、生化功能均会发生相应的变化，不同的心理状况能引起相关脏器功能的改变。所以，患病的概率就会升高，原有疾病也会加重或突变。随着社会的发展，人们对生存质量认识的更新，对心理障碍的认识也日益提高和重视。妇女怀孕是其一生的大事，涉及的问题也很多，如夫妻关系、家庭经济状况、本人工作、居住条件等许多社会、家庭、身体、生活问题。针对以上问题，孕妇产生这样或那样的想法也是很正常的；加之孕早期由于孕妇体内激素水平的改变，孕晚期面临分娩的来临，产生的心理问题会更多一些。所以说，不同孕期会产生不同的心理问题。

（一）孕早期的心理障碍及危害

　　怀孕前，孕妇是否做好精神准备和物质准备，是属于有计划的怀孕，还是因忽略了采取避孕措施而怀了孕，或者是思想上根本就不想怀孕而意外怀孕，由于情况不同，孕妇的心理状态是不同的。后者的心理障碍多些，因为前者是已做好心理准备的，对妊娠出现的早孕反应也有充分的认识和思想准备，而后者却没有这方面的认识和思想准备。因此，如果结婚时间不长，或根本没准备要孩子，怀孕前和优生有关的一些事项也未加注意，如吸烟、饮酒、接触有害物质、服用对胎儿发育不利的药物、曾患感

305

冒等，一旦发现怀孕，就会忧心忡忡，产生许多顾虑、不安，整日担心、害怕、烦躁，甚至郁郁寡欢、哭泣。自己也难以将情绪调整好，久之则对孕妇本人及胎儿均会造成不良后果。

早孕期如情绪不稳定，抑郁、焦虑，其早孕反应像恶心、呕吐症状就会加重。观察发现，如果孕妇情绪好，吃东西后不易呕吐；反之，吃东西后就容易出现呕吐。孕妇在暴怒和强烈的精神刺激后，还可能引起流产。情绪暴躁易怒、心胸狭窄的孕妇，流产率较正常孕妇高 3～5 倍。情绪不好还可能影响孕妇的睡眠和进食情况，从而影响孕妇的身体健康，对怀孕过程不利。发怒能降低孕妇的机体抵抗力，并使白细胞数量减少，会使孕妇患某些疾病。

孕妇心理问题不只影响本人，也严重地干扰着胎儿。统计发现，家庭不和的夫妻孕育的胎儿，身心缺陷的概率要比生活美满幸福夫妻孕育的胎儿高 1.5 倍。就是出生后，这种小孩的生理也不健全，往往发育迟缓、神经质、生活能力低下、胆小怯弱。德国心理学家对第二次世界大战前后出生的婴儿进行调查发现，神经管畸形的发生率有明显差异，战前发病率为 1.2‰，而希特勒执政，战时及战后最困难时期发病率较高，以战后最困难 5 年内的发病率最高，达 6.5‰。有些专家认为，母儿之间不仅有血肉的联系，还有着情感的联系。妊娠期间孕妇情绪稳定、心境平和时，胎儿的胎动和缓，有规律。反之，孕妇激动、发怒、生气时，胎儿的活动就增多，心率也加快。如果这种负性情绪持续时间长，胎动的强度和频率可比平时增加 10 倍，这种状态持续时间长，肯定会给胎儿带来不同程度的伤害。不仅如此，孕妇长时间的负性心理状况，还可引起胎儿畸形。如果孕早期孕妇经常发怒，可能造成胎儿出现唇裂和腭裂等畸形。

孕妇妊娠期 266 天，来自各方面的刺激均可引起孕妇的情绪波动，产生各种各样的心理问题。常见的有以下两种：

1. 焦虑　焦虑是一种很常见的情绪，表现为自己感到不安、紧张和担心。人们在日常生活中多少都会有点焦虑，但如果程度重，进而影响工作、休息和进食，则为病态焦虑，应引起重视。它的表现是不断地徘徊、失眠、喉头有窒息感，甚至消瘦。孕前有充分思想和物质准备的孕妇，焦虑担心相对少些。如果不经意而怀孕了，孕妇担心的问题要多一些，怕以前未注意的一些因素影响胎儿的发育；如果年龄大，会担心难产或胎儿发育不良；以前有过流产史或人流史的，怕再次流产；一心想生男孩的，怕生出女孩等。

孕期如何对待焦虑呢？首先，不要为焦虑情绪而焦虑，既来之则安之，否则越想控制焦虑，焦虑越严重，所以要敢于面对它，相信焦虑总会过去的。其次，要找引起焦虑的原因，如果是和这次怀孕有关，可以把和怀孕有关引起担心的事理出头绪，一个个解决，必要时和家人、朋友、有过妊娠经历的人谈一谈，往往可以减轻焦虑。第三，要用其他的快乐冲淡它，干些其他事。有位老中医讲过："苦胆入水，味则变浅，人生何不如此？"就是说多想和你有关的周围的人和事，你的快乐的事很多，想想这些也就冲淡了你的苦恼；实在不行，还可以找心理医生帮助。

2. 烦躁　未怀孕前，工作、生活、娱乐等是随心所欲的；怀孕后，出现早孕反应，像乏力、纳差、恶心、呕吐、全身不适等，加上体内激素的变化，机体发生的一系列生理性变化，对孕妇或多或少要有一些影响。所以，容易出现不耐烦、急躁，甚至向亲人发脾气。如果再加上物质条件差，可能情绪波动会更大。

还有的孕妇情绪低落、郁郁寡欢、厌食，有时还引起失眠，生活也变得懒散，这对胎教非常不利。前边已经说过，母儿之间不仅血肉相连，在心理上也有着密切的联系，孕妇的言行对胎儿有着潜移默化的影响。神经内分泌学说认为，心理状态的变化可以影响人的生理、生化和免疫系统，情绪心理可以通过以下三种途径影响人体：①直接神经途径。也就是通过大脑影响丘脑，大脑信号传递到丘脑，丘脑发生相应反应，再通过丘脑影响分泌激素。②肾上腺。肾上腺的分泌受神经控制，肾上腺髓质分泌的肾上腺素和去甲肾上腺素与人体的代谢有着密切的联系。③神经递质。神经递质由中脑和脑干产生，神经递质和人体许多功能有关，神经递质不同，对机体的影响也不同。情绪心理通过这三条途径既影响着孕妇，也影响着胎儿。

孕妇还经常感到心烦，办什么事也不放在心上，担心的问题一大堆，整日心神不安，甚至杞人忧天，为一些根本不可能发生的事搅得心烦意乱，吃不下饭，睡不着觉。

（二）孕早期心理障碍的调适

1. 烦恼的调适　首先要冷静地想一想所面临的问题是什么，发生的可能性有多大，什么时候会发生。比如说，孕早期整天为分娩担忧就是想得太早了，这时不应当想这些问题。如果怕胚胎或胎儿有问题，那么就立即去医院找医师咨询，做孕期检查，将你的担心一股脑地向医师托出，然后一个个解决。如果检查发现胚胎或胎儿发育完全正常，那么你的顾虑、担心、焦虑就会迎刃而解了。

如果有些烦恼不是用上述方法所能解决的，也可以将烦恼之事和亲朋好友倾诉。这是一种行之有效的办法，说出来之后，会感到心里好受多了。否则，长期闷在心里，会闷出病来。实在不行，还可以找专门从事心理咨询的人员帮助进行疏通和调适。自己也可以用分散注意力的办法，如去跳舞、逛商店、唱歌、看电视、干些家务、看看书等，使自己忙一些，无暇去想那些烦心的事。宣泄也是一种办法，如对着旷野大声喊，甚至痛痛快快哭一场，把烦心的事以最直接、最"解恨"的方式发泄出来，这也是心理治疗的一种方法；或者看看幽默的书、漫画，使自己能笑一笑；或者自己对着镜子笑，笑能改善人的心态，不信你可以试一试。其次，尽量让自己放松也是个办法，听听轻音乐，或者散散步，或睡觉，这些都能起到一定的作用。归根结底，是要顺其自然，要明白怀孕是最自然的事，大可不必忧心忡忡，重视优生优育，不等于紧张。随着科学技术的发展，我们国家医疗水平的提高，对妇女儿童保健工作的重视，现在妇女生孩子安全多了。况且，并不因你的担心，孕期就会顺利或者就一定出问题。你只要重视孕期保健，问题就会少，一旦有问题也会及时发现，得到妥善处理。

2. 愤怒的调适　人一生中因各种事情被激怒的情况是屡见不鲜的，是正常的。但长时间地经常生气、发怒，就会对人体产生危害。因为发怒时，人的心跳会加快，血压会升高，肾上腺素、去甲肾上腺素分泌会增多，从而引起一系列生理和生化变化。

调适愤怒的方式有三种，即表达、压抑和安定。表达是一种健康的方式，但不能伤害别人，不是莽撞冲动，要尊重自己，也要尊重别人。压抑是抑制愤怒情绪并转化为更积极的行为，但这种办法有可能因你没向外发泄这种情绪，而侵入你身体内部，引起抑郁、过度紧张和高血压，甚至因处理不妥，还会引发病态发泄。安定是指抑制外部的行为和内部的反应，使自己镇定，让愤怒消退。

调适愤怒的具体办法为放松，解决问题，改变环境，改善交流，认知重构等。放松的方法是进行深呼吸，尽量做腹式呼吸，心里慢慢重复一些话语，如"放松"、"别紧张"等。经放松后，冷静下来再想办法解决引起你愤怒的事情，要面对并且解决这些事。或者及时离开引起你生气和愤怒的场所和环境，这也能帮助情绪的转变。重要的是要改变自己的思维方式，愤怒时，你的行为具有攻击性，往往进行诅咒和报复，如果用理智的方式代替这些冲动的想法，就会是另一种情况。愤怒的人，往往要求很多的东西，如公平、赞赏、同意和按自己的心愿做事等，如果没得到，就会感到失望、受挫。而且，会将失望变成愤怒，甚至丧失理性。如果愤怒的人能将我一定要什么、我肯定要什么，换成我希望什么时，你的情感体验就是挫折和失望，但不是愤怒，就能冷静下来想办法解决问题。如果能通过彼此交流，了解自己到底想要什么，听听别人在说些什么，往往问题会得到解决。所以，改善交流、注意交流是很重要的，尤其是和你的家人更要如此，不要用愤怒的情绪处理、解决问题。否则，不但会无济于事，还会助长你的愤怒情绪，伤害自己的身心健康，也伤害着别人。可以说，愤怒情绪会使你和家人遍体鳞伤，而且也解决不了任何问题。

还有一个办法，就是寻求心理咨询。如果愤怒得都失控了，对本人生活和人际关系造成了重大影响，就应当找心理医师进行咨询，他会帮助你改变你的思维和行为方式，解决导致你愤怒的事情，使不愉快消失或避免。人生中难免会有失望、痛苦、郁闷和其他一些事情，有时无法改变，但可以改变应对的方式。愤怒时，人的眼睛和心灵像蒙上了灰尘，往往看不清事物的真相，丧失理性和感性，将愤怒一股脑地撒向亲人和家人，因为对外人往往有各种的顾忌。这样，就使得家人和亲人受伤害，损害孕妇及家人的身心和彼此的关系。这时，去处理问题肯定不理智，也不会正确，往往偏离轨道，伤害家人、朋友的感情，使自己的路越来越窄，人际关系趋于紧张状态。而且，愤怒也会加剧，结果是形成恶性循环，难以收拾。

3. 焦虑的调适　焦虑在孕早期也很常见，是一种紧张、不安和担忧的感觉。焦虑的程度轻重不一，如果处于焦虑状态时间长，引起精神、行为和身体方面的改变则应重视，努力想办法调适。首先要面对，不要为焦虑而焦虑，要了解焦虑是会很快过去的，进而找到引起焦虑的原因，针对原因对症下药，去除引起焦虑的原因，焦虑随之也就消失。再说，生活是多彩多姿的，可以用其他愉快的事去冲淡引起你焦虑的事情。愉快的情绪能提高大脑和神经系统的张力，有利于人体各种激素的正常分泌，能使人精力旺盛，睡眠安实，人体各器官的活动协调。所以自己多找乐事，多笑一笑，会起到身心放松的效果。还有的人主张多去接触小孩，当看到孩子天真无邪的眼神、纯洁的心灵、憨态可掬的神情，你就会不由自主地高兴起来，不良情绪顿时化解。如果这些都无效，可寻求心理医师的帮助。一位心理学家说过，当一个人处于"心理梗死"时，内心深处的重压会伤害自己的身心健康，而倾诉是一种心理调节术，将闭锁的心灵敞开，将充塞在心头的苦恼、烦躁和焦虑痛痛快快地倾吐出来，达到排瘀化结的作用，得到心理上的平衡和找到人生的支点。也可以在细雨中散步，因为这时空气中含有大量的负离子，负离子进入人体有调节神经系统的作用，能促进血液循环和新陈代谢，使人感到年轻而有活力，心情自然就会好转。

(三) 孕晚期的心理障碍和危害

孕晚期的孕妇常见的心态是紧张、焦虑，考虑的问题主要是害怕分娩时的疼痛，害怕难产，担心出生的孩子性别不理想，担心生出不健康的孩子，害怕要进行剖宫产或会阴切开等。虽然这些担心和焦虑毫无必要，但毕竟事关自己和胎儿，一点儿不想也是不可能的。但是，只要孕妇能正确对待，时时想到不良情绪会影响胎儿，会扰乱胎儿的身体健康，就会适当调节自己的心态。这时的胎儿虽然各脏器已经发育成熟，仅是功能完善的问题，引起畸形的可能性减少，但孕妇不良情绪对胎儿仍有危害，可引起胎心、胎动的变化，出生后体重低，身体功能失调，心脏缺陷，或胎死宫内。对孕妇也可能引起难产、胎盘早剥和子宫出血。可引起出生后的婴儿爱哭闹，不爱睡觉，或长大后对环境的适应能力较差。而且对胎教不利，影响胎儿的成长过程，所以为了胎儿的健康成长，孕妇应保持情绪稳定、乐观。

(四) 孕晚期心理障碍的调适

妊娠期已过去大部分时间，眼看就要瓜熟蒂落做妈妈了。这时，绝大部分孕妇已经适应了妊娠期的一系列心理、生理的改变，正朝着喜悦的心情发展，等待着小宝宝的出生，正积极地为宝宝做着各种准备工作，如为婴儿准备衣服、被褥、床、洗涤用品、尿布、奶瓶等。但前面提到的一系列心理问题，仍会时时出现。孕妇可以用以下方法调适，使自己尽量做到心态平和、精神愉快。

1. 交流感情　孕妇可以和别人多交流感情，和丈夫、家人谈谈自己的担心、害怕，得到他们的帮助，尤其是请年长的亲朋好友谈谈她们妊娠及分娩的经历，以从中得到更多帮助，也可以向他们学习一些育儿知识。还可以写写孕期日记，留下你一生当中这一特殊时期的珍贵记录。如果父母在身边，可以向他们请教，这不但能改变心态，还能听到自己刚出生时的情况介绍。这样，会使你增加许多乐趣，倍感心情舒畅，如释重负。

2. 用点时间幻想和胎教　孩子即将出生，自己就要做妈妈，赶快和孩子多联系联系，抓紧时间再做做胎教。有时间就用手抚摩腹部，和胎儿谈话，这是一种非常有益的积极的胎教手段，胎儿能感到母亲的呼唤，对胎儿的身心发育很有益。一次对话时间不宜太长，每次 1～2 分钟，但谈话次数可以逐渐增加，内容可以是问好、聊天或讲故事，或者播放优美的音乐，这不但能改善孕妇的不良情绪，而且使胎儿也深受影响。观察发现，给胎儿播放胎教音乐时，胎儿心率稳定，胎动和缓、有规律。就是出生后，当听到这段音乐时，婴儿也会表现出感兴趣的样子，神态安详。孕妇还可以自己唱歌、哼歌，唱歌能使自己心情愉快，胎儿听到也会受益，会得到感觉上和感情上的双重满足，就是感受到唱歌时的物理振动和孕妇愉快的心情。

孕妇可以想一些未来宝宝的事情，比如孩子长大的模样、胖瘦，眼睛像谁，皮肤怎么样，孩子出生后你怎么当妈妈，怎么照顾他等。想一想怎么安排好你们三口之家的生活，想一想给你的丈夫带来的快乐和幸福。总之，要憧憬在幸福之中，想一些兴奋的、充满激情的事，想一想孩子渐渐长大、活泼可爱的样子，都能起到分散注意力、改善心情的积极作用。

3. 发挥丈夫的作用　作为丈夫，更应当体贴妻子，多和妻子交流感情，将家庭气氛搞得活跃一些，有意识地陪妻子聊天、散步，一起听音乐等，不要让她感到孤独。如果妻子有些心理不平衡，你可以想办法做做思想工作，必要时请心理医师或心理咨询人员进行帮助。

4. 居室的美化　想办法将居室搞得舒适、整洁、安静和美观。美化时，从房间的色调、绿化、装饰品等方面着手。如挂些儿童画或儿童照，当看到画面上活泼可爱、憨态动人的儿童时，你的心情会明显好转。如果房间布置得典雅大方，配以悬挂的字画，再加上一些绿色植物的点缀，听听音乐，看看电视，又有可心的丈夫陪伴在身边，你一定会从"心理梗死"中走出来，产生轻松感。

以上说的一些办法固然重要，但自身修养、自我调节是关键。外因是通过内因起作用的，根本的根本还是要发挥孕妇本人的主观能动性，要坚强，要有信心，要勇于战胜自己，要勇于承担孕期的生理、心理上的一切困难。母爱是伟大的，既然已经怀孕，已经是准妈妈了，总要给自己的孩子留下一个美好的印象。从现在开始，就应当尽母亲的职责，保证孕期顺利是首当其冲的事情。为迎接孩子的诞生做好一切应该做的事情。一个小女孩成长到大姑娘，到为人妻并即将为人母，这是一个女性不断走向成熟、完美的过程。孕期是女性从柔弱变得坚强，从只知被人爱、被人照顾到要为下一代承担责任的转折点。一般来说，女性的坚强、博大的母爱，能使每一个孕妇胜利完成十月怀胎的重任，因为她们已深深感到肩上的重任，感到母爱正在她的身上涌动，只要意识到这一点，许多问题就比较容易解决，越过心理障碍也是这样。

(五) 心理健康的要诀

有些学者指出，心理病痛比生理伤痛危害更大。人们过去认为身体没病就是健康，但现在的健康观念还包括能对抗紧张，能经得住压抑、挫折，能积极安排自己的生活，使自己的生活和精神都充满生机。

为了帮助人们摆脱心理烦恼，走出心理困境，美国卫生心理学会提出了一个"心理健康要诀"，现介绍如下：

1. 不要对自己过分苛求，为一些小事而自责。

2. 对他人不要期望过高，不要把希望寄托在他人身上。

3. 疏导自己的愤怒情绪，学习"阿 Q 精神"。

4. 偶尔亦可屈服，只要大前提不受影响，原则不变，在小处有时无须过分固执，以减少自己的烦恼。

5. 暂时逃避，将烦恼放下，先做自己喜欢做的事，心境平和时再去面对难题。

6. 找人倾诉，不要把郁闷藏在心底。

7. 为别人做点事儿，助人为乐，既可确定自己的存在价值，又能获得珍贵的友谊。

8. 在一段时间内只做一件事。美国心理辅导专家乔奇博士发现，造成精神崩溃疾病的主要原因是患者面对很多急需处理的事，精神压力太大所致。

9. 不要事事与人竞争，使自己处于紧张状态。

10. 对人表示善意，多交朋友少树敌，心境会变得平静。

11. 娱乐方式不重要，重要的是通过娱乐可以使人心情舒畅。

有心理学家提出如下 8 条忠告：爱别人，先给别人快乐；努力搞好夫妻和家庭关系；妥善处理好同事、邻里和上下级关系；努力精通业务，做好本职工作；对事期望值不要过高；坚持锻炼身体，学好自我保护；加强自我修养，宽厚待人，与人为善；热爱生活，兴趣广泛。